W0261647

SCHRIFTEN AUS DEM GESAMTGEBIET DER GEWERBEHYGIENE
HERAUSGEGEBEN VON DER DEUTSCHEN GESELLSCHAFT FÜR GEWERBEHYGIENE
IN FRANKFURT A. M., PLATZ DER REPUBLIK 49
HEFT 37

Arbeitsmedizinische Studien

in Nord-Amerika und Süd-Afrika

Von

Dr. Franz Koelsch

Ministerialrat im Bayrischen Staatsministerium für Landwirtschaft und
Arbeit, Abt. „Arbeit", Bayr. Landesgewerbearzt,
Professor an der Universität und an der Technischen Hochschule
in München

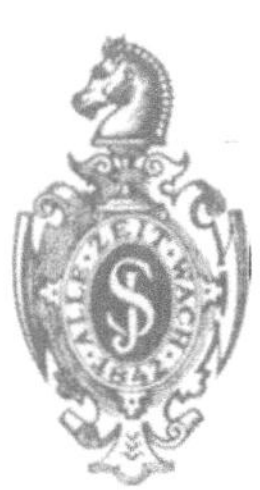

Springer-Verlag Berlin Heidelberg GmbH

ISBN 978-3-642-93788-0   ISBN 978-3-642-94188-7 (eBook)
DOI 10.1007/978-3-642-94188-7

Vorwort.

Das vorliegende Heft enthält die wichtigsten Ergebnisse meiner in den beiden letzten Jahren unternommenen Auslands-Studienreisen. Gelegentlich mehrerer Vorträge, welche ich bereits darüber gehalten hatte, war mir die Anregung zugegangen, meine Erfahrungen auch weiteren Interessentenkreisen zugänglich zu machen.

Wenn ich nunmehr dieser Anregung nachkomme, bin ich mir sehr wohl bewußt, daß es vermessen wäre, auf Grund kurzer Reisebeobachtungen allein — seien sie auch mit geschulten Augen gemacht — entscheidende Werturteile abgeben zu wollen. So enthalten denn die nachstehenden Berichte nicht nur meine persönlichen Beobachtungen und Eindrücke, sondern auch viele wichtige Mitteilungen einheimischer Freunde und Kollegen, ergänzt durch Notizen aus den zahlreichen, mir überreichten „Drucksachen" sowie aus der einschlägigen neueren Reiseliteratur.

Meine Studien erstreckten sich von vornherein nicht nur auf engbegrenzte Fragen der eigentlichen Arbeitsmedizin, sondern auch auf die sozialen Probleme der „Schichten der Arbeitnehmer" im allgemeinen: Stellung im Volksganzen und Einstellung zum Arbeitserlebnis, Löhne und Lebenshaltung, Versicherung und Wohlfahrtseinrichtungen u. dgl. m. Da alle diese sozialen Belange aber eine bodenständige Entwicklung und Eigenart haben, aus deren Kenntnis wir erst ihre „Besonderheiten" verstehen können, mußte auch eine kurze Darlegung dieser landesgebundenen Faktoren versucht werden.

Ich möchte betonen, daß ich mich einer möglichst objektiven Darstellung befleißigt habe, so wie ich eben die Verhältnisse selbst sah oder Informationen erhielt; lediglich zu einigen Fragen arbeitsmedizinischer Natur habe ich persönlich Stellung genommen.

Die amerikanische Reise hatte ich als Privatperson unternommen. Ich schulde aufrichtigen Dank meinen amerikanischen Freunden, welche diese Reise weitgehend gefördert haben, insbesondere der Direktion der Prudential Life Insurance Co. in Newark, und dem Leiter ihres Stati-

stischen Büros, Herrn Dr. F. L. Hoffman, dem verdienstvollen Förderer der Medizinalstatistik in den USA.[1]

An der Reise nach Südafrika durfte ich als wissenschaftlicher Beirat
des Internationalen Arbeitsamtes in Genf teilnehmen; ich möchte nicht
versäumen, auch an dieser Stelle den maßgebenden Personen dieses
Amtes meinen ergebensten Dank zum Ausdruck zu bringen.

München, Frühjahr 1931.   **Dr. F. Koelsch.**

---

[1] Aus dem Gebiete der Arbeitsmedizin sind von Dr. F. L. Hoffman in
den letzten Jahren folgende Veröffentlichungen erschienen: Die Gefährdung durch
Staub, Gase und Rauch in der modernen Industrie — Krankmachende Faktoren
in der Industrie — Todesfälle durch Bleivergiftung (bis 1925) — desgleichen 1925
bis 1927 — Die Sterblichkeit bei der Internationalen Typographen-Union 1926 —
desgleichen 1928 — Über den Spinner-Krebs — Die Radium-(Mesothorium-)
Nekrose — Die Sterblichkeit durch Krebs — Neue Statistik über Herzkrankheiten
— Die Sterblichkeit durch Unterleibsbrüche — Die Staublungenerkrankungen in
der Granitindustrie — Berufskrankheiten und ihre Entschädigung — Die Entschädigung der Silikose — u. a. m.

Inhaltsverzeichnis.

Erster Teil: Nord-Amerika.

Zweiter Teil: Süd-Afrika.

Einige fremde Währungs-, Maß- und Gewichtseinheiten:

Bisher: 1 Pfund Sterling = etwa 20,4 RM. — 1 engl. oder südafrik. Schilling = etwa 1 RM. — 1 Dollar = 4,20 RM.

1 engl. Meile = 1609 m — 1 Fuß = 30,48 cm — 1 acre = 0,4046 ha = 4046,7 qm — 1 engl. Pfund (Gewicht, lb) = 453,59 g — 1 barrel = 42 gallones = rd. 190 l — 1 gallone = 4,543 l.

Nord-Amerika.

I. Reiseplan.

Nachdem ich schon seit Jahren die amerikanische arbeitsmedizinische Literatur verfolgt hatte, war es für mich um so reizvoller, daß ich — einer Einladung amerikanischer Freunde folgend — in einer mehrwöchigen Studienreise nach den Vereinigten Staaten von Nordamerika persönliche Eindrücke sammeln durfte.

Der Zweck der Reise war, mich persönlich zu informieren uber die dort üblichen Maßnahmen der Arbeitsrationalisierung und Arbeitshygiene, über den ärztlichen Dienst in den Fabriken, über die sogenannten Arbeitswohlfahrtseinrichtungen, über die Organisation des arbeitsmedizinischen Dienstes, über arbeitsmedizinische Untersuchungen usw.

Was insbesondere die Fabrikbesichtigungen betraf, so legte ich mir nachstehende Fragebogen zurecht: Fabrikationsart, Endprodukt? — Arbeiterzahl? m., w.? — Open oder closed shop? — Cooperation, Arbeitervertretung? — Arbeitszeiten und Pausen? — Löhne? — Arbeiterwechsel? — Ärztliche Beanspruchung und sanitäre Einrichtungen? — Gesundheitszustand? — Unfälle? — Unfallschutz-Propaganda? — Maßnahmen der Psychotechnik und Rationalisierung? — Arbeitshygiene und allgem. sozial-hygienischen Einrichtungen? — Wohlfahrtseinrichtungen für Kranke und Verletzte, für alte Arbeiter? — Wohnungsfürsorge? — Sparkassen, Aktienerwerb? — Sonstiges (auch Werkszeitungen usw.)? —

Die Hin- und Rückreise machte ich auf dem Schnelldampfer „Bremen" des Norddeutschen Lloyd. Ich hatte dabei Gelegenheit, auch die gesamten Maschinen- und Wirtschaftsräume dieses mächtigen und prächtigen Schiffes eingehend besichtigen zu dürfen. Anbei einige Zahlen: Tonnage 51 656 BRT. — Länge 286 m — Breite bis 31 m — Maschinen 150 000 PS. — Heizölverbrauch je Tag 800 t — Geschwindigkeit je Tag 600—700 Seemeilen — Lichtbedarf 30 000 Glühlampen (entsprechend dem Lichtbedarf etwa von Heidelberg) — Passagiere rund 2200 Personen — Besatzung rund 1050 Personen.

Nach einer abwechslungsreichen, wenn auch gelegentlich etwas bewegten Fahrt landete ich am 1. Oktober 1929 in New York.

Die Landreise führte mich von New York aus, wo ich über eine Woche zubrachte, nach Boston und Umgebung, Albany, Schenectady, Rochester, Buffalo, Niagara-Falls, Detroit, Chicago, Columbus, Pittsburg, Washington, Philadelphia, Bethlehem, Scranton, zurück nach New York. Reiseplan und Besichtigungen waren bereits derart vorbereitet, daß ich mich diesbezüglich um nichts zu kümmern brauchte; überdies war mir für die ganze Zeit meines Aufenthaltes und der Rundreise ein Sekretär zur Verfügung gestellt worden, der mir unschätzbare

Dienste leistete. Ich hatte dadurch die Möglichkeit, nicht nur Land und Leute weitgehend kennenzulernen, sondern auch in beschränkter Zeit unendlich viel zu sehen und zu hören, vielleicht mehr als mancher Amerikafahrer in einem ganzen Jahr zu sehen und zu hören bekommt. Überdies erhielt ich so Informationen, die mich als Alleinreisenden nie erreicht hätten.

In New York oblagen mir zunächst Besuche in den Zentralbüros der Gesellschaften, welche mir die Genehmigung zum Besuch ihrer Fabriken gegeben hatten. Von anderen Stellen besuchte ich dort: Das Department of Labor mit dem Safety Museum — Industrial Relations Counsellors (Gesellschaft zum Studium der Arbeiterfragen) — Metropolitan Life Insurance Co. — Warenhaus Lord & Taylor. In der weiteren Umgebung von New York machte ich die nachstehenden Besichtigungen: Newark: Prudential Life Insurance Co. — Kearny: Western Electric Co. — South Orange: Edison-Betriebe — Bayonne und Elizabeth: Standard Oil Co. — Meine 16tägige Rundreise berührte nachstehende Orte bzw. Betriebe: Boston und Umgebung: Arbeitsmedizinische Abteilung der Harvard Medical School mit Institut für Arbeitsmedizin — Lynn: General Electric Co. — Albany — Schenectady: General Electric Co. — Rochester: Eastman-Kodak Co. — Buffalo: Cancer Institut — Niagara Falls — Detroit: Ford Co. — Chicago: National Lead Co. — Stock Yards — Swift Co. — Columbus: Rollenlagerfabrik — Glashütte — verschiedene Amtsstellen und Universität — Pittsburg: Carnegie-Steel-Co. — Washington: verschiedene Amtsstellen — Philadelphia: Phipps-Institut — Bethlehem: Steel-Works — Scranton: Anthrazit-Gruben. Ich habe also im wesentlichen die Nordoststaaten und den sogenannten Mittleren Westen besucht, allerdings von den insgesamt 48 Staaten, welche in den USA. vereinigt sind, eine stattliche Zahl passiert. Daß ich mir Land und Leute, die verschiedenen Städte und ihre Besonderheiten gründlich angesehen habe, daß ich schließlich auch an den berühmten Museen und sonstigen Sehenswürdigkeiten nicht vorübergegangen bin, ist selbstverständlich.

Als ich in den Vereinigten Staaten weilte und später zu Hause meine ersten Eindrücke niederschrieb, stand das Land noch im Zeichen der „Prosperity", d. h. einer guten Wirtschaftskonjunktur, wenn auch bereits manche Zeichen der Überspannung und der drohenden Depression erkennbar waren. Ich erlebte persönlich den ersten „schwarzen Tag" der Börse, als Wallstreet und der anschließende Broadway einem zertrampelten Ameisenhaufen glich und von aufgeregten Menschenmassen wimmelte; zu dieser Zeit schon berief Präsident Hoover die erste Sitzung ein zum Studium der kommenden Wirtschaftskrise, befaßte sich die Tagespresse mit Maßnahmen zur Linderung einer zu erwartenden Arbeitslosigkeit. Die Prosperity hat sich inzwischen verflüchtigt, die Weltkrise hat auch vor den Vereinigten Staaten nicht haltgemacht.

Man könnte nach diesen Wandlungen der Auffassung sein, daß meine Reiseeindrücke und Beobachtungen daher bereits überholt seien und daß infolgedessen eine Veröffentlichung keine innere Berechtigung mehr habe. Ich möchte eine solche Auffassung nicht als vollberechtigt anerkennen. Die derzeitige Krise bedeutet für die Vereinigten Staaten doch nur eine vorübergehende Senkung einer Wirtschafts- und Entwicklungskurve, welche noch lange nicht ihre endgültige Form gefunden hat; der Abfall der Kurve wird von diesem reichen und fleißigen Lande in kurzer Zeit überwunden sein und einem neuen Anstieg weichen. So mag es um so größeres Interesse bieten, die seelischen Einstellungen und praktischen Methoden kennenzulernen, denen das Land schon bisher seine „Prosperity" verdankte — die aber auch eine künftige Weiterentwicklung maßgebend beeinflussen werden.

II. Land und Leute — Volksvermögen — Volksschichten — Der Geist des Landes.

Zum Verständnis des Landes und seiner Bewohner ist es eine unbedingt notwendige Voraussetzung, sich zunächst einmal einiger wichtiger geographischer und historischer Einzelheiten zu erinnern. Nur so werden wir die Plattform finden, von welcher aus wir das fremdartige Bild, das sich jedem interessierten Besucher der Vereinigten Staaten vor Augen stellt, in uns aufnehmen, erklären und würdigen können. Denn gar vieles, was es da zu sehen und zu hören gibt, mutet dem deutschen Besucher zunächst ungewöhnlich an, nicht nur die Straßen- und Städtebilder, sondern fast mehr noch die Lebensauffassungen und die Einstellungen zu Staat und Gesellschaft, insbesondere zum Arbeitsproblem.

Wir müssen uns vor allem die ungeheure Größe des Landes vor Augen halten. Die Vereinigten Staaten von Nordamerika sind annähernd so groß wie ganz Europa einschließlich Rußland und etwa 17mal so groß wie Deutschland (mehr als 3 Millionen Quadratmeilen = 7,8 Millionen qkm, dazu 716000 Quadratmeilen Kolonien). Die Entfernung von New York nach St. Franzisko beträgt 5000 km. Das Klima ist gemäßigt bis subtropisch. Durch ihre natürlichen Bodenschätze sind die Vereinigten Staaten von vornherein eines der reichsten Länder der Welt. Zwar gehen Land- und Forstwirtschaft langsam zurück, besonders wegen Arbeitermangel; sie sind aber noch immer umfangreich. Kohlenfelder im Ausmaße von 340000 Quadratmeilen (gegen 43000 in ganz Europa), Gold, Kupfer, Petroleum, Baumwolle, Getreide, Früchte, Vieh usw. — alles ist in Fülle vorhanden; von den wichtigsten Rohstoffen fehlen nur Zinn und Kali. Die Vereinigten Staaten besitzen vom Weltvorkommen der Kohle etwa die Hälfte, des Eisens etwa $1/3$, des Erdöls etwa $1/5$, der Wasserkräfte $1/3$. Die derzeitige Produktion beträgt in Prozentsätzen der Weltproduktion von

Erdgas nahezu 100%, Kohle 40%, Eisen 55%, Erdöl 70%, Kupfer 65%, Blei 62%, Zink 64%.

Die Lage an zwei Weltmeeren, riesige Flußläufe, die große Seenkette im Norden erleichtern den Verkehr. Dazu kommen die engen wirtschaftlichen Beziehungen zu Kanada im Norden, zu Mexiko und Mittelamerika im Süden.

Die Bevölkerung betrug im Jahre 1926 117 Millionen, ist also relativ dünn im Verhältnis zur Ausdehnung des Landes, besonders wenn wir damit Deutschland vergleichen, welches 9 mal so dicht besiedelt ist:

Vereinigte Staaten: 117 Millionen Einwohner auf 7,8 Millionen qkm = 15 Einwohner aud 1 qkm — Deutschland: 62 Millionen Einwohner auf 470000 qkm = 133 Einwohner auf 1 qkm.

1870 hatten Nordamerika und Deutschland annähernd gleich viele Einwohner. Seither ist ersteres stürmisch gewachsen; Deutschland ist heute zu stark, die Vereinigten Staaten sind noch relativ schwach bevölkert.

Trotz der erheblichen Beschränkung der Einwanderung und der sinkenden Geburtenziffer haben die letzten Jahre ein beträchtliches Ansteigen der Bevölkerung gebracht, so daß im Jahre 1930 in den Vereinigten Staaten (ohne ausländische Besitzungen) 122 698 190 Köpfe gezählt wurden. Wie überall, so haben wir besonders in den Vereinigten Staaten eine gewaltige Admassierung der Bevölkerung in wenigen Großzentren; 20 Millionen Menschen sind in den 8 Millionenzentren zusammengedrängt:

New York . . 8 Millionen	Detroit . . . 1,2 Millionen
Chicago . . . 3,5 „	Pittsburg . . 1,2 „
Philadelphia . . 2,4 „	St. Louis . . 1 „
Boston . . . . 1,8 „	San Franzisko 1 „

Im Jahre 1900 wohnten 40%, im Jahre 1925 bereits über 50% der Bevölkerung in Städten. Das Land dagegen ist stellenweise noch recht schwach besiedelt; eine Landflucht ist auch dort unverkennbar, wenn auch in letzter Zeit rund 1 Million Menschen wieder aufs Land zurückgewandert sein soll.

Über Bevölkerungsbewegung und -Zusammensetzung nachstehende Zahlen: In der Zeit von 1820—1926 sind 36 Millionen eingewandert, fast durchweg aus Europa. Der Geburtenüberschuß beträgt je Jahr 1—2 Millionen. Was die fremden Rassen betrifft, so lebten in den Vereinigten Staaten im Jahre 1926: 11 Millionen Neger — 200 000 Japaner und Chinesen — 17 Millionen Ost- und Südeuropäer.

Industrie und Handel haben in den letzten 10 Jahren, insbesondere seit der schweren Wirtschaftskrise im Jahre 1921/22, einen ungeahnten Aufschwung genommen. Ein riesiges Land mit reichen Naturschätzen aller Art, mit reichlichen Absatz- und Unterkommensmöglichkeiten erleichtert Massenarbeit und Mechanisierung; reiche Geldmittel gestatten die Beschaffung neuer Maschinen und Einrichtungen; relativer Mangel an Arbeitskräften zwingt zur Mechanisierung und Rationalisierung; intensives Zusammenarbeiten und zielbewußte Leitung in Verbindung mit guten Löhnen führen zur Leistungserhöhung. Diese „Prosperity", welche das gesamte Wirtschaftsleben nachhaltigst befruchtete, kommt in den nachstehenden Zahlen sinnfällig zum Ausdruck.

Der Reichtum des amerikanischen Volkes wird auf rund 1200 Milliarden Mark, das jährliche Nationaleinkommen auf rund 360 Milliarden Mark bewertet. Eine in letzter Zeit erschienene Veröffentlichung der Dresdener Bank „Die wirtschaftlichen Kräfte der Welt" gibt nachstehende Vergleichszahlen an:

| | Volksvermögen | | | |
| | insgesamt in Milliard. RM. | | pro Kopf d. Bevölk. in 1000 RM. | |
	1913/1914	1928	1913/1914	1928
Vereinigte Staaten . .	831	1262	8,6	10,5
England	286—293	304	6,3—6,4	6,7
Deutschland	310	250	4,6	3,9
Frankreich	240—245	212	6,0—6,1	5,2
Schweden	19—20	28	3,4—3,6	4,7
Schweiz	24—25	33,5	6,2—6,5	8,3
Polen	—	50,5	—	1,8
Rußland	260	148	1,7	1,0

| | Volkseinkommen 1928 | |
	insgesamt in Milliarden RM.	pro Kopf der Bevölkerung in RM.
Vereinigte Staaten . . .	373 615	3113
Holland	12 000	1584
England	71 605	1567
Schweiz	5 913	1473
Norwegen	3 543	1337
Dänemark	4 000	1144
Schweden	6 750	1107
Deutschland	68 500	1077
Frankreich	39 472	960
Belgien	6 993	885
Tschechoslowakei	9 078	630
Österreich	3 958	593
Polen	9 401	317
Rußland	49 500	325

Prozentuale Beteiligung am Welteinkommen:

	Vor dem Kriege	1928
Europa	50	40
Amerika	30	40
Übrige Weltteile	20	20
Zusammen	100%	100%

Die Spargelder bei den öffentlichen Sparkassen betrugen 1,5 Milliarden — die Lebensversicherungspolicen 70 Milliarden RM.

Wie aus diesen Zahlen hervorgeht, hatte sich diese günstige Wirtschaftsentwicklung insbesondere seit der Nachkriegszeit geltend gemacht. Der Ausschuß zur Untersuchung der Veränderungen der Wirtschaftslage (eingesetzt 1928 unter Vorsitz von Hoover[1]) gibt über diese Entwicklung seit etwa 1922 nachstehendes Bild:

Das Volkseinkommen stieg von 1920—26 um 20—30%; es betrug 1913 621 Dollar, 1926 733 Dollar je Kopf.

Der Realverdienst stieg von 1896—1913 um 0,5% jährlich, von 1922—1927 um 1,2% jährlich.

---

[1] Bericht in der Intern. Rdsch. der Arbeit **1930**, H. 12.

Demgemäß entwickelten sich besonders seit der Krise nach Kriegsende charakteristische „Verbrauchsverschiebungen" im Sinne einer zunehmenden Konsumverfeinerung. Der Wohnraum nahm relativ mehr zu als die Bevölkerung, die Zahl der Häuser mit Badezimmer stieg von 109,5 auf 200,1 je 1000 der städtischen Bevölkerung. Die Zahl der Autos stieg von 6,7 auf 21 Millionen. Die Zahl der Fernsprecheinrichtungen hatte sich verdoppelt, der Stromabnehmer verdreifacht, der Radioapparate nahezu vervierundzwanzigfacht. Der Konsum an Kunstseide stieg um mehr als das 10fache, an Zucker um $^{1}/_{5}$, an Zigaretten um mehr als $^{1}/_{4}$.

Der amerikanische Arbeitsminister J. J. Davis konnte in seinem Jahresbericht im Dezember 1926 sagen: „Das Land ist nie prosperierender, zufriedener gewesen, als jetzt; es ist das reichste Land der Welt und das reichste, das je existiert hat. An dieser Prosperität haben die amerikanischen Arbeiter Anteil. Das Bezeichnende dabei ist, daß das amerikanische Volk seine Prosperität aufgerichtet hat auf dem Grunde seiner eigenen Produktion und Nachfrage. Die Beschränkung der Einwanderung und der Zolltarif waren die Ursachen unserer Prosperität nach der Depression von 1920. Der Geist der Anständigkeit und des guten Willens, der zwischen Unternehmern und Arbeitern herrscht, ist im gleichen Maße hierfür verantwortlich."

Natürlich gebührt der Industrie ein Hauptanteil an dieser Prosperity; der Produktionswert der amerikanischen Industrie wurde geschätzt: 1919 auf 62 Milliarden Dollar — 1926 auf 83 Milliarden Dollar. Die Produktion hat sich in 25 Jahren (1900—1925) im Werte im ganzen versechsfacht (im Bergbau verfünffacht, in der Landwirtschaft vervierfacht), während sich die arbeitende Bevölkerung nur verdoppelt hat (29 zu 43 Millionen). Schon aus diesen Zahlen erkennen wir eine mächtig sich entwickelnde Gesamtproduktion mit von Jahr zu Jahr steigender Tendenz, mit sinkendem Anteil der menschlichen Arbeitskraft, aber zunehmendem Anteil der mechanischen Hilfsmittel. Die folgenden Angaben sollen uns darüber noch weitere Einzelheiten vermitteln.

Erwerbstätig waren insgesamt etwa 44 Millionen Menschen, davon:

in der Landwirtschaft und verwandten Berufen etwa	7,6 Mill.
in Industrie, Bergbau, Baugewerbe, Verkehr etwa	18,65 „
in Gewerbe, Handel, öffentl. Dienst, freien Berufen usw.	17,75 „
(und zwar als Arbeiter und Angestellte etwa	33 „)

Von 100 Beschäftigten entfielen 1920 auf:

Bergbau, Industrie	33,4%
Verkehr	7,4%
Handel	10,2%
Landwirtschaft	26,3%
Private Dienste	8,2%
Geistige Berufe	7,5%
Öffentliche Dienste	7,0%

Über die auch in den Vereinigten Staaten zu beobachtende Umschichtung von Landwirtschaft zur Industrie belehren uns die beiden nachstehenden Arbeiterzahlen:

1899: Landwirtschaft rund 10 Mill. — Industrie rund 5 Mill.
1928:   „   „   7   „   —   „   „   9   „

Die Gesamtzahl der eigentlichen Industriebetriebe beträgt etwa 200000; von diesen hatten

über 1000 Arbeiter etwa	1000 Betriebe		
250—1000 „	„ 6000	„	zusammen mit etwa $4^1/_2$ Mill.
6—250 „	„ 103000	„	zusammen mit etwa $4^1/_2$ Mill.
1—6 „	„ 90000	„	Arbeitern.

Die amtliche Statistik zeigt uns also, daß die Großindustrie überwiegt. Von den rund 200000 gewerblichen Betrieben mit einer Jahresproduktion von je über 5000 Dollar — nur diese wurden bei der Zählung im Jahre 1923 erfaßt — mit zusammen rund 9 Millionen Arbeitern, entfielen damals schon rund 50000, also der vierte Teil, auf Betriebe mit mehr als 1000 Arbeitern. 10000 dieser letzteren Betriebe, also 5%, hatten eine Jahresproduktion von je mehr als 1 Million Dollar. Inzwischen hat diese Verschiebung nach der Richtung der Groß- und Riesenbetriebe noch weitere Fortschritte gemacht.

Kapitalanlage in der Industrie: 1849 560 Dollar, 1919 etwa 5000 Dollar je Kopf der beschäftigten Arbeiter.

Pferdestärken je Arbeiter: 1914 3,3 PS (22,3 Mill. PS total), 1925 4,3 PS (35,8 Mill. PS total).

Der Wert der Produktion je Arbeiter hat sich um das 6—7fache vermehrt.

Ausfuhrüberschuß: Vor dem Kriege je Jahr 658 Mill. Dollar, 1916 2135, 1920 4116 Mill. Dollar.

Über die Ergebnisse der Rationalisierung s. S. 103.

Wenn wir nunmehr den Aufbau der erwerbstätigen Bevölkerung, insbesondere der Industriearbeiterschaft in groben Umrissen erörtern, so müssen wir schematisch die Schichten der ungelernten, der gelernten Arbeiter, der Angestellten, der Kopfarbeiter auseinanderhalten.

Die Zahl der ungelernten Arbeiter wird mit rund 13,5 Millionen angegeben:

nämlich in Industrie, Transport, Handel etwa	. . . .	5,7 Mill.
Landwirtschaft	. .	5,4 „
Verkehr, Gastwirtschaft, häusl. Dienst	. . . .	2,4 „

Die untersten Schichten werden hauptsächlich gebildet aus den Negern und Einwanderern aus Süd- und Osteuropa, die innerhalb des letzten Menschenalters zugewandert sind. Beide Gruppen sind nicht oder kaum assimilierbar.

Was zunächst die Negerbevölkerung (insgesamt über 11 Millionen) betrifft, so wird diese in einigen Jahren ein Problem vordringlichster Art bedeuten. Der Hauptsitz des Negerproletariats ist in den südöstlichen Staaten. Dort arbeiten sie sowohl als landwirtschaftliche Tagelöhner, wie auch als Industriearbeiter in der Roheisengewinnung im Staate Alabama, in den Bergwerken von Westvirginien und besonders auch in der in den Südstaaten heimischen Baumwollgewinnung und -verarbeitung, unter zum Teil recht kümmerlichen Arbeits- und Lohnbedingungen. Die Neger stellen ferner die unterste Arbeiterschicht in vielen großen Industrien des Nordostens. In den Schlachthäusern von Chicago machen die Neger den größten Teil der Arbeiterschaft aus. In

manchen Gegenden wird der Neger nicht als gelernter Arbeiter angesehen; die Arbeiter würden es zwar dulden, daß er als Tagelöhner
unter ihnen arbeite, sich jedoch weigern, ihn als ebenbürtigen Nebenmann zu dulden. Dann gibt es ganze Berufsarten, wie die der Wagenbediensteten der Eisenbahnen, die ausschließlich Negern vorbehalten
sind, andere sind es zum großen Teil, wie Fahrstuhlführer usw., andere
wieder ausschließlich in einigen Städten, wie der Beruf der Kutscher
und Fuhrleute. Die Anzahl der Neger beträgt in Industrie, Bergbau
und Verkehr etwa 12%, in „häuslichen Diensten" etwa 7% der Gesamtbeschäftigten dieser Gruppen. Sie haben sich aber heute bereits in
erheblichem Umfange hinaufgearbeitet. In der Landwirtschaft der
Südstaaten sitzen heute Neger in größerer Anzahl als Pächter und
Eigentümer, Händler und Kaufleute. Auch in den Nordoststaaten
dringen sie immer mehr vor. Außerdem haben sie in Betrieben und
Bergwerken, deren Arbeiterschaft ganz oder größtenteils aus Negern
besteht, auch leitende Stellungen, z. B. in den Bergwerken Westvirginiens. In Chicago haben Neger einen Teil der weißen Bevölkerung
gegen sich aufgebracht, weil sie nach und nach die Häuser einer ganzen
Straßenreihe käuflich erworben haben. Eine Straße, in der ein Haus in
Negerbesitz übergeht, ist in kürzester Zeit für den Weißen verloren.
Es gibt unter ihnen viele Tausende wohlhabender und sogar reicher
Geschäftsleute, Kaufleute, Tingeltangelbesitzer und andere mehr. Auch
Ärzte, Rechtsanwälte, Lehrer, Redakteure, Bürgermeister (in Gemeinden mit einer Negermehrheit) fehlen nicht unter ihnen. Eine stattliche
Anzahl derselben (auch der Arbeiter) ist bereits derart „kultiviert",
daß ihr Wachstumsdrang den kulturellen Hemmungen unterliegt.

Was die südosteuropäischen Einwanderer betrifft, so beträgt ihre
Gesamtzahl wohl über 17 Millionen. Polen, Russen, Südslawen, Ungarn,
Italiener sind zahlreich in den Stahlwerken von Pittsburg und Bethlehem[1]. Sie sind stark vertreten unter der großen Zahl der (mit am
schlechtesten bezahlten) Eisenbahnstreckenarbeiter und gleichfalls
stark unter den schlechtbezahlten Textilarbeitern, in den Schlachthäusern von Chicago, in den Gießereien usw. von Detroit. Auch in
ihrem Privatleben sind die südosteuropäischen Einwanderer (oft fast
wie die Neger) von den „Vollbürgern" in Ghettos abgetrennt, und die
blutsmäßige Vermischung mit dem angelsächsisch-deutschen Element ist
ziemlich selten. Natürlich gibt es auch in diesen Nationalitäten einen
Aufstieg. Unter den Emigranten aus den slawischen Ländern sind zahlreiche Juden, die, sofern sie nicht in der Konfektionsbranche als Arbeiter
beginnen, sich in allen möglichen Zweigen des Handels bewegen. Von
den Griechen ist darüber bekannt, daß sie durch Zusammenhalten und
extreme Sparsamkeit sich aus Kellner- und Dienerstellungen manchmal
zu Geschäfts- und Restaurationsinhabern emporarbeiten; das gleiche

---

[1] In den Stahlwerken waren von rund 730000 Arbeitern nur etwa 300000 geborene Amerikaner, die übrigen Arbeiter hauptsächlich Osteuropäer und Neger.
Ganz anders liegen die Verhältnisse z. B. in der Maschinenindustrie, wo unter
900000 Arbeitern fast 700000 geborene Amerikaner meist germanischer Herkunft
tätig sind.

mag auch Italienern glücken. Jede dieser Einwanderungsgruppen hat sicherlich qualifizierte Handwerker, wohlhabende Gewerbetreibende und Angehörige der freien, gehobenen Berufe aufzuweisen.

Die Mittel- und gehobene Schicht der Industriearbeiter, d. h. die Gruppe der gelernten Arbeiter, ist außer von geborenen Amerikanern hauptsächlich mit mittel- und westeuropäischen Einwanderern besetzt: hier finden wir die Deutschen, die Skandinavier, die Holländer und Belgier, die Engländer und Iren. Findet man solche an ungelernten oder minderwertigen Posten, so handelt es sich bestimmt nur um ein „Übergangsstadium". Ähnliches ist auch bei Ford zu beobachten, wo die minderwertige oder monotone oder schmutzige Arbeit von Negern oder Südosteuropäern gemacht wird; findet man dort Engländer oder Deutsche, so stellt sich bei Befragung meist heraus, daß sie erst kurze Zeit im Betriebe sind und sich im Übergang zu mehr qualifizierten, besser entlohnten Stellungen befinden; und in solchen trifft man sie dort wie überall in Amerika außerordentlich zahlreich. Der Zug nach oben wird verstärkt durch den Druck der Bevölkerungsnachfüllung von unten. Fragt man die Vorleute und oberen Arbeiterschichten, wo ihre Söhne sind, so wird einem recht oft die Antwort: „Er ist auf der High-School" oder „auf der University". Selbst Arbeitern aus den Betrieben ist es möglich, zu einem akademischen Beruf überzugehen.

Die Landwirtschaft hat mit der Industrie nicht gleichen Schritt gehalten. Zunächst ging ihre Entwicklung in einem wesentlich langsameren Tempo vor sich. Die primitive „Kolonial"-Periode wurde erst um 1900 überwunden, nachdem um 1890 die großen transkontinentalen Bahnlinien fertiggestellt waren. Von 1850—1910 stieg die Zahl der Farmer von 1,5 auf 6,5 Millionen. Seit dem Jahre 1920 setzte schon wieder eine Abnahme der landwirtschaftlichen Bevölkerung ein, die jetzt um fast 3 Millionen zurückgegangen ist. Die Bodenwerte sind wohl ständig gestiegen, so betrug der Wert des reinen Bodens von 1900 15,6 Dollar und 1920 57,4 Dollar pro acre; der Wert des bebauten und ausgestatteten Farmlandes in der gleichen Zeit von rund 25 auf 81,5 Dollar, doch ist der Wert des gesamten Farmbesitzes im letzten Dezennium von fast 80 Milliarden Dollar (1919/20) auf 59 Milliarden Dollar (1929) gesunken. Die wirtschaftliche Lage der Farmer ist heute denkbar ungünstig; das Einkommen der Farmer lag 1925 um 39% unter dem Durchschnittseinkommen der Bevölkerung; die Lebenshaltung der Landbevölkerung hat sich kaum nennenswert gehoben (Konkurrenz von Kanada und Südamerika).

Auch hier setzte eine technische Umgestaltung ein, um den Betrieb zu verbessern, das Arbeitstempo zu steigern und vor allem die teueren menschlichen Arbeitskräfte einzusparen. Weiters darüber später S. 106.

In diesem Zusammenhange darf auch eine weitere Gruppe der proletarischen Schicht nicht übergangen werden, nämlich die landwirtschaftlichen Erntearbeiter und der Holzarbeiter (lumbers). Die landwirtschaftlichen Erntearbeiter stellen eine ganz merkwürdige Erscheinung dar. Es handelt sich hier um jährlich 100 000 bis 200 000 Arbeiter, die in den Monaten zwischen Juni und September als Erntearbeiter im sogenannten „Weizengürtel" in den Staaten Texas, Kansas, Missouri, Illinois, Jowa, North- und South-Dakota und Minnesota arbeiten. Viele von ihnen sind ärmere Farmer. Farmer und Farmarbeiter machen zusammen ein reichliches Drittel (bis zwei Fünftel) der Saisonarbeiter aus. Der größere Teil sind städtische Arbeiter (etwa 30%) sowie Mechaniker (15%), die die Traktoren, Mäh- und Erntemaschinen bedienen. Sechs Prozent (6000—12000 Mann) sind Studenten und Seminaristen[1].

Schließlich noch ein Wort über die weiße „Bodenschicht" der Tramps und Hobos. Von den einzelnen Tramps, den ewigen Vagabunden und Landstreichern, die heute zum Teil schon im antiquarischen Ford reisen und sich das notwendige Benzin zusammenbetteln, ist nicht viel zu sagen. Dagegen haben die Hobos heute eine ziemliche soziologische Bedeutung bekommen; es sind dies die Massen der arbeitslosen ungelernten Arbeiter, die heute arbeitsuchend kreuz und quer, teils bettelnd, teils stehlend, zu Fuß, im Auto, als Schwarzfahrer unter dem Wagengestell das Land durchstreifen (das Wort hobo stammt von hoe boy, Farmarbeiter). Manche dieser Leute, welche ein Auto besitzen, ziehen als moderne Zigeuner mit Kind und Kegel in der Gegend umher, lassen sich in den von manchen Gemeinden in hübscher Gegend für fremde Besucher errichteten Autokamps nieder, betteln die Umgegend ab und bleiben dort wochen- und monatelang. Die anderen kampieren in Zeltlagern, halten gemeinsame Küche. Diese Hobos verdingen sich als Erntearbeiter, Holzfäller, Wegarbeiter usw., je nach Gelegenheit und Saison. Sie stehen in engsten Beziehungen zur berüchtigten bolschewistischen Organisation der International World Workers.

Eine Kenntnis der natürlichen Reichtümer, der wirtschaftlichen und soziologischen Verhältnisse in den Vereinigten Staaten ist unbedingt erforderlich, wenn wir uns um Vergleiche mit den europäischen Zuständen bemühen wollen. Es liegen hier zunächst schon Voraussetzungen vor, welche die Vergleichsbasis absolut verschieben.

Dazu kommen aber noch verschiedene andere Faktoren, die uns Europäern zum Teil überhaupt nicht geläufig sind, die aber gekannt und gewertet werden müssen, wenn man „hinüber" kommt und sich ein — wenn auch nur beschränktes — Urteil bilden will. Diese Momente sind in der geschichtlichen Entwicklung begründet. Ideologie und Mentalität dieser „Amerikaner" sind aber auch grundverschieden von der des Durchschnittseuropäers; drüben leben Menschen besonderer Eigenart mit ganz anderen Charakteren und Lebensauffassungen, mit einer anderen Einstellung zur Gesamtheit, d. h. zum Staat, zu den Mitmenschen, zum Arbeitserlebnis usw.

Wir haben hier ein altes Kolonialland bzw. Einwandererland vor uns, besiedelt zum Teil von ernsten Puritanern, aber auch von Leuten aus

---

[1] In Gegenden, wo sich eine Hochschule oder eine ähnliche Anstalt befindet, kommt es vor, daß Studenten im weiten Umfange auch zeitweilig in der Industrie tätig sind. Beigefügt sei, daß in den großen elektrotechnischen Betrieben eine größere Anzahl von Studenten der Technik arbeiten, welche nach Beendigung ihrer Studien sich durch alle Werkstätten durcharbeiten müssen.

ganz Europa, welche seit 3 Jahrhunderten ins Land zogen, und es waren nicht ausschließlich die schlechtesten Elemente, welche über den Ozean zogen, vielmehr meist unternehmungslustige, tüchtige Leute aller Länder, die mit der heimischen Tradition gebrochen hatten, mit einem ausgeprägten Gefühl für persönliche Freiheit, dann aber auch mit starkem Willen, ihre Zukunft im freien Wettbewerb selbst zu gestalten. Diese Grundsätze aus der Gründerzeit haben sich — ebenso wie der Kult mit den Erinnerungen aus der Kolonial- und Revolutionszeit — bis heute noch lebhaft erhalten und ihre Verankerung auch in der Verfassung gefunden.

Zunächst ist die Verfassung, die aus der Zeit um Ende des 18. Jahrhunderts stammt, ganz auf den „Individualismus" eingestellt; Grundsatz ist: Wahrung der Persönlichkeitsrechte und uneingeschränkte Freiheit des einzelnen Bürgers! Darüber wacht peinlich das Oberste Gericht. Daher sind alle Gesetze verpönt, welche diese persönliche Freiheit beschränken. Art. 14 der Bundesverfassung besagt, daß alle in den Vereinigten Staaten geborenen oder naturalisierten Personen Bürger sind, und daß kein Staat vermittelst Gesetzes Vorrechte oder Freiheit der Bürger beschränken darf. Der Begriff der Freiheit des Individuums in seinem Tun und Lassen ist so stark ausgeprägt, daß sich der Staat um den Einzelnen nicht weiter kümmert; polizeiliche An- und Abmeldungen beim Wohnungswechsel gibt es nicht; niemand fragt nach Familienstand, Geburtsort, Alter, Religion und allen anderen Dingen, für die unsere Behörden stets das lebhafteste Interesse bekunden. Jeder kommt und geht, wann und wohin er will. Die „Freiheit" herrscht aber auch im Arbeitsverhältnis; es darf niemandem verwehrt werden, solange und unter solchen Bedingungen zu arbeiten, als ihm beliebt; daher kein bundesstaatliches Arbeitsschutzgesetz, keine Beschränkung der Arbeitszeit, keine Bindung durch Tarife, Kündigungsfristen und dergleichen mehr. Aus dem „Selbstverantwortlichkeitsgefühl" entspringt die andersartige Einstellung zur Arbeit. Der Industriearbeiter redet sich nicht ständig ein, für den Fabrikanten zu arbeiten, vielmehr arbeitet er für sich, um zu verdienen und vorwärts zu kommen. Jeder weiß, daß er für seine Existenz selbst verantwortlich ist, daß er arbeiten muß, daß er nur durch intensivste Arbeit hochkommen kann; allerdings ist ihm auch das Hochkommen erleichtert, da das in Europa hochgezüchtete „Berechtigungswesen" noch keinen Eingang gefunden hat. Die demokratische Grundlage des Gesellschaftslebens lehrt, daß Jeder alles erreichen kann, wenn er nur entsprechende Fähigkeiten hat. Es kommt auf Intuition, Anstelligkeit, Findigkeit an, nicht auf das Lehrzeugnis oder Diplom. Ford schreibt: „Für einen neuen Zweig des Unternehmens stellt man einen Nichtfachmann an. Der tüchtige Mann kann alles!" — Jeder hat den „Marschallstab" im Tornister! Der wirtschaftliche Grundsatz für den einzelnen lautet daher: „Hilf dir selbst, sonst bist du verloren!" — „Arbeite und spare; denn in der Not hilft dir niemand als du selbst." — Diese Grundsätze werden schon dem Kinde eingehämmert; es wird ihm gelehrt, daß es im allgemeinen Wettbewerb nur hochkommen kann durch Fleiß, Regsamkeit, Strebsamkeit, und daß es sich nur auf sich selbst verlassen darf.

Eine weitere Rückwirkung ist der Gemeinschaftssinn, der Sinn für Zusammenarbeit und Zusammenhalt, entsprechend der alten „Notgemeinschaft". Man war früher aufeinander angewiesen, mußte aufeinander Rücksicht nehmen, mußte sich gegenseitig manche kleine Dienste und Gefälligkeiten erweisen, ohne Standes- und Klassenunterschiede. Dies führte zu einer nationalen Volksverbundenheit und — im Hinblick auf das große reiche Land, „Gottes eigenes Land" (Gods own country), „empire of business" — zu einem starken wirtschaftlichen und nationalen Willen, zu einer wirklichen Volksgemeinschaft. Diese Empfindungen werden durch eine intensive nationale Propaganda in den Schulen begründet, durch eine zielbewußte „Amerikanisation" jedem Einwanderer eingehämmert, durch die Presse, durch nationale Feiertage, durch kirchliche Feiern, durch das Hissen und Tragen der Nationalflagge (stars and stripes) bei jeder Gelegenheit wirksam gesteigert. Diese bewußte Pflege des Nationalsinns und des nationalen Verbundenseins erzeugt ein Gefühl der Zusammengehörigkeit, das im Verein mit der persönlichen Freiheit und Unabhängigkeit des Staatsbürgers und der fairen Denkungsart des Amerikaners jedem Bürger seine Rechte sicherstellt. Natürlich gibt es auch in den Vereinigten Staaten eine soziale Schichtung der Bevölkerung je nach Kulturstufe, Bildung, Vermögen und dergleichen mehr — aber trotzdem treten im öffentlichen und privaten Leben die damit zusammenhängenden „Schärfen" viel weniger in Erscheinung. Es gibt keine verschiedenen „Klassen", sondern nur „Stufen" — keine „Stände", sondern nur „Grade".

Diese Einstellungen werden noch wesentlich verstärkt durch die Uniformierung des Konsums, dessen Form in der Gesamtbevölkerung die gleiche ist, wenn auch die Qualitäten verschieden sind. Aber unbewußt erzeugt diese äußerliche Uniformierung der Lebensgepflogenheiten eine einheitliche Mentalität, nämlich die des freien amerikanischen Bürgers, und diese Konsumdemokratie bildet zweifellos eine wichtige Brücke zur Wirtschaftsdemokratie. Aus diesem Verbundenheitsgefühl ergibt sich dann weiter auch der wirtschaftliche Gemeinsinn, die Cooperation, d. h. der einheitliche Wille zur gemeinsamen Arbeit im Interesse der einzelnen Partner, des Arbeitgebers und des Arbeitnehmers, also der Werkgemeinschaft, aber auch im Interesse der Allgemeinheit. Weiteres darüber später S. 28.

Wesentlich begünstigt wird diese ganze Einstellung durch die Charaktereigenschaften des Vollamerikaners, der sich durch eine gewisse Unkompliziertheit auszeichnet. Der Charakter ist im allgemeinen offen, kindlich, vertrauensvoll; jedermann fühlt sich gleichberechtigt, standesgemäße Separationen treten äußerlich nicht in Erscheinung. Untertänigkeit, serviles Benehmen oder ängstliches Mißbehagen gegenüber dem Vorgesetzten oder einem anderen Standeszugehörigen sind ihm fremd. Täuschung und Vertrauensmißbrauch gelten als schwere Verfehlungen.

Dazu kommt endlich noch die „öffentliche Meinung", d. h. die durch die Presse, durch die Kirche, durch führende Persönlichkeiten, durch die Mode und Gewohnheit genormten Grundsätze. Diese öffentliche Meinung übt in den Vereinigten Staaten eine weitreichende mächtige und nivellierende Korrektur aus, wie kaum irgendwo auf der Welt.

Einiger kurzer Worte bedarf noch der in den Gedankenkreis des amerikanischen Volkes weit verwurzelte Begriff des Service = Dienst am anderen bzw. an der Allgemeinheit, am Gemeinwohl, am Volke — ein Schlagwort der „öffentlichen Meinung", das bis in weiteste Kreise eingedrungen ist und von amtlichen und privaten Stellen aller Art bei jeder Gelegenheit betont wird. Jede Geschäftshandlung und jede Arbeit soll als Dienst am anderen bzw. an der Allgemeinheit aufgefaßt werden. Es handelt sich hier um das persönliche Entgegenkommen beim Verkehr, bei der Abwicklung der Geschäfte, um möglichst weitgehend freundliche Unterstützung, um Dienstbeflissenheit und intensive und zielstrebige Arbeit usw. Dienst an der Allgemeinheit — service — ist das große Schlagwort Amerikas! Es wird zwar auch mancher Unfug mit diesem Wort getrieben. und der Service nicht immer und überall todernst genommen; nicht selten wohl dient er zur moralischen Verbrämung des „Verdienens"; jedenfalls verstehen es manche Kreise sehr gut, persönliche Interessen mit dem Gewande ethischer Forderungen im Dienste der Allgemeinheit zu umkleiden. Immerhin zeigt diese Idee des Service auch manche gute und schöne Auswirkungen!

Beispiele aus der Praxis zeigen mehr als Worte Sinn und Wesen des Service. Die primitivsten Formen sind die Warnungstafeln oder Mahnungen zur Vorsicht, wie: It pays to be carefull! — Stop! dangerous crossing! — Carefull please! usw., oder das Verbot des Betretens der Rasenflächen oder Hinweis auf Abfallkasten mit der einfachen Aufschrift: „Bitte!" — oder „Tue deine Pflicht!" — Ein Anschlag am Bahnhof: „Warum wartest du auf dem zugigen Bahnsteig? — Geh in den Warteraum, der Zug wird abgerufen." — In New York war an einem Bauzaun eine große malvenfarbene Tafel angebracht mit der Aufschrift: „Wir bitten aufrichtig alle unsere Nachbarn um Verzeihung wegen der leider unvermeidbaren Störung, die wir ihnen durch Hämmern und Klopfen bereiten müssen."

Ein Aushang an einem Postschalter: „An das Publikum! Wenn Sie hierher kommen, sind Sie ein geladener Gast, und es ist mein Wunsch, daß Sie als solcher behandelt werden. Es wird den Beamten ermuntern und dem Dienste helfen, wenn Sie jeden ungewöhnlichen Fall von Höflichkeit und Hilfsbereitschaft zu meiner Kenntnis bringen." Name, Postmeister. — Dabei besteht die Gepflogenheit, Postpakete und Briefsachen offen neben den bereits gefüllten Briefkasten zu legen. Es ist noch nie vorgekommen, daß diese offen daliegenden Briefschaften beschädigt oder gestohlen wurden.

In den Hotels: Im Benjamin Franklin-Hotel in Philadelphia begrüßt den Gast im Hotelzimmer eine kalligraphische Anrede: „Ihr Haus! — Sie sind mehr als Gast innerhalb unserer Pforten. Ihr Besuch beehrt uns mit einer willkommenen Verpflichtung. Für diese Zeit ist dies Ihr Haus. Seine Gewohnheiten und Art möchten, wie wir hoffen, den Ihrigen entsprechen. Denn wir haben den einzigen Ehrgeiz. daß Sie hier glücklich sein möchten, erfolgreich in Ihren Unternehmungen, ungestört in Ihrer Ruhe und daß Sie Vergnügen finden möchten in der Erinnerung an Ihren hiesigen Aufenthalt."

Ein Aushang in jedem Zimmer des Hotel-Konzerns Statler: „Es ist das offenkundige Geschäft des Hotels Statler und des Hotels Pennsylvania, dem Publikum besser zu gefallen als irgendwelche andere Hotels in der Welt. Jeder Gast, der unsere Türen durchschreitet, tritt ein, weil er glaubt, hier etwas besser haben zu können als irgendwo anders. Wir verkaufen nicht Beköstigung, Wohnung oder Bedienung, sondern Befriedigung. Wer immer das am besten tut, wird in der ganzen Welt Führer auf seinem Spezialgebiete sein." Statler, der nebenbei bemerkt, seine Hotellaufbahn als 12jähriger Bellboy begonnen hatte, hat ein schmales, 16 Seiten umfassendes Heftchen mit Regeln für alle seine Hotelangestellten, vom Manager bis herab zum Bellboy geschrieben, das jeder auswendig kennen und überdies stets bei sich tragen muß.

Eine Empfehlung des Warenhauses Lord & Taylor: „Wir müssen guten Dienst leisten! Um gut genannt zu werden, muß die Dienstleistung in ehrlicher, prompter, gefälliger und in vollständiger Weise erfolgen. 1. Unser Dienst ist ehrlich, wenn alles, was wir tun und sagen auf Wahrheit beruht. — 2. Unser Dienst ist ein prompter, wenn er in der Zeit, wo er von Nöten ist, erfolgt. — 3. Unser Dienst wird gefällig, wenn er in höflicher und williger Form geleistet wird. — 4. Unser Dienst ist vollkommen, wenn er in jeder Hinsicht befriedigt."

Hierher gehören aber auch die Begrüßungsschilder, welche die kleineren Städte usw. für den durchreisenden Besucher an den Ortsein- und ausgängen aufzustellen pflegen, Schilder, welche dem Eintretenden das Wort „Welcome" — dem Fortgehenden die Worte „Hope to see you again" zurufen.

Hierher gehört schließlich auch die Bereitwilligkeit, mit welcher die Betriebe und Fabriken gezeigt werden, regelmäßige Führungen veranstaltet werden usw. Wenn auch manchmal eine gewisse Reklame damit verknüpft ist, so ist sie doch in eine liebenswürdige Form gekleidet; es liegt darin auch eine moralische Bindung des anständigen Geschäftsmannes, daß er für die Güte seiner Leistungen und Produktion weitgehende Garantie trägt. Am primitivsten wurde dieser Gedanke wohl 1918 verwirklicht, als Ford jedem Käufer, der während des verflossenen Jahres einen Wagen erstanden hatte, nach Abschluß seiner Bilanz 50 Dollar zurückbezahlte. „Er habe sich im Gewinne verrechnet, dieser sei unzulässig hoch geworden, und der Käufer habe infolgedessen das Recht, an dem Überschuß teilzunehmen."

Wenn auch die geschilderte Homogenität der Lebensauffassungen weitgehend variiert im Rahmen der soziologischen Struktur der 48 Einzelstaaten, je nach geographischen bzw. klimatischen Bedingungen, nach Vorwiegen von Landwirtschaft oder Bergbau oder Industrie, nach Bevölkerungsdichte und Rassenverteilung, so dürften die geschilderten Grundzüge doch überall mehr oder minder scharf zum Ausdruck kommen.

III. Arbeitslöhne und Lebenshaltung.

Das mittlere Einkommen des Amerikaners betrug im Jahre 1926, auf den Kopf der Gesamtbevölkerung berechnet, etwa 770 Dollar — auf den Kopf der Erwerbstätigen rund 1600 Dollar (in Deutschland vor dem Kriege 1530 M.).

Mittelstand und Kopfarbeiter haben im allgemeinen keine sehr hohen Einkommen, leiden im Gegenteil nicht selten Not. Dagegen haben die gelernten Arbeiter meist ein relativ gutes Einkommen, oft ein höheres als kaufmännisch Angestellte oder Intellektuelle — während die Masse der ungelernten Arbeiter vielfach nur das Existenzminimum erhält.

Die Festsetzung der Arbeitslöhne erfolgt nach verschiedenen Systemen. Es gibt Stundenlöhne (rein oder mit Zuschlägen), Akkordlöhne (rein oder mit Zuschlägen, persönlichen oder Gruppenakkord), endlich komplizierte Lohnsysteme auf Grund von Zeit- und Leistungsstudien mit Prämien, z. B. das Bédaux-System, welches bei verschiedenen größeren Firmen sich angeblich zur Zufriedenheit von Arbeitgebern und -nehmern eingeführt hat[1].

---

[1] Ich fand das Bédaux-System, teilweise modifiziert, bei General Electric in Schenectady und Lynn, bei Eastman-Kodak, bei Swift, bei Bethlehem-Steel-Co.

Dazu kommen Prämien, die zum Teil als Tantiemen am Jahresschluß verteilt werden, etwa in Höhe von 5—10% des Lohnes, oder nach dem Dienstalter, oder nach dem Produktionsausfall, oder die bei Überschreitung einer bestimmten Leistung festgesetzt werden.

Im allgemeinen sind die Löhne fast durchweg das Ergebnis freier Vereinbarung, wobei neben dem Ecklohn Verdienstgrenzen nach oben und unten nicht feststehen; meist besteht ein ausgesprochener individueller Leistungslohn. — Tariflöhne sind nur im geringen Umfange, höchstens zu 8—10%, vorhanden. Allerdings werden dann diese „gewerkschaftlichen Kollektivabmachungen" nicht selten auch maßgebend für einen beträchtlichen Teil der nichtorganisierten Facharbeiter, indem deren Löhne dann im gleichen Rahmen, meist sogar mit Absicht etwas höher gehalten werden. Beispielsweise sagt Ford, daß er bezüglich der Lohnfestsetzung jede Verhandlung mit den Arbeiterverbänden ablehne und die Arbeitsbedingungen seines Betriebes unabhängig von diesen festsetze. Ford gehört nicht zu denjenigen, die sich die Zerstörung oder Unterdrückung der Arbeiterorganisationen zum Ziele gesetzt haben, weigert sich aber, mit deren Vertretern für seinen Betrieb Tarifverträge abzuschließen. Er setzt die Löhne für seine Arbeiterschaft aus eigener Macht fest, zahlt aber den gelernten Arbeitern, wie bereits erwähnt, regelmäßig etwas mehr als die entsprechenden Tarife. Werkzeugmacher erhalten 8—10 Dollar je Tag. Die ungelernten bzw. angelernten Leute verdienen zur Zeit mindestens 6 Dollar je Tag, im Mittel 7,20 Dollar je Tag — wobei aber zu bedenken ist, daß dort in der Woche nur 5 Tage gearbeitet wird und keinerlei sonstige Vergünstigungen vorhanden sind. Immerhin liegen diese Löhne weit (30—40%) über dem Durchschnittslohn des ungelernten Metallarbeiters. Der letzte Werkstattkehrer der Fordwerke verdient in 8stündiger Tagesarbeit 5 Dollar (die städtischen Straßenkehrer in Detroit nur 3,50 Dollar[1]). Meine Aufzeichnungen ergeben für männliche Arbeiter Wochenlöhne bei festem Lohnsatz ungelernt 30 bis 40 Dollar; gelernt 35—55 Dollar; bei Swift 25 Dollar, bei Lead-Co. 22—26 Dollar; ferner Akkordlöhne z. B. bei Roller-Bearing bis 70 Dollar, Glashütte über 80 Dollar; Walzwerkführer über 100 Dollar (je nach Tonnen), Anthrazitgruben (gelernt) bis 60 Dollar. Natürlich liegen die Löhne in den Südstaaten wesentlich niedriger und betragen hier unter Umständen nur die Hälfte. Auch die einzelnen Arbeitsgruppen zeigen gewaltige Unterschiede: z. B. bei Textilarbeitern und Buchdruckern. Erheblicher aber wird der Unterschied, wenn wir etwa die Löhne der Baumwollindustriearbeiter und die der Zeitungsbuchdrucker vergleichen. Die ersteren erhielten im Jahre 1927 im Staate New Jersey einen durchschnittlichen Wochenlohn von 19,14 Dollar, die letzteren 41,57 Dollar. Im Staate Maryland erhielten die Tabakarbeiter in den Jahren 1926

---

[1] Nach einer Schätzung aus amerikanischen Industriellenkreisen beträgt zur Zeit der durchschnittliche Tageslohn eines gelernten Mechanikers in den Vereinigten Staaten 23,53 RM., (entsprechend einer Kaufkraft von etwa 12 RM.), in England 9,61 RM., in Deutschland 7,05 RM., in Belgien 4,83 RM. und in Österreich 3,74 RM.

und 1927 Wochendurchschnittslöhne von 15,91 und 14,95 Dollar, während die Buchdrucker (ausschließlich der Lithographen) Wochenlöhne von 34,39 und 35,14 Dollar erhielten. Das Jahreseinkommen (Durchschnitt der Vereinigten Staaten) der Konservenarbeiter z. B. betrug im Jahre 1925 774,53 Dollar, während die Photograveure ein Jahreseinkommen von 2464,62 Dollar hatten. Dr. Copeland hat das Durchschnittseinkommen im Jahre 1925 für die verschiedenen Industrien und Beschäftigungen wie folgt festgelegt:

Landwirtschaft (meist Farmarbeiter)	537 Dollar
Handel (Verkäuferinnen und Angestellte).	1315 „
Bergwerke	1318 „
Fabrikarbeiter	1362 „
Verkehrswesen	1554 „
Bauwirtschaft	1574 „
Regierungsangestellte	1585 „
Bankgewerbe (meist Angestellte).	2179 „
Verschiedene.	1408 „
Insgesamt	1384 „

Es ergeben sich also Jahreseinkommen von durchschnittlich 800—1000—1400—1600 bis nahezu 2000 Dollar. Hierin sind aber die Risiken für Krankheit und Tod, Invalidität, Arbeitslosigkeit inbegriffen, für die ja keine grundsätzliche Versicherung besteht, wenn auch weitgehende Ersatzhilfen vorhanden sind (vgl. S. 60ff). Im allgemeinen also sind die Löhne der Industriearbeiter wohl wesentlich höher als in Europa. Dabei muß die Kaufkraft des Dollar mit etwa 2 RM. angesetzt werden.

Die schlechtesten Löhne erhalten unter anderen die Neger der Baumwoll-Aufbereitungsanstalten, bei 12 stündiger Tagesarbeit 10 bis 12 bis 20 Cents je Stunde. Diese Löhne stehen aus allem Verhältnis zum Landesdurchschnitt und liegen noch weit unter dem Durchschnitt selbst des Lohnes des ungelernten Industriearbeiters im Nordosten.

Was die Löhne der weiblichen Arbeiter betrifft, so fand ich in den Industriebetrieben (je nach Taglohn- oder Akkordsystem) Wochenlöhne von 18—20—23—30 Dollar. In Chikago arbeiten Frauen ungarischer, italienischer und slawischer Herkunft in Waschanstalten täglich 10 Stunden und sogar länger, um einen Wochenlohn von 10—12 Dollar und manchmal darunter zu verdienen. Frauen, die weniger als 9 Dollar je Woche verdienen, gibt es ferner z. B. im Staate Massachusetts in der Zuckerindustrie 62%, in der schon erwähnten Konservenindustrie 89%, in der Papierindustrie 39%. Nur ein ganz geringer Prozentsatz der Genannten verdient über 13 Dollar. Und immer findet man wieder den starken Anteil der Neueinwanderer an dieser Arbeit unter schlechten Bedingungen. Die beim Baumwollpflücken beschäftigten Negerinnen in Alabama erhalten für hundert Pfund gepflückter Baumwolle (was reichlich einer Tagesarbeit gleichkommt) 80—100 Cent, also im besten Fall einen Dollar.

Nach einer neueren Erhebung des amerikanischen Arbeitsministeriums verteilen sich rund 12 000 untersuchte Arbeiterfamilien auf folgende Einkommensgruppen je Jahr:

unter 900 Dollar . . . . 2,7% } = Ärmlichkeit
900—1200 ,, ... 20,0% } (poverty-level)
1200—1500 ,, ... 32,7% = Existenzminimum
1500—1800 ,, ... 22,6% = Wohlstandsminimum
1800—2100 ,, ... 13,2% = Wohlstands- und Be-
haglichkeitsbedarf

2100—2500 ,, ... 5,8%
über 2500 ,, ... 2,9%

Wie überall, so hat auch in den Vereinigten Staaten in den letzten Jahren eine Lohnsteigerung stattgefunden. In den vergangenen Jahren ist die Totallohnsumme der Arbeiter um etwa 3% gestiegen, der Lohnindex in der Zeit von 1914—1928 auf 245 — allerdings ist auch das allgemeine Preisniveau gestiegen, aber doch nur auf 147, also nicht im gleichen Ausmaße, so daß der Reallohn, d. h. das Verhältnis des Einkommens zu den primitiven Lebenskosten eine wesentliche Steigerung erfuhr. Aus der Automobilindustrie wurden mir z. B. nach-stehende Zahlen vorgelegt:

Es ist also festzustellen, daß die amerikanischen Löhne sich auch ihrer Kaufkraft nach in den Jahren nach dem Kriege bedeutend gehoben haben. Allerdings haben nicht alle Arbeitergruppen an die-

	Der tatsächliche Stundenlohn in $	Der Index des Reallohnes
1919	0,293	100
1920	0,717	125
1923	0,643	144
1926	0,661	145
1928	0,683	149

ser Steigerung des Reallohnes teilgenommen; vielmehr haben heute rund 700000 Arbeiter (etwa 9%) der Industriearbeiter ein niedrigeres Einkommen als in der Vorkriegszeit.

Bezüglich des Lebensbedarfes stellte Douglas, Prof. für Volks-wirtschaftslehre an der Universität Chicago, folgende Einkommen-skala in ihrer Beziehung zu dem Lebensbedarf einer fünfköpfigen Fa-milie, einschließlich Kosten für Bildung, Wiederanschaffungen, Notfälle, Rücklagen für frühzeitigen Tod und Altersversicherung auf[1]:

1. Einkommen von 1000—1100 Dollar = Armutsgrenze (alles was unter ihr liegt, ist poverty).
2. Einkommen von 1100—1400 Dollar = Existenzminimum.
3. Einkommen von 1500—1800 Dollar = Wohlstandsminimum (faire minimum, health and decency budget).
4. Einkommen von 2000—2400 Dollar = Wohlstands- und Behaglichkeits-bedarf, kulturelles Minimum.
5. Einkommen über 2500 Dollar = eine allen billigen Ansprüchen an Wohl-leben, Bildung, Anschaffungen und Ersparnissen befriedigende Lebenshaltung.

Nach der im Jahre 1925 geltenden „Norm" wurden für den amerikani-schen Arbeiter nachstehende Wochen-Bedarfssätze aufgestellt: für einen ledigen Arbeiter 19—20 Dollar; für eine dreiköpfige Familie 26—28 Dollar; für eine fünfköpfige Familie 36—40 Dollar. Die Lebens-mittel sind im allgemeinen billiger und preiswerter wie bei uns. Kar-toffeln sind allerdings etwa dreimal so teuer, da das Sammeln von Hand

---

[1] Die Kaufkraft von 1 Dollar entspricht, wie bereits bemerkt, etwa 2 RM.

den Preis gewaltig erhöht. — Dagegen ist die Wohnung wesentlich — etwa um das Doppelte — teurer als bei uns; im Gebiet von New York zahlt der bessere Arbeiter oder Mittelständler je Raum und Monat (ohne Heizung) 8,50—15—20 Dollar. Eine Dreizimmerwohnung kostet je Jahr 1700—2500 Dollar. In einem für den Mittelstand bestimmten Wohnviertel in Brooklin kostet eine anständige Vierzimmerwohnung mit Zubehör und Heizung 2400—3000 Dollar; in Chicago wurden mir ähnliche Preise genannt. Die Kleidung bleibt, wie ich an Preisen in den Schaufenstern selbst sehen konnte, annähernd gleich; so kostet ein Männeranzug oder -mantel etwa 20 Dollar, 1 Paar Schuhe 4—5 Dollar, 1 Hut 3 Dollar, alles mäßiger Qualität; Qualitätskleidung ist wohl 1,5—2 mal teurer als bei uns. — Wenn auch die gesamten Lebenskosten, hauptsächlich infolge der Wohnung, in den Vereinigten Staaten teurer sind als in Europa, so ermöglicht das relativ höhere Einkommen des amerikanischen Arbeiters doch eine bessere Lebenshaltung. Dieses höhere Einkommen hat aber zur Voraussetzung, daß das ganze Jahr durch verdient wird, was aber keineswegs immer der Fall ist! Dazu kommen noch weitere Ausgaben für unbezahlten Urlaub, Versicherungen, Abzahlungsgeschäfte usw. Weiters spielen die Unterschiede in den Lebensansprüchen, je nach Rasse und Nationalität mit, endlich die Verdienste der Familienmitglieder. In New York z. B. treffen auf 4,4 Personen in der Familie 2 Verdiener.

Andererseits zahlt der amerikanische Arbeiter fast keinerlei Steuer. Es gibt dort zwei Arten von Einkommensteuer, die Bundes- und die Staatensteuer. Steuerfrei sind bei Ledigen: 1000, bei Verheirateten: 2500, bei Familien mit 1 Kind: 2900, bei solchen mit 2 Kindern: 3300, und bei solchen mit 3 Kindern: 3700 Dollar. Ferner sind abzugsfähig alle Prämien und Unfallrenten, die Zinsen der Staatspapiere und anderes mehr. Tatsächlich sind also fast alle Arbeiter und Angestellten und die mittleren Beamten steuerfrei!

Über Lebensführung und Haushalt der amerikanischen Arbeiter liegt neuerdings eine von H. Ford veranlaßte und vom Bureau of Labor Statistics im Jahre 1929 durchgeführte Erhebung vor, welche 100 Arbeiterfamilien der Fordwerke erfaßt (je Familie durchschnittlich 4,5 Köpfe oder 3,27 Vollpersonen, mit rund 1722 Dollar Jahreseinkommen[1]. Einen Vergleich mit den deutschen Lebensbedingungen gestatten die Erhebungen des Statistischen Reichsamtes 1927/28 über die Lebenshaltung von 896 deutschen Arbeiterfamilien (je Familie durchschnittlich 4,2 Köpfe oder 3,2 Vollpersonen, mit rund 3325 RM. Jahreseinkommen). Demnach sind die Vergleichsbedingungen annähernd entsprechend, nämlich Vollpersonen 3,27 bzw. 3,2 und Jahreseinkommen mit Kaufkraft von 3500—4000 RM. beim Amerikaner, von 3325 RM. beim

---

[1] Ähnliche Erhebungen und nach den gleichen Grundlagen wie in Detroit sollen nunmehr durch das Internationale Arbeitsamt auch in Berlin, Frankfurt, Manchester, London, Cork, Paris, Marseille, Antwerpen, Rotterdam, Helsingfors, Kopenhagen, Stockholm, Triest, Genua, Warschau und Konstantinopel durchgeführt werden. Für die Durchführung hat der amerikanische Industrielle und Volkswirt Filene 25000 Dollar zur Verfügung gestellt.

Deutschen. Nachstehende Tabelle zeigt zunächst die prozentuale Verteilung der Ausgaben in beiden Ländern.

Durchschnittliche Ausgaben und Verhältniszahlen der Ausgaben einer deutschen und einer amerikanischen Arbeiterhaushaltung[1].

Lebensbedürfnisse	Jahresdurchschnitt				
	einer deutschen Arbeiterhaushaltung		einer amerikanischen Arbeiterhaushaltung		
	RM	%	Dollar	RM	%
Nahrung	1506,99	46,42	556,12	2335,70	32,3
Wohnungsmiete	333,12	10,26	388,81	1633,00	22,6
Einrichtung und Ausstattung der Wohnung	127,50	3,93	88,55	371,91	5,2
Heizung und Beleuchtung . . .	120,61	3,71	103,20	433,44	6,0
Bekleidung und Wäsche	422,86	13,02	210,67	884,81	12,2
Versicherungen	335,58	10,34	59,16	248,47	3,4
Körper- und Gesundheitspflege .	46,51	1,43	93,74	393,71	5,5
Verkehrsausgaben	40,91	1,26	37,40	157,08	2,2
Verschiedenes	312,50	9,63	182,18	765,16	10,6
Zusammen	3246,58	100,—	1719,83	7223,28	100,—

Welche allgemeine Eindrücke bekommt nun der Besucher von Lebenshaltung und Auftreten der Arbeiterschaft? Ich übergehe hier die Neger und Angehörigen der Balkanstaaten, Rußlands oder Italiens, welche ihre rückständige Eigenkultur auch hier in Erscheinung treten lassen und sich nur langsam assimilieren. Dagegen macht der amerikanische sowie der zugewanderte westeuropäische Arbeiter im allgemeinen einen sehr guten Eindruck nach Auftreten und Kleidung. Arbeiter und Angestellte sind meist nicht voneinander zu unterscheiden. Besonders gilt dies für die weiblichen Arbeiter, die fast durchweg elegant, gut gekleidet, leider auch stark „gemalt" und bebrillt aus den Betrieben kommen. Das ganze Gebaren ist zwanglos gentlemanlike und diszipliniert. Laute Auseinandersetzungen, rohes Lärmen, unpassende und provozierende Bemerkungen über Mitmenschen, Belästigung von Frauen und Mädchen wird man (auch in den Arbeiterzügen) vermissen. Man glaubt allenthalben ein gehobenes Selbstbewußtsein zu verspüren. Im übrigen pflegt der größere Teil der Arbeiterschaft auf ein angenehmes Privatleben großen Wert zu legen. Die Wohnungseinrichtungen sind, soweit ich sehen konnte, überall ganz gleichmäßig gehalten; im allgemeinen besser als bei uns, doch mit viel Geschmacklosigkeiten untermengt. Radio, zum Teil auch Grammophon sind fast in jedem Haus anzutreffen (Radio kostet keine Gebühren).

Ein Krebsschaden ist allerdings das „Abzahlungs-System"; alles, was der Arbeiter im Haushalt hat oder am Körper trägt, ist auf

---

[1] Besonders hervorzuheben ist, daß für die Ernährung der Amerikaner noch nicht ein Drittel, der Deutsche jedoch fast die Hälfte des Einkommens aufwendet. Umgekehrt steht es mit der Wohnung und Wohnungsausstattung, Heizung und Beleuchtung. Mit Versicherung ist der Deutsche weit mehr belastet, während der Amerikaner mehr Geld für Körper- und Gesundheitspflege aufwendet. Über Besonderheiten der Ernährung wird noch an anderer Stelle zu sprechen sein; vgl. S. 136.

Ratenzahlung gekauft: 60% der Autos, 80% der Grammophone, 75%
der Waschmaschinen, 80—90% der Klaviere, Nähmaschinen, Radios, Eismaschinen usw. gehen auf Abzahlung (installment). Von
40 Milliarden Umsatz gehen an 6 Milliarden (15%) auf Abzahlungsgeschäfte; etwa 140 Millionen Dollar Kleider je Jahr treffen ebenfalls
auf Abzahlungsgeschäfte. Die ausstehenden Raten werden auf 2750 Millionen Dollar geschätzt. Die Ratenzahlung (easy terms) ist bis auf 2 Jahre
ausgedehnt; bei Kassenzahlung werden 15% Rabatt gegeben. So un-
heilvoll sich dieses System auch auswirkt, so hat es doch auch wieder
manche Vorteile: auch der Ärmere kann sich „Luxusgüter" beschaffen,
auch der einfache Mann trägt die gleiche Mode, er erfreut sich des
Radios, des Grammophons, des Autos, des Kühlschrankes usw. ebenso
wie der Wohlhabende, wenn sie auch in der Qualität verschieden sind.
Aber jedenfalls sind diese „Güter" nicht mehr Privilegien einer bestimmten Klasse; der „Klassenartikel" wird zum „Massenartikel". —
So ergeben sich aus dem Abzahlungssystem im gewissen Sinne — wie
bereits oben angedeutet wurde — sogar politische Rückwirkungen im
Sinne einer Demokratisierung des Konsums.

Das Bestreben nach einem eigenen Haus ist auch in der Arbeiterschaft stark ausgeprägt. Etwa die Hälfte aller erbauten Wohnungen —
abgesehen von den ausgesprochenen Geschäftsvierteln — sind Einfamilienhäuser, etwa 20% Zweifamilienhäuser. Der Hauserwerb ist
nicht schwierig; viele Betriebe haben besondere Einrichtungen für
Hauserwerb; demgegenüber treten die „werkseigenen Wohnungen" erheblich zurück. Diese Einfamilienhäuser sind teils Reihenhäuser aus
Backsteinen, teils einzelnstehende Holzhäuser. 80—90% der Arbeiterschaft wohnt in kleinstädtischen Vororten, in meist hölzernen Einfami-
lienhäusern, die direkt auf dem gewachsenen Boden stehen. Die Holzhäuser haben den Vorzug, daß sie billiger in der Herstellung und demgemäß auch im Preise sind. Solche Holzhäuser sind sogar in den großen
Warenversandgeschäften in fertig zugeschnittenem Holzwerk mit allen
Zutaten zu kaufen. Die Holzhäuser mit Doppelwänden haben sich bei
den günstigen klimatischen Verhältnissen in Nordamerika sehr gut
bewährt.

Immer aber sind die besseren Häuser mit allen Bequemlichkeiten,
wie elektrischem Licht, Zentralheizung, Bad, Warmwasserbereitung,
Heizgas, ausgestattet; regelmäßig zieht sich eine offene Veranda um
das Erdgeschoß. In der Regel stehen diese sauberen Häuschen in den
Vororten mitten im Grünen, in reichem Blumenschmuck, meist voneinander gar nicht durch Zäune abgetrennt. Hier sucht und findet der
Arbeiter und Angestellte seine Ruhe und Erholung. Derartige Häuser
mit 5—7 Räumen kosten in New York (Peripherie) 5000—9000 Dollar,
in Philadelphia rund 6000 Dollar, in Newark 8000—9000 Dollar, in
Scranton einfacher 4000 Dollar, besser 6000—7000 Dollar. Die Anzahlung beträgt meist 10%, der Rest wird in Monatsraten in 5—8 bis
10 Jahren abgetragen. Allerdings ist in der Nachkriegszeit, welche in
den letzten Jahren einen Bevölkerungszuwachs von jährlich etwa
$1^1/_2$ Millionen Menschen brachte, auch die Mietskaserne (die „Wohn-

maschine", wie sie dort genannt wird) in den Vordergrund gerückt; beliebt ist sie nicht; denn auch der Arbeiter will sein „Einzelhäuschen". — Ganz fürchterlich sind die Wohnstätten und Wohnstraßen der Einwanderer niederer Kulturzonen, der Osteuropäer, der Mexikaner, der Neger usw., oft richtige Schmutz- und Elendsquartiere — nicht selten mitten in den Städten oder gar unmittelbar hinter den elegantesten Verkehrsstraßen gelegen.

In den kleinen Orten wohnen die Arbeiter möglichst nahe beim Betriebe — doch sind besonders bei den großen Betrieben auch ziemlich weite Arbeitswege zu verzeichnen. Manche Betriebe (z. B. Western Electric) lassen besondere Züge und Dampfer fahren, recht viele Arbeiter verfügen über ein eigenes Auto. So standen vor der General Electric in Schenectady rund 3500 Autos; bei Ford dürfte es wohl die zehnfache Menge gewesen sein; dort haben etwa 65—70% der Arbeiter ihr eigenes Auto (das sie übrigens aus der Fabrik nur zu vollem Preise beziehen können). Allerdings kann man gelegentlich fürchterliche Karren sehen, zerbeult und zerzaust — wenn nur der Motor noch geht! — Oft werden gegen einige Cents Fahrgeld noch einige Mitarbeiter mitgenommen; so rentiert es sich besser! Aber solche „tin lizzys" (wie die alten Fordwagen genannt werden), benützt nur der „Anfänger"; der bessere Arbeiter fährt sein letztes Fordmodell oder eine andere „bessere Marke".

Neben der Arbeit im industriellen Betriebe sieht der amerikanische Arbeiter vielfach auch darauf, eine Nebenbeschäftigung zu bekommen, oder er betätigt sich auch in der Spekulation und bevorzugt hierin besonders diejenige mit Häusern. Für diese Zwecke kauft er ein Haus, bewohnt es, baut es nach Möglichkeit noch weiter aus und versieht es mit Verbesserungen, die er meist selbst wegen der hohen Handwerkerlöhne ausführt; dann versucht er es nach einigen Jahren mit ansehnlichem Gewinn wieder zu verkaufen. Spekulation wird mit allem getrieben, man rechnet immer und überall mit weiteren Erfolgen und Erträgnissen.

An den 2 Milliarden jährlichen Ersparnissen ist die Arbeiterschaft hoch beteiligt. Arbeiterbanken und -versicherungen bestanden Ende 1928 27 mit insgesamt mehr als 110 Millionen Dollar. Diese Institute arbeiten rein bankmäßig. Über den Aktienbesitz wird später noch gesprochen werden; vgl. S. 71.

IV. Arbeitgeber und Arbeitnehmer — Cooperation.

Wenn wir uns nunmehr für die Organisation der Arbeitgeber und der Arbeitnehmer interessieren, so müssen wir uns grundsätzlich von dem europäischen Gedankengang freimachen, als ob es sich hier um „Kampfverbände" handle. Bis heute gibt es in den Vereinigten Staaten noch keinen Klassenkampf; es sind daher auch keine Abwehrverbände notwendig.

a) Die Unternehmer bzw. Arbeitgeber besitzen keine Zentralstelle, die etwa mit der Vereinigung der deutschen Arbeitgeberverbände zu vergleichen wäre. Viele Unternehmerverbände sind fachlich oder örtlich oder zeitlich begrenzt bzw. den jeweiligen Bedürfnissen angepaßt. Die „allgemeinen" Arbeitgeberverbände zählen etwa 1 Million Mitglieder; die wichtigsten sind:

National Association of Manufacturers in New York, gegründet 1895. Sie befaßt sich zunächst mit Steuer-, Zoll-, Handels-, Wirtschaftsfragen und dergleichen mehr, aber auch mit Arbeiterfragen und Betriebsorganisation; sie ist für die „open-shops".

National Industrial Council, gegründet 1905, ist aus der Vorgenannten hervorgegangen; hat fachliche Gliederung und widmet sich besonders der Beratung der Gesetzgebung.

National Industrial Conference, gegründet 1917, ist ebenfalls eine Gründung der Vorgenannten; sie ist im wesentlichen eine Forschungsstelle; hält ein statistisches Büro, veranstaltet Industrie- und Wirtschaftserhebungen.

American Management Association, gegründet 1922, befaßt sich wesentlich mit Arbeiter- und Betriebsfragen, unter besonderer Beachtung der „Human relations". Die Mitglieder sind hauptsächlich die Sozialdirektoren der großen Werke. Zeitschrift: „The Management Review".

Industrial Relations Counsellors in New York, gegründet 1921. Arbeitsgebiet ist das Studium der Arbeiterfragen und der Sozialpolitik; sie will friedliche Beziehungen zwischen Kapital und Arbeit fördern als eine Studienkommission, die objektiv neutral zwischen Arbeitgeber und -nehmer steht; sie arbeitet also auch mit den Trade-Unions (d. h. den Arbeiterverbänden) zusammen. Die Tätigkeit erstreckt sich auf das Gesamtgebiet der Arbeitslosenfürsorge in den Vereinigten Staaten. Teilgebiete sind z. B.: Unterbringung älterer Arbeiter (über 45 Jahre) — Pensionen — Hinterbliebenenfürsorge — Prämien- und Gewinnbeteiligung — Streikgefahr und -verhütung — Unfall und Gesundheitsfürsorge, z. B. Anstellung und Bezahlung von Fabrikärzten und Nurses — Verhütung und Vorbeugung von Streiks — Beseitigung der Streikursachen — Beratung in konkreten Fällen, wo Schwierigkeiten bestehen oder soziale Einrichtungen geschaffen werden wollen usw. Finanziert ist diese Organisation hauptsächlich von Rockefeller jun. im Zusammenhang mit hohen kirchlichen Kreisen. Angestellt sind etwa 25 Personen, davon 10 höhere; für Spezialfragen usw. werden unter Umständen noch andere Sachverständige beigezogen. Ein ständiges Büro besteht beim Internationalen Arbeitsamt in Genf.

Taylor Society: Gesellschaft für wissenschaftliche Betriebsführung, gegründet 1910. Befaßt sich mit Fortführung der Arbeit Taylors (entspricht etwa dem Deutschen Ausschuß für wirtschaftliche Fertigung und der in ähnlicher Richtung arbeitenden Arbeitsgemeinschaft der Betriebsingenieure).

b) Arbeiterverbände (Trade unions).

Es dürfte bekannt sein, daß die gewerkschaftliche Organisation der Industriearbeiter in den Vereinigten Staaten nur in einem relativ geringen Umfange Platz gegriffen hat, daß im allgemeinen die große Masse der Industriearbeiter unorganisiert ist. Nach eigenen

Angaben waren 1929 etwas weniger als 3 Millionen Arbeiter (2 933 545) in der American Federation of Labor (gegründet 1881) organisiert, also nur etwa 10% der gesamten Arbeiterschaft. Die Mitgliederzahl war in den letzten Jahren stark abnehmend. — Über die finanzielle Lage der Federation sagt der Bericht 1929: An Mitgliederbeiträgen gingen im vergangenen Jahre 432 168 Dollar ein; andere Einnahmen brachten diese Summe auf 609 633; mit dem Saldo des letzten Jahres stellt sich die Gesamtsumme der Einnahmen auf 909 742. Die Ausgaben beliefen sich auf 575 181, so daß ein Aktivsaldo von 334 560 zu verzeichnen ist. Die Beteiligung der einzelnen Berufsgruppen ist außerordentlich verschieden. Am meisten finden sich Organisierte im Baugewerbe (Maurer, Zimmerer) und Verkehrsgewerbe (Eisenbahn, Kraftzeugführer, Fuhrleute), bei den Buchdruckern; in Konfektion und Bergbau ist der größere Teil — bei den in Papier und Textil Beschäftigten der kleinere Teil „organisiert"[1].

Von den rund 9 Millionen berufstätiger Frauen sind nur etwa 150 000 „organisiert" (wenn man diesen Ausdruck gebrauchen will), so im Bekleidungsgewerbe etwa 57 000, Wäscherei 4000, Hutmacherei 2000, Schuhindustrie 20 000, Zigarrenindustrie 7000, Buchdruckerei 6000, Eisenbahn 16 000, Post 2000 Frauen. Seit 1903 besteht noch eine besondere „Liga der Wählerinnen", welche bestimmte sozialpolitische Forderungen bezüglich Arbeitszeit, gleicher Lohn für gleiche Arbeit und dergleichen mehr aufstellt.

Außer den Trade-Unions bestehen noch (getrennt von diesen) die Brotherhoods (Bruderschaften), z. B. der Eisenbahner, gewisse Vereinigungen der Clothing-Workers (Konfektions-Heimarbeiter) — endlich die syndikalistisch bzw. kommunistisch eingestellten Industrial Workers of the World (etwa 30 000).

Die Trade-Unions haben mit unseren deutschen Gewerkschaften kaum eine nähere Verwandtschaft, sind vielmehr eine Art von Berufsvereinigungen oder Klubs, wie die Union der Elektrizitätsarbeiter oder Buchdrucker; sie stellen hohe Anforderungen für den Eintritt: persönliche Aufnahme nach Abstimmung oder Empfehlung (von 15 000 Elektrizitätsarbeitern wurden z. B. nur 4000 aufgenommen); fünfjährige Fachausbildung, moralische Qualitäten; hohe Beiträge usw., z. B. Eintrittsgeld bis 300 Dollar, meist 5—25 Dollar; Wochenbeiträge 50—150 Cts. Sie haben aber auch meist wohlorganisierte Unterstützungskassen mit hohen Leistungen für die Mitglieder als Ersatz der fehlenden Staatsfürsorge, eigene Lebensversicherung, eigene Arbeiterbanken. Dagegen ist der Betrieb von Konsumvereinen oder von anderen Eigenbetrieben geringfügig. Krankengeld wird meist für 13 Wochen bezahlt, in Höhe von 2—7—10 Dollar je Woche — Sterbegeld in Höhe von 50—100 bis 450 Dollar — evtl. auch Unterstützung bei Streiks oder Aussperrungen[2].

Die Politik ist bei den Trade Unions satzungsgemäß ausgeschaltet; sie arbeiten daher im Bedarfsfalle mit jeder politischen Partei zusammen,

---

[1] Die Gründung der Union der Schuhmacher bzw. der Buchdrucker geht auf die Zeit von 1792/1819 zurück!

[2] Vgl. dazu auch S. 67 u. 73.

die ihr am meisten bietet[1]. Dadurch, daß die Federation of Labor zum Sozialismus keine Beziehungen besitzt, enthält sie sich auch einer Stellungnahme zum Internationalismus und gehört dem Internationalen Gewerkschaftsbund nicht an.

Die bisherige Einstellung der führenden Trade-Unions-Leute (Gompers, Green und andere) beruht auf der Idee, daß die Interessen der Arbeiter und der Unternehmer zu einem guten Teile gleichlaufen, daß beide Teile am Erfolg des Betriebes interessiert sind und deshalb gemeinsam an diesem Ziele arbeiten müssen, daß jede Energievergeudung im Betriebe zu beseitigen sei, und daß auch der Arbeiter seine ganze Kraft im Betriebe einzusetzen habe. „Kapital und Arbeit sind wesentlich für die Industrie, beide sind gegenseitig abhängig voneinander. Wir verwerfen die oft ausgedrückte Theorie, daß die Differenzen zwischen Kapital und Arbeit, zwischen Unternehmer und Arbeiter unversöhnlich seien. Trade Unionismus hält Schritt mit dem industriellen Fortschritt" (der derzeitige Präsident Green in einer Ansprache vor der Harvard Union). — „Die Arbeiterschaft ist interessiert an der erfolgreichen Führung der Industrie. Sie zieht industriellen Frieden und die Schlichtung industrieller Konflikte durch friedliche Methoden vor. Ich vertraue darauf, daß wir die industriellen Streitigkeiten auf das Minimum beschränken können durch gegenseitige Achtung und Anerkennung der Rechte von beiden, von Unternehmern und Arbeitnehmern. Das Recht des Unternehmers, den Betrieb zu führen, zu kontrollieren und einen angemessenen Profit seines Kapitals zu erlangen, sollte aufrechterhalten und anerkannt werden. Das Recht des Arbeitnehmers, sich zu organisieren, kollektiv zu verhandeln, vertreten zu sein in Verhandlungen mit dem Unternehmer durch seine erwählten Vertreter ist ein Recht, das bereitwilligst konzediert und völlig anerkannt werden sollte" (Green in „Unions reduce industrial waste", published by Am. Federation of L. 1925).

Die bisherige politische Stellungsnahme der Trade-Unions ergibt sich wohl am besten aus verschiedenen Äußerungen des (1924 verstorbenen) großen Arbeiterführers Amerikas, Samuel Gompers: „Ich studierte als junger Mann die Lehren von Karl Marx. Ich las ‚Das Kapital', sein berühmtestes Werk, in deutscher Sprache. Die ganze Philosophie des Sozialismus bedeutet Zwangsarbeit, und meine ganze Seele lehnte sich gegen jenen Gedanken auf. Ich wünsche nicht, daß die Arbeiter des Landes oder der Welt eine besonders bevorrechtigte Klasse oder Gruppe sind, aber ich wünsche für sie die Freiheit zur künftigen Entwicklung; der ganze Plan der unfreiwilligen Knechtschaft erzeugte in mir einen derartigen Umschwung der Gefühle, daß ich meinen Genossen schuldig zu sein fühlte, für alle Zeiten jene Philosophie mit jeder Faser meines Herzens zu bekämpfen." (Konferenz des Executiv Council of the National Civic Federation.) — „Da wir das Privileg und das Recht haben, unseres eigenes Leben zu leben und unser eigenes Schicksal auf eigene Art zu formen, kann auch jede andere Nation für sich und ihr Land so handeln, wie es ihr beliebt." (Kongreß in El Paso 1924.) — „Wir lieben zwar jedes menschliche Wesen, ganz gleich, wo es geboren ist oder

---

[1] Im amerikanischen Parlament bestehen nur zwei Parteien: die Republikaner und die Demokraten. Von „Linksparteien" gibt es eine Sozialistische Partei mit 18000 Mitgliedern, Sozialistische Arbeiterpartei mit 4000 Mitgliedern und Kommunisten mit 17000 Mitgliedern, rund 40000 Mitglieder bei 115 Mill. Gesamtbevölkerung bzw. 42 Mill. Erwerbstätigen.

wo es wohnt, aber von einem Grundsatz wollen wir uns nicht trennen, und der ist: „Amerika über alles!" (Konvent in Denver 1921.) — Der derzeitige Präsident der Federation, William Green sagte im Jahre 1925: „Die Arbeiterorganisationen unseres Landes erkennen die bestehende Ordnung an und lehnen es ab, irgendeine importierte Philosophie anzunehmen, mag sie auch noch so gleißnerisch und verführerisch auftreten. Unsere Organisation der Arbeiter ist vernünftig, gesund, aufbauend und praktisch." — Von solchen Gesichtspunkten ausgehend betont derselbe Green, ebenso wie sein Vorgänger Samuel Gompers es getan hat, die Freiwilligkeit der Organisation, die jeden Zwang, als dem aufbauenden Charakter zuwiderlaufend, ablehnt. —

Ähnliche Gedankengänge finden sich auch in einem Aufsatz des derzeitigen Vizepräsidenten der A. Federation of Labor Mathew Woll. Zur Frage des staatlichen Arbeiterschutzes spricht er sich aus wie folgt: „Immer mehr dehnt der Staat seine Macht aus und vieles gleicht heute schon einer riesengroßen Reichsbürokratie. Alles, was in mich durch Amerika und durch die Gewerkschaftsbewegung hineingeboren wurde, widerstrebt dieser Entwicklung zur bürokratischen Machtzusammenballung. Mir erscheint sie als der Vorläufer eines Staatssozialismus, der, wenn vielleicht auch mehr leistungsfähig, auf keinen Fall weniger tyrannisch ist als der Sozialismus des so betrüblich irregeleiteten Marx, dem wir glücklich entgangen sind." — „Alle meine Hoffnungen gehen gegen das Wachstum der Regierungsgewalt. Meine Lebensphilosophie revoltiert gegen die Erweiterung des Regierungsprinzips. Ich wünsche Freiheit für alle Männer und Frauen in weitestem Umfang und ich kann sie nicht im Regierungsbetrieb oder im Staatssozialismus sehen." — „Wir haben eine Bewegung, die die Arbeitsstunden durch Gesetze festlegen will. Nichts ist dümmer, unnötiger und schädlicher in jeder Beziehung als eine Gesetzgebung, die irgendeine bestimmte Stundenzahl als Arbeitstag festlegen will. Diese Aufgabe gehört einzig und allein der Industrie" (d. h. Arbeitgebern und Arbeitnehmern). (In einem Aufsatz Labor looks at Industry, erschienen in Nation's Business vom Juni 1929, S. 39ff.)

Der Gewerkschaftskongreß in Atlantic City im Jahre 1925 faßte eine Entschließung, daß „am besten den Interessen der Arbeiter gedient sei durch Vermehrung der Produktion nach Qualität und Quantität". Bezeichnend für die sozialpolitische Stellung der Unions ist z. B. der Bericht über die Eröffnung des Kongresses der Federation in Detroit 1926: Er wurde eingeleitet durch ein musikalisches Programm; als der Präsident Green das Podium betrat, spielte die Musik die Nationalhymne; als erster sprach der Vertreter des Bischofs der Episkopalkirche den Segen über die Versammlung, mit dem Vaterunser endigend, ihm folgte der Vertreter der römisch-katholischen Kirche und erst dann erfolgten die offiziellen Begrüßungsansprachen. Bei dieser Gelegenheit wurden auch die Ford-Werke besichtigt, obwohl Ford grundsätzlich nur unorganisierte Arbeiter einstellt, also ein ausgesprochener Anhänger des „open shop" ist, also Unionmitglieder nicht einstellt.

In den Büros der Federation kann man ein künstlerisches Bild eines Arbeiters sehen mit den Worten von Dr. L. P. Jacks: „Die Männer der Wissenschaft, die Künstler, die Dichter, die Philosophen, die Helden, die Heiligen, die Kapitäne der Industrie und die Kapitäne des Heils — was sind sie in der letzten Folge anders als hocherzogene Arbeiter, am häufigsten in Gemeinschaften gefunden, wo Kultur und Arbeit in inniger Verbindung zusammen arbeiten, am seltensten dort, wo diese getrennt voneinander schaffen, wie es leider in unseren Tagen geschieht. Die große Aufgabe unserer Zeit ist, diese getrennten Elemente zu vereinigen. — Den gleichen Geist atmen Verse, die von der Federation verbreitet werden über die „Göttlichkeit" der Arbeit: „Toiler, toiler doest Thou see in thy toil Divinity?" (Wackerer Schaffer, siehst du nicht deiner Arbeit göttlich Licht?) — Ein anderer Sinnspruch lautet: „Men are square", d. h. „Alle Schaffenden sind gleich."

Trotzdem standen die Unions eine Zeitlang unter der Gefahr, unter die Antitrustgesetzgebung zu fallen und demgemäß aufgelöst zu werden. Diese Gefahr ist durch den Clayton Act von 1914 beseitigt, der in Ergänzung zu dem Sherman Anti-Trust-Act von 1890 erklärt, daß die

Arbeit keine Handelsware ist und daß Arbeiterorganisationen, die nicht auf Profit ausgehen, nicht ipso facto „Verschwörungen“ im Sinne der Antitrustgesetzgebung zum Zwecke der Beschränkung der freien Wirtschaft seien. Das bedeutet, daß im einzelnen Falle wohl eine Gewerkschaft unter das Gesetz fallen kann, wenn ihre praktische Tätigkeit tatsächlich eine ungesetzliche Beschränkung des freien Verkehrs darstellt. Die Führer der Trade Unions bemühen sich deshalb, zum Ausdruck zu bringen, daß sie jedem solchen Zwang zuwider seien und Mißbräuche der Macht verurteilen. So hat der schon genannte frühere Präsident der Federation, Samuel Gompers, im Jahre 1922 in einer Untersuchung vor einer Kommission das Vorliegen solcher Mißbräuche zugegeben, jedoch erklärt, daß solche Mißstände durch die Unions selbst abgestellt würden; er hat sich eine Einmischung des Publikums oder der Gesetzgebung verbeten (vgl. „Mr. Gompers under Croß-Examination“ published by League for Industrial Rights).

Fragen wir schließlich nach der Ursache dieser geringen Beteiligung der Arbeiterschaft an der sogenannten „Gewerkschaftsbewegung“, so sind dafür verschiedene Gründe zu nennen: der ausgeprägte Individualismus des Amerikaners; die Verschiedenheit der Nationalitäten, die von vornherein eine geschlossene Organisation unmöglich macht (man denke an die germanischen Rassen einerseits, an die romanischen, slavischen Rassen andererseits, endlich an die zahlreiche schwarze Arbeiterschaft); die amerikanische Arbeitsauffassung; die betonte Individualität des Arbeitsverhältnisses; die öffentliche Meinung; nicht zuletzt aber auch die andersartige Einstellung der Arbeitgeber! (Vgl. später S. 28.)

Weitaus die meisten Arbeiter, insbesondere die kulturell tieferstehenden Arbeitergruppen, wünschen nichts anderes, als eine einigermaßen erträgliche Arbeitsstelle zu finden; insbesondere wollen die einmal zu Besitz gekommenen Arbeiter ihre Ruhe haben; sie wollen anständig leben, sich als politisch und gesellschaftlich gleichberechtigte Staatsbürger fühlen — aber nicht die Gesellschaft reformieren oder die Welt verbessern. Sie haben keinen Bedarf und kein Verständnis für Klassen-Solidarität; denn, wie bereits oben ausgeführt, besteht unter den amerikanischen Staatsbürgern kein Klassenunterschied, sondern nur ein Grad- oder Stufenunterschied.

Die meisten Betriebe nehmen grundsätzlich nur unorganisierte Arbeiter auf, sogenannte „open shops“ — während andere Betriebe ausschließlich organisierte Arbeiter, also Unionmitglieder einstellen: „closed shops“.

Alle Betriebe, die ich besuchte, mit Ausnahme der Kohlengruben, waren sogenannte „open shops“, d. h. es werden dort grundsätzlich nur nichtorganisierte Arbeiter aufgenommen.

Umgekehrt benützen die „closed shops“ ihre Stellung gelegentlich als Monopol derart, daß z. B. Nicht-Unionmitglieder, die in einem „closed shop“ arbeiten wollen, oder bei besonderer Konjunktur eingestellt werden müssen, sich eine „Arbeitskarte“ bei der betreffenden Union lösen müssen (je Woche 2,50 Dollar). Die Union der Elektrizitätsarbeiter nahm auf diese Weise in 2 Jahren 150000 Dollar ein.

Eine eigenartige Selbsthilfe ist das „Label", d. h. die Anwendung eines gewerkschaftlichen Schutzzeichens, durch welches für den Konsumenten kenntlich gemacht werden soll, ob eine Ware zu gewerkschaftlichen Bedingungen hergestellt worden ist.

Die Erfindung dieser Idee wird den Zimmerleuten von San Franzisko zugeschrieben, die es im Jahre 1869 in einer Kampagne für den Achtstundentag einführten. Allgemein bekannt wurde dieses Mittel dann aber erst mehrere Jahre später, als die Zigarrenmacher von der Westküste sich seiner bedienten. In diesen Beruf waren chinesische Arbeiter eingebrochen, die von gewissenlosen Fabrikanten zu unglaublich niedrigen Löhnen, aber auch unter Mißachtung der einfachsten sanitären Maßnahmen ausgebeutet wurden. Angesichts der Gefahr, von dieser Konkurrenz völlig verdrängt zu werden, gingen die Zigarrenmacher von San Franzisko dazu über, ihre Erzeugnisse mit einer Schutzmarke zu versehen und im ganzen Lande eine Propaganda zu entfalten, um die Gesundheitsschädlichkeit derjenigen Zigarren, die kein Label trugen und also wahrscheinlich von den unsauberen chinesischen Kulis hergestellt waren, in das rechte Licht zu rücken. Die Methode eines solchen sanitären Labels ist mehrere Jahrzehnte später auch gegen die Heimarbeit in der Konfektionsindustrie mit außerordentlichem Erfolg wiederholt worden, wobei neben den Gewerkschaften auch bürgerliche soziale Vereinigungen eifrig mitwirkten.

Die Verleihung von solchen Gewerkschaftsmarken (der sogenannten „Union-Label") hauptsächlich für den Vertrieb der Artikel des Massenkonsums soll für die gewerkschaftlichen Ziele der Lohnverbesserung und Arbeitsfürsorge Propaganda machen. Die Unions verkaufen nämlich den Unternehmungen, welche die Forderungen der Gewerkschaften in bezug auf Lohn, Arbeitszeit und hygienische Einrichtungen erfüllen, das Recht, ihre Erzeugnisse mit der „Union-Label" zu versehen und treiben als Gegenleistung eine lebhafte Agitation in der großen Masse für den Bezug der mit den Gewerkschaftsmarken versehenen Waren. Die praktische Bedeutung wurde mir als nicht sehr wesentlich bezeichnet für das tägliche Leben. Doch wurden mir auch praktische Beispiele genannt, daß z. B. organisierte Maurer sich weigerten, Tür- und Fensterrahmen einzumauern, die nicht mit dem Label der organisierten Zimmerleute versehen waren.

Schließlich noch ein Wort über einen besonderen Vorwurf, der den Trade Unions oft gemacht wird, nämlich der „restriction of output", der absichtlichen Leistungsbeschränkung, indem der Arbeiter seine Arbeit zurückhalte und nicht das Bestmögliche aus seiner Arbeitskraft heraushole. Eine solche Politik wird aber, als im Widerspruch zu den obenerwähnten programmatischen Äußerungen der führenden Gewerkschaftler stehend, von den Unions nicht zugegeben. Der Nachweis einer solchen absichtlichen „restriction of out-put" ist natürlich sehr schwer zu erbringen; der „American Federationist", die Zeitschrift der Federation, erwähnt aber selbst im Novemberheft 1926 einige solche Fälle: Die Zimmerergewerkschaft in Chicago bestraft die Mitglieder mit 5 Dollar, „who hurried during the work"[1]; im Verband der Maurer ist es verboten, die Ziegel mit beiden Händen zu legen; von den Glasmachern und Zigarrenarbeitern wird der Anwendung neuer Maschinen Widerstand entgegengesetzt. Die National Association of

---

[1] „Welche sich mit der Arbeit beeilen."

Manufacturers gibt eine Statistik bekannt, nach welcher die Setzer in organisierten Buchdruckbetrieben nur 30000 B. setzen gegen einen sonstigen Durchschnitt von 50000; darüber hinaus beschränke die Organisation den Nachwuchs durch Beschränkung der Lehrlingszahl: auf dreizehn Gehilfen dürfe nur 1 Lehrling kommen, während sonst in nichtorganisierten Betrieben (open-shops) auf sechs Gehilfen 1 Lehrling kommt.

Im Gegensatz zu den Trade-Unions stehen die Company-Unions, d. h. die Werksvereine im engen Anschluß an die Betriebe, die sich sehr starker Beteiligung erfreuen; in manchen Mittel- und Großbetrieben gehört fast die gesamte Belegschaft den Werksvereinen an. Diese Werksvereine genießen natürlich weitgehendste Förderung durch die Betriebsleitungen. Weiteres darüber später!

Vielfach sind in den Betrieben Arbeitervertretungen bzw. Vertrauensleute vorhanden, eine Art von Betriebsräten (die ersten seit 1904). Bei Differenzen zwischen Arbeitgeber und -nehmern wird die Entscheidung durch unparteiische Dritte außerhalb des Betriebes und der Parteien gesucht. Manche Großbetriebe haben „Parlament-ähnliche" Vertretungen: Repräsentantenhaus; Senat; Kabinett; das Haus tagt alle 14 Tage; ein „Gesetz" muß Haus und Senat passiert haben, ehe es vom Kabinett gebilligt wird — oder: es bestehen Werkvereine mit Selbstverwaltung in allen Fragen außerhalb der eigentlichen Betriebsführung; letztere wird der Direktion als selbstverständlich überlassen. Im übrigen wird durchweg in den größten wie in den kleinsten Betrieben auf die „Cooperation" das allergrößte Gewicht gelegt.

Ich komme damit zu einem ausschlaggebenden Problem des Arbeitsverhältnisses, zur Frage der gegenseitigen Beziehungen zwischen Arbeitgeber und Arbeitnehmer bzw. der „Zusammenarbeit", der „Cooperation". Die Grundlagen der „Cooperation" sind einerseits gegenseitiges Vertrauen und gegenseitige Achtung zwischen Arbeitgeber und Arbeitnehmer — andererseits entsprechende Behandlung der Arbeiter in wirtschaftlicher und menschlicher Beziehung. Die amerikanischen Unternehmer sind in dieser Hinsicht recht gute Psychologen, die das Angenehme und Nützliche auch auf diesem Gebiete zu verknüpfen wissen. Sie versuchen dem Arbeiter klarzumachen, daß er — auch wenn seine Tätigkeit noch so unbedeutend ist — doch ein wichtiges Glied in der Wirtschaft darstellt, und er infolgedessen seinen gerechten Lohnanteil erwarten darf, daß er daher mit diesem Wirtschaftskörper ideell und materiell eng verknüpft ist, mit dessen Prosperität auch selbst gut verdient — und umgekehrt, daß daher ein Zusammenarbeiten aller Glieder dieses Wirtschaftskörpers notwendig ist. Als Folge dieser gegenseitigen Einstellung zwischen Arbeitgeber und Arbeitnehmer begegnen wir tatsächlich dem Bestreben, auf der einen Seite mit der autoritativen Stellung weitestgehende menschliche Beziehungen zu pflegen, auf der anderen Seite die Höflichkeit des Mitarbeiters und das Bewußtsein des gleichberechtigten freien Bürgers zu paaren. Dabei dürfen wir die Geschichte der soziologischen Entwicklung nicht übersehen. Die derzeitige Oberschicht ist ja selbst, zum Teil recht schnell, von unten emporgestiegen; es fehlt also jene schicksalshafte Umgrenzung der sozialen Schichten, die in Europa von Geschlecht zu Geschlecht fortwirkt, vielmehr sind „drüben" diese Grenzlinien weder alt, noch scharf, noch unverrückbar, und werden durch die jedem Staatsbürger suggerierten Gefühle der Gleichheit und Selbstverantwortlichkeit und des Dienstes an der Allgemeinheit wirksam überbrückt.

Man vergleiche mit dieser amerikanischen Einstellung eine im Jahre 1890 gefallene wörtliche Äußerung des damaligen Geschäftsführers des Zentralverbandes der Deutschen Industriellen: „Es ist dem Arbeiter deutlich zu machen, daß er, als Knecht geboren, auch als solcher sein Leben zu verbringen hat. Das, was er sich einbildet, als seinen rechtmäßigen Arbeitsverdienst zu betrachten, ist eben nur eine ihm in Gnaden gewährte Zuwendung, für die er sich dankbar zu erweisen hat." Vgl. dazu auch aus neuester Zeit: ...„Dann kommen weiter diejenigen Klagen, die sich mit dem Verhältnis zu den Vorgesetzten beschäftigen. Sehr viel wird von den Arbeitern über falsche Behandlung seitens der Vorgesetzten geklagt, und typisch ist dabei, daß eine Klage immer wiederkehrt: Unsere Vorgesetzten grüßen uns nicht wieder! Hier sieht man ganz deutlich, meine Herren, daß der Arbeiter als Mensch gewertet sein will (sehr richtig!), und daß es sehr kleine Mittel sind (sehr richtig!), die notwendig sind, um dem Arbeiter diese Wertung als Mensch zum Bewußtsein zu bringen." (Bergrat Teßmar, Saarbrücken, in Der Arbeitgeber 1930, Nr 1.)

Zu dieser Einstellung hinsichtlich des Umgangstones, der, wenn auch vielleicht nicht auf echte innere Anteilnahme, so doch jedenfalls auf äußerlich-ansprechende Form eingestellt ist, kommt eine kluge Lohnpolitik, die darauf hinzielt, die gerechten Forderungen der Arbeiter, wenn irgend möglich, restlos zu erfüllen, ja, über die Forderungen der Trade Unions noch etwas hinauszugehen, um deren Einfluß nicht hochkommen zu lassen, Beunruhigungen des Betriebes bzw. eventuelle Streikgefahren im voraus zu bannen. „Der Arbeitgeber muß die Arbeiter behandeln: faire, just and logical" (also anständig, gerecht und vernünftig) sagt E. H. Gary, Präsident und Gründer der Steel-Corporation. Der Arbeitgeber weiß, daß zufriedene Arbeiter für den Betrieb von Nutzen sind und mehr leisten als unzufriedene; so sucht er außer durch anständigen Lohn noch durch sonstige Vergünstigungen, die wir im allgemeinen als „Wohlfahrtseinrichtungen" zu bezeichnen pflegen, insbesondere auch durch Versicherungseinrichtungen, Aktienabgabe, Eigenheimförderung usw. seinen Arbeitern die Möglichkeit des zufriedenen bürgerlichen Lebensgenusses zu verschaffen. Daß ihm dabei — als gutem Geschäftsmann — im Unterbewußtsein auch die Förderung der Kaufkraft der Arbeiterschaft und damit infolge gesteigerten Bedarfs an Waren aller Art auch sein eigener Profit vorschwebt, tut ja weiters nichts zur Sache. Ebensowenig dürfen wir es ihm verargen, wenn er zur Verhütung des störenden und kostspieligen Arbeiterwechsels das Beschäftigungsverhältnis durch Pflege guter Beziehungen aufrechtzuerhalten sucht. Die amerikanische Industrie hat den einzig gesunden Grundsatz, daß „gegenseitige Zusammenarbeit und guter Wille unter den Leuten in der Industrie die Moral der Nation außerordentlich stärkt", und daß „Amerika sich bemühen muß, eine wahrhaft amerikanische Politik einzuschlagen, indem jede Fabrik als Ort für eine Zusammenarbeit erkannt und der Klassenkampf soweit wie möglich aus-

geschaltet wird; Energie- und Zeitverschwendung und Leistungsminderung nehmen bald in der Fabrik überhand, wenn es an Harmonie
fehlt; Uneinigkeit und Haß sind die Ernten einer Gesellschaft, die eine
Klasse gegen die andere ausspielt.‘‘ ‚‚Vertrauen und Zusammenarbeit
müssen die industrielle Bibel werden; sie sind die Ecksteine des In-
dustriegebäudes‘‘.

Aber auch die Arbeiterschaft selbst hat grundsätzlich eine andere
Einstellung. Das gesamte amerikanische Leben ist eingestellt auf Indivi-
dualismus und Selbstverantwortung, nicht auf Gruppen- oder gar
Staatsbevormundung! Der gesunde wirtschaftliche Sinn sagt, daß die
‚‚Arbeit‘‘ nicht Ausbeutung bedeutet, sondern den Weg zum wirtschaft-
lichen Fortschritt und zum Erfolg. Es gibt keinen grundsätzlichen Gegen-
satz zwischen Kapital und Arbeit, zwischen Unternehmer und Arbeiter.
Es gibt daher auch keine politischen Auswirkungen eines derartigen
Gegensatzes; es gibt keine Klasse, also auch keinen Klassenkampf.
Meinungsdifferenzen werden durch gegenseitige Verabredungen im
Sinne der Gleichberechtigung und gegenseitigen Achtung erledigt. Der
Arbeiter fühlt sich als ein Teil des großen Ganzen; als vollberechtigtes
Mitglied der Gesellschaft, als amerikanischer Bürger, der an die Freiheit
der Entwicklung und des Aufstieges, an seine ‚‚Teilhaberschaft‘‘ am
Betriebe glaubt! Einen Ansporn gibt die Möglichkeit des ‚‚Sich-
hinaufarbeitens‘‘, ferner der Leistungslohn, d. h. die Möglichkeit,
durch besondere Leistung mehr zu verdienen und in eine gehobene Stellung zu kommen. Der amerikanische Durchschnittsarbeiter tritt also an
seine Arbeit heran ohne Hemmungen politischer Art; sein einziger Gedanke ist: wie verdiene ich möglichst gut, wie komme ich wirtschaftlich
vorwärts, welches ist das Endergebnis meiner Arbeit? Und tatsächlich
bestehen auch noch manche Gelegenheiten zum Fortkommen in einem
derartig riesigen Land mit seinen zahlreichen Verdienst- und Unterkommensmöglichkeiten, wenn man nur den großen Willen zur Arbeit
hat.

Das amerikanische Leben ist viel zu sehr auf ‚‚Arbeit‘‘ eingestellt,
als daß man dieselbe als eine drückende Last auffassen würde; es gibt
daher viel weniger ‚‚Probleme‘‘ in der Arbeitsauffassung und im Arbeitserlebnis. Die Arbeit verschafft dem Arbeiter so viel, als er zum Leben
braucht und meist noch etwas mehr, der Arbeitgeber kommt ihm mit
jener Achtung entgegen, die ein Gentleman dem anderen auch im bürgerlichen Leben erweist. Und fühlt sich der amerikanische Arbeiter durch
irgendwelche Umstände in seinen Arbeitsbedingungen beschwert, so
sucht er sich einen ihm mehr zusagenden Arbeitsplatz, läßt aber seinen
Unwillen nicht weiter hören. Es bietet sich hier das gleiche Bild wie im
Straßenverkehr, wo alles lautlos zugeht und glücklich vermiedene Zu-
sammenstöße durch ein beiderseitiges ‚‚sieghaftes Lachen‘‘ beantwortet
werden. ‚‚Keep smiling!‘‘ ist der allgemein anerkannte kategorische
Imperativ.

Demgemäß entfallen auch bisher weitgehend die zeitraubenden und
energiezehrenden, zu gegenseitiger Erbitterung führenden Tarifver-
handlungen, Verbindlichkeitserklärungen usw. Das gegenseitige Verhält-

nis zwischen Arbeitgeber und Arbeitnehmer ist (bisher) wesentlich unkomplizierter.

Hierzu einige Beispiele aus der Praxis:

Führende Betriebe erachten es für besonders wichtig, daß der neueintretende Arbeiter oder Angestellte von psychologisch besonders gut geschulten Aufnahmebeamten aufgenommen und über sein künftiges Arbeitsgebiet, über seine Arbeitsaufgabe, über die Bedeutung dieser Tätigkeit für die Gesamtfabrikation unterwiesen wird. Von führenden Wirtschaftsleitern wird darauf hingewiesen, daß manchmal bis zu 95% der Fürsorge auf die zweckmäßige Gestaltung und Ausrüstung der Arbeitseinrichtung aufgewendet wird und vielleicht nur 5% auf die „persönlichen·· Belange des Arbeiters; das sei grundfalsch; vielmehr müsse dem eintretenden, aber auch dem schon längere Zeit tätigen Arbeiter ein viel größerer Prozentsatz der Aufmerksamkeit zugewendet werden. Den alten Arbeitern wird eingeschärft: „Streckt dem neuen Mann willig und hilfreich die Hand entgegen! Gebt ihm zeitig und freundlich Rat!" Dem Neueingetretenen werden oft neben einem herzlich gehaltenen Willkommgruß wichtige belehrende Drucksachen über „seinen" Betrieb und dessen wirtschaftliche Bedeutung, nicht nur „Vorschriften" in die Hand gedrückt.

Eine derartige „Begrüßungsschrift" für Arbeiterinnen lautet z. B.: „Ihre Mitarbeiter bewillkommnen Sie als (Firmenname)-Mädchen und wünschen mit Ihnen das Vorrecht einer gut bezahlten Arbeit zu teilen. Sie sind jetzt ein Teil der ... Company, die eine der größten Konzerne in der Welt ist. Obwohl Sie nur ein Einzelwesen sind, machen Sie doch einen Teil dieser großen Organisation aus. Ohne Einzelwesen würde die Organisation nicht bestehen können. Um unsere Apparate in großen Mengen herstellen zu können, müssen ganze Betriebe an einem kleinen Teil arbeiten. Vergessen Sie nicht die Wichtigkeit Ihrer eigenen Teilarbeit, weil die Vollkommenheit des ganzen Apparates von der Sorgfalt und Aufmerksamkeit abhängt, die Sie Ihrem Werk zuteil werden lassen. Neben dieser Genugtuung gewinnen Sie von jeder gut erledigten Arbeit; Ihre Lohntüte wird bald das Ergebnis Ihrer wachsenden Geschicklichkeit und treuen Dienste zeigen. Die Gesellschaft strebt danach, jedem Angestellten ein gutes Einkommen zu geben. In der Personalabteilung ist ein Büro eingerichtet, wo Sie willkommen sind, wenn Sie Rat und Hilfe suchen. Das, was Sie oder Ihre Freunde interessiert, findet die besondere Aufmerksamkeit dieses Büros. Eine gute Bekanntschaft ist daher erwünscht; kommen Sie oft!"

Den „Leitsätzen" eines großen Konzerns entnehmen wir nachstehende Richtlinien über die Behandlung ihrer Arbeiter und Angestellten:

Eine gerechte Behandlung wird garantiert; die Werke sind so zu gestalten, daß sie anziehend wirken.

Es sind Wege für das Aufrücken der Arbeitnehmer zu finden, um den Ehrgeiz anzureizen, wenn er mit Fleiß und Fähigkeiten gepaart ist.

In den Arbeitnehmern ist der Gedanke zu entwickeln, daß sie nicht für, sondern mit der Gesellschaft arbeiten.

Jeder Arbeitnehmer soll die Gewißheit haben, daß die Tür für die Untersuchungen von Klagen immer offen ist, und daß kein ausführendes Organ die Politik der Gesellschaft verletzen oder die Vertragsbestimmungen zum Nachteil des Arbeitnehmers brechen kann.

Für gute Arbeit ist ein guter Lohn zuzusichern.

Für lange Dienste ist stetige Arbeit zuzusichern.

Das Werk ist unter Mitwirkung der Arbeitnehmer soweit wie möglich mit Sicherheits- und sanitären Einrichtungen zu versehen.

Das Werk ist möglichst angenehm zu gestalten und auf hoher Produktionsstufe zu erhalten.

Die Arbeitnehmer sind zur Verbesserung der Arbeitsmethoden und -verfahren zu ermutigen.

Die Unfälle sind durch geeignete Schutzmaßnahmen zu verringern.

Den Arbeitnehmern ist die Möglichkeit zu geben, sich mit geringen Kosten gegen Krankheit und Tod zu versichern, indem das Werk einen Teil der Kosten übernimmt.

Den Arbeitnehmern sind die Annehmlichkeiten eines guten Lebens durch Errichtung eines Werkkasinos, von Ruheplätzen, Erholungsräumen usw. zu geben, falls dieses von ihnen gewünscht wird.

Über alle fähigen Leute sind Aufzeichnungen zu führen. Besondere Aufmerksamkeit ist denjenigen zu widmen, die die Fähigkeit für eine große Verantwortung besitzen.

Wenn immer möglich, sollen offene Stellen von eigenen Leuten besetzt werden.

Jedem Arbeitnehmer ist die Möglichkeit zu geben, Aktien der Gesellschaft zu erwerben.

Die Arbeitnehmer sollen stolz auf ihr Werk sein und den Geist der Brüderlichkeit pflegen.

Zwischen den Arbeitnehmern und Vorgesetzten soll eine natürliche Freundschaft herrschen.

Im Personalbüro haben Höflichkeit und Aufmerksamkeit zu herrschen. Ein Bewerber soll nicht länger wraten als unbedingt notwendig ist; ihm ist eine höfliche Antwort, verbunden mit der notwendigen Aufmerksamkeit, zu erteilen, und er ist mit dem Gefühle zu entlassen, daß das Büro ein Platz ist, wo ein Mann in passender Weise abgefertigt wird.

Dem neuen Arbeiter ist auch nachher noch volle Aufmerksamkeit zu widmen; der Personalchef muß die Firma repräsentieren und daher soweit wie möglich jeden Mann im Werk genau kennen.

Wenn ein entlassener Mann an sich unwürdig unserer weiteren Aufmerksamkeiten ist, wollen wir uns doch die Zeit nehmen, um mit ihm über den Grund der Entlassung zu sprechen; wir vermögen vielleicht, ihn zu überzeugen. Kein Mann sollte unsere Dienste verlassen mit dem Gefühl, daß er nicht gerecht behandelt wurde.

Der individuelle Vertrag bewirkt einen hohen Grad von gegenseitigem Vertrauen und Achtung, die die einzigen Beziehungen sind, unter denen die Industrie bestehen kann. Er stellt eine moralische Verpflichtung dar, durch die jeder persönlich gebunden ist.

Der individuelle Vertrag reizt den Ehrgeiz und die Initiative an und führt dadurch zu einem glücklicheren Leben. Er fördert die Individualität, und der Amerikaner verlangt eine individuelle Behandlung. Er öffnet die Wege zu einer Beförderung.

Usw.

Es herrscht ein anderer Umgangston als bei uns. Es ist ein familiärer Ton, der zwischen Arbeitern, Meistern und Unternehmern, kurz unter allen Betriebsangehörigen gegenseitig herrscht. Wenn der Unternehmer vielleicht auch nur mit einer gewissen Berechnung an dieser Vertraulichkeit festhält, so tut dies doch eine gute Wirkung. Vom Arbeiter wird dies jedenfalls nicht als „Herablassung" oder gar „Bestechung" aufgefaßt, sondern als selbstverständliche gegenseitige Achtung. Das Selbstbewußtsein des amerikanischen Arbeiters würde auch einen „Knechtssinn" nicht aufkommen lassen. Der Arbeiter steht nach getaner Arbeit auf gleichem freundschaftlichen Fuße und zwanglosen Verkehr mit dem Unternehmer; er verlangt als „Gentleman" gewertet zu werden, und der Unternehmer erkennt ihn auch als solchen an. Der Generaldirektor sitzt mit seinen Leuten am gleichen Tisch und der im Auto heimfahrende

Arbeiter ruft seinem Vorgesetzten und Direktor zum Abschiedsgruß freundschaftlich zu. Der Arbeitgeber seinerseits richtet an den Arbeiter Fragen über persönliche und häusliche Angelegenheiten, Sorgen usw. Wir erkennen daran, daß „Demokratie" eine Sache des Herzens und Charakters ist, die sich äußert im Prinzip der Gleichberechtigung der Menschen. So kommt es auch vor, daß die Betriebsleitung sich z. B. für einen brauchbaren Mann, der mit dem Gericht in Konflikt gekommen ist, loszukriegen versucht, evtl. eine Geldstrafe für ihn bezahlt usw. Jeder brauchbare Arbeiter kann in solchen und ähnlichen Verlegenheiten auf das Eintreten seiner Firma für ihn rechnen. Es gehört dies zum „Service" bzw. zur Werksverbundenheit, zur „Cooperation".

Der Verkehr auch in „geschäftlicher" Beziehung ist freier, auf gegenseitiger Achtung begründet: Die Büros sind teilweise sehr einfach gehalten, der Betriebsleiter oder Direktor sitzt meist mitten im allgemeinen Büro, höchstens in einer besonderen, durch Glaswände abgegrenzten Box, von allen Seiten zu sehen. Weder die Ausstattung noch der Ton geben Grund zu Befangenheit oder zum Gefühl des „Abstandes". Rein äußerlich gibt es kaum einen Unterschied zwischen Arbeiter und Angestellten; meine diesbezüglichen Fragen wurden zunächst gar nicht verstanden; auch der Arbeiter ist einfach „employee". Es gibt auch keine Abstufung nach „Lohn- und Gehalts"empfänger; wer nicht ganz dringend auf Wochenlohn angewiesen ist, bezieht den Monatsgehalt, ob Arbeiter oder Beamter. Eine weitere Ursache liegt im „Leistungslohn", der nicht nur für den Arbeiter, sondern auch für den Meister und Ingenieur in Frage kommt. Es gibt im allgemeinen keine „Ranglöhne" für die letzteren. Bei Ford z. B. heißt es bezüglich der Jahreslöhne der Meister und Ingenieure: „Anything between 3000 and 50000 Dollars!" Ein Werkmeister, der sich als unfähig erweist, muß wieder an die Werkbank zurück; die Ingenieure müssen sich durch die verschiedenen Werkstätten „hindurcharbeiten"; sie müssen dabei nicht nur ihre Werksarbeit, sondern auch die Arbeiter und ihre Eigenarten kennenlernen; der Ingenieur soll selbst der beste Arbeiter sein und darf nie „kraft seines Amtes" kommandieren! Eine standesgemäße Absonderung einzelner Gruppen, z. B. der Techniker oder Maschinenzeichner usw. gibt es nicht. Besondere Beachtung wird darauf gelegt, daß die Meister die Arbeiter richtig behandeln; es findet dafür sogar gelegentlich eine besondere Unterweisung statt. Angestellte und Handarbeiter bilden eine Betriebsverbundenheit, eine „arbeitsteilige Produktionsgemeinschaft". Man versucht das Interesse des Arbeiters auf seinen Betrieb zu konzentrieren; man macht ihm klar, daß das Wohlergehen des Betriebes mit seinem eigenen eng zusammenhängt, daß es sinnlos ist, die Arbeitskraft zurückzuhalten (ca canny = System), vielmehr richtig heißen muß: fair pay for fair work. Dazu kommen die Vorrückungsmöglichkeiten für Tüchtige und Fleißige; der Arbeiter sieht täglich, daß viele der leitenden Personen aus der Arbeiterschaft sich hinaufgearbeitet haben; letzteres wird von den Betreffenden mit Stolz offen gesagt; vgl. die Werkszeitungen. Wenn sich der Mann auf seinem Posten bewährt, bleibt er nicht auf demselben, sondern wird befördert — wenn

er sich aber dort nicht bewährt, kommt er wieder zurück. Auf diese
Weise erfolgt das Emporarbeiten der tüchtigen Praktiker, die den
Betrieb kennen.

Ich glaube, nach meinen zahlreichen persönlichen Eindrücken wohl
behaupten zu können, daß das Verhältnis zwischen Arbeitgeber und
-nehmer drüben im Augenblick noch im allgemeinen gegenüber den
deutschen Verhältnissen ein beneidenswert glückliches ist. Ich kann in
dieser Beziehung alles bestätigen, was in der Amerikaliteratur schon
wiederholt geschildert worden ist: keine Klassengegensätze, sondern
Betriebsverbundenheit; eine hervorgekehrte Gleichstellung des Arbeitgebers bzw. Direktors oder Betriebsleiters mit dem Arbeitnehmer, eine
bewußte Freundlichkeit und Familiarität, eine gewisse gegenseitige
freundliche Illusion, die über viele Schwierigkeiten hinweghilft. Beispielsweise gehen kaum ein Meister oder Betriebsleiter und ein Arbeiter
aneinander vorüber, ohne sich persönlich, womöglich mit Vornamen zu
begrüßen. Es wurde mir berichtet, daß z. B. Charles Schwab, der
Leiter des Stahltrusts, gern hörte, wenn er beim Rundgang durch das
Werk als „Charly" begrüßt wurde! — Ein Fordarbeiter erzählte voll
Begeisterung ein Erlebnis, bei dem er einen schwerbeladenen Handkarren
über den Hof gezogen und plötzlich bemerkt habe, daß die Sache mit
einmal leichter ginge. Old Henry, wie er ihn nannte, der alte Ford habe
zufällig, von rückwärts kommend, seine Anstrengungen gesehen und
tüchtig schieben geholfen: „Das ist zu schwer für einen", habe er dabei
gesagt, „wir wollen das zusammen machen."

Der Obersteiger sprach mir gegenüber von seinen Bergleuten als „my
gentlemen" und „my boys". — Als ich in einem Betrieb an den verschiedenen Arbeitsplätzen stehen blieb und den Arbeitern zusah, wurde ich
jedem dieser Arbeiter und Arbeiterinnen persönlich vorgestellt unter
Händedruck mit der Mitteilung, wer ich sei und was ich wolle und
warum ich gerade dem betreffenden Arbeiter zusähe usw.

Man beobachtete auch nicht die vielen verbitterten Gesichter, die
man bei uns in den Betrieben zu sehen gewohnt ist — im Gegenteil,
man sah allenthalben lachende und fröhliche Gesichter; das amerikanische Schlagwort „keep smiling" war überall befolgt. — Dieses Kame-
radschaftsgefühl zwischen Arbeitgeber und -nehmer kommt auch in
manchen spontanen Kundgebungen seitens der Arbeiterschaft zum
Ausdruck, wenn z. B. die Arbeiterschaft eines Werkes ihrem Direktor
eine Ehrentafel aufstellt „mit dem sie 30 Jahre verbunden waren, als
Tribut ihrer Wertschätzung und Zuneigung" — oder in Adresse rühmen:
„Ein Vater seiner Leute"; „ein Mensch, den kennenzulernen eine Freude
ist". — Ein alter Meister kommt jeden Tag noch in den Ford-Betrieb, wo
er nichts anderes zu tun hat, als (um den Minimallohn von 6 Dollar)
auf den Kolben die Gewichtsziffern durch Meiselstriche zu markieren.
Der Mann hat 4 Söhne und drei Enkel bei Ford. „Henry ist mit mir
groß geworden", sagte er mir, „also muß ich mit ihm weiterarbeiten". —
Ich selbst war Zeuge, wie in einem Betrieb die Arbeiterinnen ihrer
Aufseherin, die Hochzeit gefeiert hatte, einen Gabentisch rüsteten, wozu
jede Arbeiterin, zum Teil mit scherzhaften Begleitschreiben, Gedichten

und Blumen eine Gabe beisteuerte — wie in einer herzlich verbundenen großen Familie! — Die oft gehörte Bezeichnung „work-family" hat wohl meist ihre Berechtigung.

In diesem Rahmen ist auch auf die „Suggestions" hinzuweisen: überall finden sich Kästen zum Einwurf von Vorschlägen betreffend Verbesserungen im Betrieb, Erfindungen, Unfallschutz, Wohlfahrtswesen usw. Zweckmäßige Vorschläge werden entsprechend honoriert und gehen damit in das Eigentum der Firma über. Bei der General-Electric Co. erhielt damals gerade ein Arbeiter 2500 Dollar ausbezahlt. — Auch die Mitwirkung in der Safety-Bewegung und im Safety-Record (s. S.121) bildet ein Bindeglied zwischen Betriebsleitung und Belegschaft.

Den Zwecken der Cooperation dienen schließlich auch eine Anzahl von Veranstaltungen und Einrichtungen, die außerhalb des eigentlichen Betriebes liegen. Diese „get together" Bewegung, das Bestreben, „Zusammenzukommen", d. h. einander menschlich näherzukommen, äußert sich praktisch in verschiedener Weise: Regelmäßige Aussprache-abende, in denen geschäftliche und handelspolitische Fragen über den Betrieb und seine Produktion mit den Arbeitern erörtert werden — Berichte von Direktoren usw., die von einer Geschäftsreise oder Auslandsreise zurückgekommen sind, über Reiseeindrücke und Wirtschaftsfragen — Pflege des „Zusammengehörigkeitsgefühls" durch Sport und Spiel, Sportkämpfe zwischen den Belegschaften verschiedener Werke, wobei sowohl die Direktion als auch jeder einzelne Angehörige der Firma sich für „seine" Leute und Farben maßlos interessiert; die von den Fabrik-Sportgruppen gewonnenen Trophäen sind der Stolz jedes Arbeiters, sie sind in der Eingangshalle der Direktionsgebäude usw. zur Schau gestellt; ich sah sie sehr häufig und würde immer darauf aufmerksam gemacht. Die meisten Betriebe veranstalten allmonatlich Tanzveranstaltungen, bei Gelegenheit gemeinsame Ausflüge, Picknicks usw., an denen teilzunehmen nicht nur Pflicht der Arbeiterschaft und ihrer Familienmitglieder, sondern auch der Meister, Betriebsleiter, Direktoren usw. ist.

Ihre Krönung finden diese Bestrebungen im jährlichen anerkannten „Festtag der Arbeiter", dem seit 1877 eingeführten Labour-Day, am 1. Montag im September der als allgemeiner Feiertag (mit Lohnzahlung) gefeiert wird. Dieser Tag soll sein das große „Familienfest aller Arbeitenden", gefeiert durch Sportkämpfe, Ausflüge, Tanz, Theater- und Musikaufführungen, Feuerwerk usw.

* Dazu schrieb z. B. die Festnummer des Gary Works Circle (Werkverein) der United States Steel Corporation in Gary auf der ersten Seite den folgenden Willkommensgruß der Direktion: „Die Direktion der Gary-Werke sagt den Tausenden von Gary-Arbeitern und ihren Freunden, die gekommen sind, um sich an den Darbietungen des Arbeitstages, wie wir hoffen, zu erfreuen, den herzlichsten Willkomm. Es ist die Absicht gewesen, ein Programm aufzustellen, das die Herzen aller und jeden Alters ergötzt, und wir hoffen, daß diese festliche Gelegenheit den Geist für ehrliche Zusammenarbeit hervorbringt, der ein so notwendiger Teil eines erfolgreichen Lebens ist."

Dazu kommen die regelmäßigen persönlichen Ehrungen verdienter Arbeiter, z. B. schon nach 10, besonders aber nach 25 und mehr Arbeitsjahren, die zu einem großen „Familienfest" des ganzen Betriebes ausgestaltet werden. Die „Jubilare" erhalten äußerlich sichtbare Auszeichnungen durch Anstecknadeln oder Medaillen, Ehrentitel „veteran" oder „early settler", dann durch Prämien, Urlaubszuschläge, jährliches Festessen usw.

Das große Band für die „Werksgemeinschaft", für die Herstellung des gegenseitigen Kontaktes bilden u. a. auch die Werkszeitungen, die wohl von allen größeren Betrieben herausgegeben und jedem Arbeiter kostenlos ausgehändigt werden. Sie enthalten außer illustrierten Aufsätzen belehrenden Inhalts hauptsächlich Werksnachrichten, so über Familienereignisse im Leben der Werksangehörigen, auch der Betriebsleiter und Direktoren, Ergebnisse der Konkurrenzen des Sports, des Gartenbaues, des Haus-Blumenschmucks, alles mit Photographien; daß z. B. unsere liebe „Mitarbeiterin" einige Wochen Urlaub hatte; ihr Baby wiegt 4 kg und heißt Mary — oder daß unser „Mitarbeiter" Direktor Y durch die Geburt von Zwillingen erfreut wurde — oder daß die Tochter unseres „Mitarbeiters" im Rechnen ein Schuldiplom erhielt — oder daß unser „Mitarbeiter X" für seine selbstgezüchteten Kohlköpfe einen Preis bekommen hat — alles mit Photographie usw. Es ist keine Frage, daß durch diese, meist in netter, humoristischer Form gebrachten Mitteilungen das Gefühl der Werksfamilie immer wieder eingeprägt wird. Gelegentlich schreiben die führenden Leute des Betriebs selbst mit einem gewissen Stolz und mit Absicht aus ihrem Leben, wie sie von Jugend auf irgendwo mit Stiefelputzen oder Zeitungsverkauf oder als „Stift" begonnen und sich dann hinaufgearbeitet haben — mit dem Hinweis, daß jeder Arbeiter, wenn er fleißig und strebsam ist und ein bißchen „Glück" hat, möglicherweise ebenso aufrücken kann usw.

Schließlich tragen auch die Wohlfahrtseinrichtungen aller Art, Aktienbeteiligung, Gewinnbeteiligung (profit sharing), die Erleichterungen für Eigenheimerwerb usw. dazu bei, das „Zusammengehörigkeitsgefühl" zu stärken; weiteres darüber später!

Über dem Ganzen waltet das in allen größeren Betrieben vorhandene mehr oder minder gut ausgebaute Labor-Department oder Personal-Department als eine Art von clearing-house für das gute und vertrauensvolle Einvernehmen zwischen Betriebsleitung und Belegschaft, mit Sozial-Direktor (oft der Chefarzt) Fabrikpflegerin usw. Diese Beamten genießen im Rahmen der Betriebsleitung im allgemeinen ein hohes Ansehen, bekleiden oft die Stelle des Vizepräsidenten; für die Wohlfahrtsbeamten findet eine besondere Auslese und besondere Ausbildung statt usw. Dabei spielt die Pflege der „Human relations" oder „Industrial relations" eine entscheidende Rolle. Welche große Bedeutung diesem Problem beigemessen wird, ergibt sich daraus, daß auch Universitäten und Technische Schulen sich eingehend damit befassen, daß eigene Lehrstühle hierfür bestehen, so der „Lehrstuhl für Humanics" an der Technischen Hochschule in Boston-Canbridge (Mass.), gegründet vom Vizepräsidenten der Gillet-Razor Company (W. E. Nickerson); er behandelt hauptsächlich Ethik des menschlichen Miteinanderlebens und Miteinanderverkehrens im Industriebetriebe.

Allerdings darf nicht verschwiegen werden, daß es nicht immer und überall gelingt, die Cooperation bzw. den Arbeitsfrieden zu wahren. Es gibt gelegentlich auch „drüben" Beunruhigungen, Mißverständnisse, Streiks usw. besonders in den „closed shops"; die Statistik zeigt eindeutig, daß die gewerkschaftlich organisierten Industriegruppen bedeutend mehr von Unruhen bedroht sind als die „open shops". Anderseits ist es natürlich begreiflich, daß auch in den open shops bei einer Belegschaft von Hunderten oder Tausenden von Arbeitern radikale oder asozial-eingestellte Individuen vorhanden sind; auch manche neutrale Individuen haben kein Interesse an der Cooperation und halten mit ihrer Arbeitskraft künstlich zurück oder zeigen sich indifferent gegenüber der Werksverbundenheit. Man hat dagegen Werksdetektive eingestellt, um sich Einblick in die wirkliche Stimmung der Arbeiterschaft zu verschaffen, um evtl. ruhestörende und sonstige unzufriedene Elemente rechtzeitig auszumerzen, die Stimmung oder Mißstimmung und deren Gründe zu erfahren und dergleichen mehr; es gibt hierfür besondere „Agenturen", welche derartige Fabrikdetektive ausbilden und vermieten. Man ist aber zur Erkenntnis gekommen, daß auch diese Maßnahmen erfolglos bleiben müssen, wenn es nicht gelingt, die letzten Motive der Unzufriedenheit zu erfahren und zu beseitigen — daß aber auch schließlich alle Bemühungen ergebnislos bleiben müssen, wenn es nicht gelingt, den Arbeiter „erzieherisch" zu beeinflussen.

Natürlich gibt es auch in den Vereinigten Staaten hin und wieder Arbeiterkonflikte. Aber die Bereinigung ist leichter, da nur sachliche und praktische Gesichtspunkte vorliegen! Die amerikanische Statistik über Streiks und Aussperrungen ist nicht vollständig; vom 1. Januar 1926 ab werden nur solche Arbeitskämpfe erfaßt, welche mehr als 5 Arbeiter umfassen und einen vollen Tag und länger dauerten. Ein Unterschied zwischen Streik und Aussperrung wird dabei nicht gemacht. Demnach werden verzeichnet (Standard entsprechend 100 im Jahre 1916):

Jahr	Arbeits-kämpfe	Arbeiterzahl	Verlorene Arbeitstage	Arbeitskämpfe Standard	Arbeiterzahl Standard
1927	734	349 434	37 799 394	19	22
1928	629	357 145	31 556 947	17	22
1929	903	230 463	9 975 213	24	15

Am meisten beteiligt war das Baugewerbe, das Bekleidungsgewerbe, die Textilindustrie; der Bergbau war ebenfalls stärker belastet (Unionbetriebe!). Die Gründe liegen in Lohnfragen; die Arbeitszeit spielte eine untergeordnete Rolle, nur bei 4,3% der Fälle. Etwa die Hälfte der Kämpfe endete mit dem Sieg der einen oder der anderen Partei. Die Durchschnittsdauer der einzelnen Fälle betrug 20 Tage; 35,5% waren kürzer als 5 Tage, 9% länger als 50 Tage. — Im allgemeinen ist seit Jahren eine rückläufige Tendenz festzustellen; Zahl und Intensität der Arbeitskämpfe haben in den letzten Jahren wesentlich abgenommen.

V. Arbeiterschutz — Arbeitsaufsicht — Frauen-, Kinder-, Heimarbeit — Old men — Arbeitslosigkeit.

Arbeiterschutz und Sozialpolitik im deutschen Sinne gibt es in den Vereinigten Staaten nicht; staatliche Maßnahmen, die auf die Behebung sozialer Mißstände hinzielen, sind bisher nur in mäßigem Umfange zu beobachten, zumal da verfassungsmäßig die Sozialgesetzgebung den einzelnen der (48) Bundesstaaten überlassen ist, die eifersüchtig auf die Wahrung ihrer Rechte bedacht sind und einen Eingriff der Bundesregierung scharf ablehnen. Der Kongreß ist für Arbeiterfragen nur insoweit zuständig, als es sich um Eisenbahn und Handelsschiffahrt handelt; etwaige Übergriffe der Zentralregierung werden vom obersten Bundesgerichtshof energisch abgewiesen. Der Oberste Gerichtshof kann nicht nur jedes Bundesgesetz für kraftlos erklären, das die verfassungsmäßigen Rechte der Gliedstaaten verletzt — sondern auch jedes einzelstaatliche Gesetz annullieren, welches in die garantierten Persönlichkeitsrechte eingreift. Der Grundgedanke der amerikanischen Verfassung, die von dem Geiste der individualistischen Auffassungen des 18. Jahrhunderts erfüllt ist, zielt ja auf die uneingeschränkte Freiheit des einzelnen Bürgers; demgemäß bestehen sogar zahlreiche Rechtsinstanzen, um ihn vor der Einmischung der öffentlichen Gewalt zu bewahren.

Ein Beispiel ersterer Art ist die Ungültigkeitserklärung zweier vom Kongreß angenommener Gesetze, welche die gewerbliche Arbeit von Jugendlichen unter 18 Jahren untersagen wollten. Infolge dieser Entscheidung hat jetzt das Bestreben eingesetzt, die Verfassung dahin abzuändern, daß die Bundesversammlung für die Gesetzgebung im Bereiche der Kinderarbeit zuständig wird. Eine solche Verfassungsänderung würde aber, um wirksam werden zu können, die Annahme in den Staatsparlamenten von 36 der 48 Einzelstaaten erfordern. Die meisten der bis jetzt befragten Parlamente haben die Verfassungänderung verworfen; sie sehen darin einen Versuch, ihre eigenen Rechte einzuschränken und die Bestrebungen zu einer Zentralisierung zu fördern, der gegenüber der durchschnittliche Amerikaner ein instinktives Mißtrauen empfindet.

Ein Beispiel der zweiten Art ist eine Entscheidung des Obersten Bundesgerichtes vom Jahre 1923, welche das Gesetz über Mindestlöhne für Frauen und Kinder im Distrikt Columbia für verfassungswidrig erklärt. M. R. Justice Sutherland hat die Anschauung der Mehrheit des Gerichtshofes eindeutig in folgenden Sätzen zum Ausdruck gebracht: „Eine Person, die ihre Arbeitsleistung verkauft, muß die Freiheit haben, dabei die Bedingungen zu stellen, die ihr erwünscht erscheinen, wie umgekehrt derjenige, der die Arbeitsleistung kauft, das Recht haben muß, seinerseits die Bedingungen zu stellen, unter denen er die Arbeitsleistung brauchen kann. So wird Rechtsgleichheit für beide Teile des Arbeitsvertrages hergestellt. Jede Gesetzgebung aber, die diese Selbstbestimmung einschränken wollte, wäre eine Vergewaltigung der persönlichen Freiheit, wie sie keine Regierung zulassen könnte." — Nach dieser Entscheidung sind auch die Mindestlohngesetze der verschiedenen Staaten für kraftlos erklärt worden. Demselben Schicksal verfiel das obligatorische Schlichtungsgesetz des Staates Kansas, durch das ein Gewerbeschiedsgericht mit Ermächtigung zur Festsetzung von Löhnen eingerichtet werden sollte. Der Oberste Gerichtshof war einstimmig der Auffassung, daß eine so weitgehende Entscheidungsmacht der verfassungsmäßigen Vertragsfreiheit im Wege stehe. Da nun jeder Gesetzvorschlag auf sozialem Gebiete dem Eingriff dieser Gerichtsbarkeit unterworfen ist, so ergibt sich unabweislich, daß der Fortschritt dieser Art Gesetzgebung stockend und unsicher ein mußte.

Die andere Hemmung der sozialen Gesetzgebung ergibt sich aus dem Widerwillen der „öffentlichen Meinung" gegen das Eingreifen des Staates in gewerbliche Angelegenheiten. Die Abneigung der Arbeitgeber gegen gesetzliche Einschränkungen ihrer Handlungsfreiheit findet in der öffentlichen Meinung der Vereinigten Staaten ungleich mehr Zustimmung als in Europa. Die öffentliche Meinung und die Presse soll und will die amtlichen Schlichtungseingriffe entbehrlich machen. Das hat seinen Grund darin, daß sie sich mit viel Erfolg auf die individualistischen Überlieferungen berufen kann, die sich wie ein roter Faden durch das ganze Leben des Amerikaners ziehen.

Es gibt also in den Vereinigten Staaten von Nordamerika kein einheitliches Arbeitsgesetzbuch des Bundes, wohl aber 48 Arbeitsgesetzbücher der einzelnen Gliederstaaten, deren Auffassungen von den sozialen Problemen recht weitgehende Abweichungen zeigen — abhängig von wirtschaftlicher Struktur und Bevölkerungszusammensetzung usw. des einzelnen Landes. New York, Massachusetts, Connecticut, Wisconsin, auch Kalifornien und andere Staaten haben eine gut ausgebaute Arbeitsbzw. Sozialgesetzgebung — während die agrarischen Südstaaten wenig oder nichts haben und das Wenige kaum durchführen. Es besteht wohl eine Amerikanische Gesellschaft für gesetzlichen Arbeiterschutz, American Association of Labor, welche es sich zur Aufgabe gestellt hat, eine einheitliche Regulierung durch die Bundesregierung herbeizuführen. Im allgemeinen bietet demnach der Arbeiterschutz in den Vereinigten Staaten ein recht buntes Bild; das Schwergewicht liegt, wie bereits erwähnt, bei den einzelnen Staaten und wechselt hier stark nach örtlichen und politischen Voraussetzungen. Die amtliche Monatsschrift des amerikanischen Arbeitsdepartements veröffentlichte kürzlich eine Übersicht über die in den letzten Jahren von den verschiedenen Staatsparlamenten angenommenen sozialpolitischen Gesetze. Demnach wurden 27 Gesetze zur Regelung der Arbeitsvermittlung und des Arbeitsvertrages geschaffen, 55 Gesetze die Löhne betreffend, 26 Gesetze über Arbeitszeit, Ferien und Ruhezeit, 31 Gesetze über Unfallsicherheit und Gesundheitsschutz, 1 Gesetz über Gewerkschaften, 3 Gesetze über Arbeitsstreitigkeiten, 2 Gesetze über Altersrenten, 12 Gesetze über Mutterschaftsunterstützung, 10 Gesetze über die berufliche Umschulung und 32 Gesetze über die Beamtenpensionen einschließlich der Pension für das Lehrpersonal. Auch die Bundesgesetzgebung hat sich mit sozialpolitischen Fragen befaßt. Das wichtigste Gesetz ist das des Staates New York über den Achtstundentag und die 48-Stunden-Woche für Frauen im Handel und Gewerbe. In sieben anderen Staaten ist die Arbeitszeit für Frauen und Kinder ebenfalls gesetzlich beschränkt. Weiter wurden im Jahre 1927 eine Reihe Ausschüsse eingesetzt zur Durchführung von Erhebungen über die Altersrenten, die Pensionen der Staatsbeamten, die Pensionen der Lehrkräfte, die Betriebssicherheit im Bergbau und die Berufskrankheiten.

Gewerbeaufsicht. Eine Zentralstelle für Arbeiterschutz besteht bei der Bundesregierung in Washington. Die Arbeitsgesetzgebung und Arbeitsaufsicht ist jedoch Sache der Staaten. Seitdem der Staat Massachusetts im Jahre 1869 erstmals eine Arbeitsaufsicht einrichtete, haben allmählich alle Staaten der Union „Arbeitsämter" geschaffen, denen außer verschiedenen anderen Aufgaben auch die Gewerbeaufsicht übertragen wurde. Die Gewerbeaufsicht ist also Sache der einzelnen Staaten; die Organisation ist keineswegs einheitlich, weder hinsichtlich der Vorbildung und Zahl der Beamten, noch hinsichtlich der Aufgaben und Befugnisse. Weitgehend spielen auch parteipolitische Momente mit herein. Nach persönlichen Mitteilungen sollen nur die wenigsten Staaten eine den europäischen Ansprüchen entsprechende Organisation mit sachkundig vorgebildetem Personal haben. Im allgemeinen sind in den einzelnen Staaten „Kommissionen" für die Durchführung der Arbeiterschutzgesetze aufgestellt, die dann ihrerseits wieder Aufsichtsbeamte einstellen. Grundsatz ist, daß Arbeitsgesetzgebung und Arbeitsaufsicht den Anstrich der polizeilichen Anordnung verlieren sollen, daß die Schutzmaßnahmen nicht als Zwang, sondern als Ausfluß der „öffentlichen Meinung" wirken sollen; durch Propaganda und Belehrung in Wort und Schrift soll möglichst eine freiwillige Durchführung aller Maßnahmen zum Schutze von Leben und Gesundheit erreicht werden. Besondere Anforderungen an Kenntnisse und Fähigkeiten der Gewerbeaufsichtsbeamten werden nur in ganz wenigen Staaten (etwa $^{1}/_{4}$) gestellt; andere Staaten verlangen wenigstens den Nachweis einer früheren praktischen Tätigkeit in Gewerbe oder Industrie. Die Mehrzahl der Staaten hat auch heute noch keine bindenden Vorschriften über Vorbildung oder sonstige Befähigung dieser Beamten. Von der nebenamtlichen Zuziehung besonderer Sachverständiger soll häufig Gebrauch gemacht werden. Mit am besten organisiert ist wohl der Arbeiterschutz im Staate New York. Die amtliche Zentralstelle ist hier der Board of Industrie, welcher aus 3 vom Gouverneur auf 6 Jahre ernannten Beamten besteht. Dieses durch sachverständige Berater ergänzte Gremium erläßt Verordnungen über die Ausführung der bestehenden Arbeiterschutzgesetze, Sonderverordnungen über Gesundheitsschutz, Unfallverhütung, Bau- und Feuerpolizei usw. Die Erlasse haben Rechtskraft. Hier ist auch die Revisionsinstanz für die Unfallversicherung. Die ausführende Behörde ist das State-Department of Labor; dessen Vorstand ist der vom Gouverneur auf 4 Jahre ernannte Industriekommissar, dem ein Beirat von 10 Personen, je zur Hälfte aus Kreisen der Arbeitgeber und Arbeitnehmer, zur Seite steht. Hier befinden sich die Gewerbeaufsichtsbeamten, die Gewerbeärzte; hier ist die Vermittlungsstelle für arbeitsrechtliche Streitfragen, die Stelle für Unfallvernehmung, für ärztliche Unfallbegutachtung und Rentenanweisung. — Weiters ist dieser Zentralstelle auch das Safety-Museum angegliedert. Es befindet sich direkt neben dem Gebäude des Department of Labor (E. 28th Street 124) und ist in einem ehemaligen Laden (mit Schaufenstern) untergebracht, leider sehr eng und unübersichtlich, zumal im Hinblick auf die Fülle des vorhandenen Materials.

Die Darstellungen betreffen: Statistik über Unfälle und Krankheiten — 1. Hilfe; Rettungswesen — Schutzbrillen; Respiratoren; Gasmasken; Arbeitskleider; Gamaschen; Schuhe — Schutz in der Spritzlackiererei — Feuerschutz;

Sicherheitslampen — Arbeitsstühle und -tische[1] — Fingerschutz an Stanzen — Holzbearbeitungsmaschinen — Gerüste (Modelle) — Aufzüge — Leitern — Bilder von Industrie-Hygiene und von Wohlfahrtseinrichtungen — Unfallplakate, auch für Straßenunfälle usw. Das Museum gibt die illustrierte Zeitschrift „Safety" heraus, welche gelegentlich als Spezialnummer ausgebaut wird. — Auch die übrigen Arbeitsämter haben in ihren Diensträumen kleine Ausstellungen von Unfallschutzplakaten und sonstigen Behelfen der Unfallschutzpropaganda; vgl. auch S. 117.

Was die Organisation des Arbeiterschutzes im Staate New Jersey betrifft, so wird der Direktor des Department of Labor vom Gouverneur für fünfjährige Amtsdauer ernannt; dieser wählt sich seinen „Assistenten", der ein Ingenieur oder Architekt sein muß, beide sind politische Beamte. Die übrigen Beamten, und zwar 19 Inspektoren (davon 3 weibliche) werden vom Gouverneur auf Dauer ernannt. Die Anforderungen an die Vorbildung sind hier sehr gering; demgemäß ist auch die Bezahlung schlecht (1500—3000 Dollar je Jahr, für den „Assistenten" 6000 Dollar). Der Dienst ist sehr schematisch mit viel Schreibarbeit. Unter anderem besteht auch eine „Hygiene-Abteilung" mit 3 Beamten, von denen ein Arzt als expert investigator of occupational diseases fungiert.

Im allgemeinen geht die Staatsgesetzgebung von dem Gedanken aus, daß der erwachsene Arbeiter des gesetzlichen Schutzes nicht bedarf, daß vielmehr hier eine gesetzliche Beschränkung einen Eingriff in seine persönliche Freiheit und Verantwortlichkeit darstellen würde. An die erwachsenen Arbeiter geht die Gesetzgebung nur mit äußerster Vorsicht heran. So kommt es, daß der Staat — Bundesstaat oder Einzelstaat — in das Arbeitsverhältnis erwachsener Arbeiter in der Hauptsache nur bei den öffentlichen Betrieben eingreift, d. h. dort, wo er nicht auf Grund seiner Hoheitsrechte verfügt, sondern auf Grund seiner Stellung als Arbeitgeber interessiert ist.

Der Arbeiterschutz für den männlichen Erwachsenen erstreckt sich deshalb nur auf die Arbeiter in besonders gesundheitsschädlicher Beschäftigung (meist Blei- und andere Giftarbeiter, Caissonarbeiter, milzbrandgefährdete Arbeitergruppen usw. Z. B. sind in Ohio genaue und strenge Vorschriften über die gesundheitliche Beschaffenheit der Räume, in denen mit bleihaltigen Stoffen gearbeitet wird, erlassen, ebenso über die Reinhaltung und Entstaubung dieser Räume, über Vorsichtsmaßregeln bei der Beförderung von Blei. Für die persönliche Gesundheitspflege des Arbeiters wird gesorgt durch Wascheinrichtungen und Baderäume, auch muß laut Gesetz eine Zeit für das Waschen und zweimaliges Baden in der Woche freigegeben werden, ohne daß ein Lohnabzug gemacht werden darf. Mindestens einmal im Monat muß auf Kosten des Arbeitgebers eine ärztliche Untersuchung aller Bleiarbeiter stattfinden. Ähnlich bestehen in verschiedenen Staaten Sondergesetze und Verordnungen, die zum Teil mit unseren deutschen Spezialschutzverordnungen zu vergleichen sind.

Eine allgemeinbindende Begrenzung der Arbeitszeit etwa im Sinne

---

[1] Es gibt in New York eine American Posture League (N.-Y. City, Church Street 30), welche besonders die Fragen der Arbeitshaltung, Arbeitssitze und -tische usw. studiert.

des Achtstundentages gibt es nicht, wenn auch die tägliche Arbeitszeit für die staatlich Angestellten, für die Eisenbahner usw. im allgemeinen auf 8 oder 10 Stunden festgesetzt ist und in der Praxis die achtstündige Arbeitszeit tatsächlich fast überall besteht. Trotz der in der Verfassung liegenden Schwierigkeiten sind einzelne Fortschritte auch auf dem Gebiet der Arbeitszeitverkürzung erfolgt. In Missouri wurde der Achtstundentag für Bergwerke und die Glasindustrie, in Louisiana der Achtstundentag für Feuerarbeiter eingeführt. Die Verkürzung der Arbeitszeit hat in den letzten Jahren immer mehr Platz gegriffen. Während im Jahre 1924 noch 63,8% aller Arbeiter bis 54 Stunden — 22,5% über 54 Stunden — 13,7% unter 44 Stunden arbeiteten, ist heute die 48-Stunden-Woche wenigstens in den Oststaaten wohl die Norm geworden; dagegen sind in den Südstaaten noch Arbeitszeiten bis zu 54 Stunden je Woche und mehr üblich.

Die Überstunden sind im allgemeinen bei den Arbeitern beliebt, da sie ja mit 25—50—100% Zuschlag entlohnt werden; auch die Trade Unions erheben dagegen keinen grundsätzlichen Einspruch. Überstunden werden daher in großem Umfange geleistet. Der Arbeiter ist an Arbeit gewöhnt und scheut auch keine, wenn sie genügend entlohnt wird. Darin ist auch der amerikanische Arbeiter „businessman". Der Begriff, was je Tag als Überstunden gilt, ist sehr verschieden. In den Oststaaten gilt ziemlich allgemein alles als Überstunde, was über 8 Stunden je Tag hinausgeht. Nach dem Westen zu bis Chikago und Milwaukee erhöht sich das normale Maß auf 9 bzw. 10 Stunden je Tag. Es ist amerikanischer Denkweise unverständlich, daß anderwärts solche freiwillige Arbeit unter Strafe gestellt ist[1]. Diese Freiheit in der individuellen Arbeitsdauer ist auch eine Quelle der höheren Entlohnung. Umgekehrt werden auch Überstunden vom Arbeitgeber nicht selten verlangt; es wird ja ganz allgemein als selbstverständlich betrachtet, dringliche Arbeiten und Reparaturarbeiten nur in Überstunden zu erledigen. Dies wird damit begründet, daß der normale Fertigungsgang durch besonders eilig zu erledigende Arbeiten, die dazwischen kommen könnten, keinesfalls gestört werden darf.

Ähnliches gilt auch von der Sonntagsarbeit, die ja ebenfalls mit hohen Zuschlägen bedacht ist. Im allgemeinen ist die Sonntagsarbeit verboten; evtl. muß dem am Sonntag Beschäftigten ein voller Ruhetag im Laufe der Woche gewährt werden. Auch an anderen gesetzlichen Feiertagen (Nationalfeiertag, Wahltag, Labor-Day am 1. Montag im September usw.) ist die Arbeit verboten.

Dabei zeigt aber auch der Arbeiter eine gewisse Noblesse, die seiner andersartigen Einstellung zum Arbeitsverhältnis entspricht; es würde z. B. kein Arbeiter daran denken, sich die Zeit des Betriebsstillstandes bezahlen zu lassen. Arbeitgeber und Arbeitnehmer halten vielmehr an

---

[1] Verschiedene Amerikaner drückten mir ihr größtes Erstaunen darüber aus, daß ein so fortschrittliches Land wie Deutschland den zwangsweisen Achtstundentag eingeführt hat; der Staat sollte doch froh sein, wenn jedermann möglichst lange und intensiv arbeiten will und diesen Arbeitswillen nicht künstlich beschränken!

dem einfachen und klaren Grundsatz fest, daß nur für geleistete Arbeit Bezahlung erfolgen kann. Bezahlung von Wartezeit, Anlaufzeit zum Werkplatz und dergleichen sind dort gänzlich unbekannt.

Die Arbeitszeit ist meist „durchgehend“, zum Teil sogar ohne offizielle Pausen, doch können in diesem Falle die Leute den Arbeitsplatz für kurze Zeit verlassen, um ein Frühstück zu nehmen, oder sie essen am Arbeitsplatz. In der Mehrzahl der besuchten Betriebe fand ich offizielle Mittagspausen von 30—60 Minuten, gelegentlich auch noch vormittags und nachmittags Zwischenpausen je von 7 bzw. 15 Minuten, letzteres bei der Bandarbeit. Im Bleiweißbetrieb bestand $\frac{1}{2}$ Stunde Mittagspause zuzüglich $\frac{1}{4}$ Stunde Waschzeit. Ford gewährt 20 Minuten Pause zum Essen.

Weekend spielt natürlich auch beim amerikanischen Arbeiter eine Rolle, der sich auch nach dieser Richtung in keiner Weise von seinen übrigen Mitbürgern unterscheidet. In unendlichen Reihen folgt Auto auf Auto, um die Angestellten und Arbeiter am Samstag nachmittag aus der Stadt hinaus in die Natur zu bringen. Ein anderer Teil folgt am Sonntag früh nach, Wagen hinter Wagen, viele Kilometer lang. Ein schattiges Wäldchen, eine hübsche Aussicht lockt zur Rast; zu Dutzenden stehen die Autos ringsum. Man ißt, man schläft, man tanzt nach Grammophon oder improvisiertem Lautsprecher — um als Glied einer ebensolangen Autokette abends wieder in das Häusermeer der Großstadt zurückzukehren. Andere fahren zu den bei keiner Stadt fehlenden Vergnügungsplätzen — ich nenne Conney Island bei New York — besuchen abends ein Kino oder Vorstadttheater. Millionen jagen zu den Sportplätzen, um sich zu erregen und zu begeistern. Wieder andere aber müssen der Frau beim Haushalt helfen, waschen, stöbern, Reparaturen machen.

Urlaub mit Lohnzahlung war bisher in den Vereinigten Staaten eine Ausnahmeerscheinung; doch waren in letzter Zeit Fortschritte zu verzeichnen. So erhielt bei General Electric der Arbeiter nach 3 Arbeitsjahren 1 Woche, nach 10 Arbeitsjahren 2 Wochen Urlaub unter Weiterbezahlung des Lohnes. Swift gab nach 4 Arbeitsjahren 1 Woche, nach 10 Jahren 2 Wochen bezahlten Urlaub. Die Büroangestellten erhielten meist 2 Wochen Urlaub, ältere mehr. Natürlich kann jeder Arbeiter ohne Lohnzahlung eine gewisse Zahl von Tagen von der Arbeit fernbleiben, wenn er sich vorher abgemeldet hat. In manchen Betrieben wird eine Urlaubsvergütung ausbezahlt als Lohnprämie bzw. als Anerkennung für längere ununterbrochene Anwesenheit im Betriebe, wenn also keine Arbeitsunterbrechungen durch freiwillige Abwesenheit oder Krankheit stattgefunden hatten.

Ein kurzes Wort über den Arbeiterwechsel. Die relative Arbeitsknappheit und die gute Beschäftigung der Betriebe, verbunden mit dem dem Amerikaner eigenen Wandertrieb, brachten es mit sich, daß der Arbeiterwechsel unvergleichbar größer ist als in Europa. Es kommt vor, daß der Arbeiterwechsel im Jahre 200% und mehr beträgt.

Eine Untersuchung, die P. F. Brissenden, Professor an der Columbia-Universität (Labor Turnover in Industry. Macmillan Comp., New

York 1922), allerdings nur für die Dekade 1910—1919 angestellt hat, kommt denn auch zur Feststellung eines überaus großen Arbeiterwechsels: auf 212000 Vollarbeiter mit je 3000 Jahresarbeitsstunden, errechnet nach dem Durchschnitt von 10 Jahren, kamen 256000 Zugänge und 248000 Abgänge, das bedeutet, daß die Schwankung im Arbeitsbedarf während dieser Zeit einen Arbeiterwechsel verursacht hat, der gleich war einer mehr als vollständigen Erneuerung der Arbeiterschaft des Betriebes. Dies ist natürlich eine Rechnungszahl, die überdies nur für eine geringe Zahl von Betrieben gefunden ist und deshalb nicht ohne weiteres etwa für jeden Betrieb anzunehmen ist; sie gibt aber einen Begriff von der außerordentlichen Bewegung des amerikanischen Arbeitsmarktes.

Die Metropolitan Life Insurance Comp. hat gleichfalls Untersuchungen über den Arbeiterwechsel zu einigen Zeitpunkten für eine Zahl von 300000 Arbeitern angestellt und kommt zu dem Ergebnis, daß der Arbeiterwechsel im März 1920 161%, im Februar 1923 97% und im August 1926 41% betrug. Als Norm wird etwa 50% berechnet; in der Maschinenindustrie herrscht relativ große Stabilität (5—40% Arbeitswechsel); in der Autoindustrie besteht eine größere Fluktuation (75 bis 120%). Bei Carnegie-Steel Co. betrug der Wechsel zur Zeit 10% je Jahr, war aber früher schon 100—110% je nach Arbeitsmarkt. Dagegen war die Arbeiterschaft bei Swift ziemlich stabil. In einem Werk der elektrotechnischen Industrie war der Wechsel nur 50% (gegenüber 300% in deutschen elektrotechnischen Werkstätten 1924/25); bei Ford nur 5%, jedoch rechnet Ford nicht diejenigen mit, die innerhalb des ersten Monats wieder abgehen. Bei manchen Betrieben beträgt der Wechsel nur 1—5% — besonders bei solchen, wo durch gute Wohlfahrtseinrichtungen oder Aktienbesitz eine gewisse innere und äußere Bindung vorliegt.

Dem Arbeitsgeber ist natürlich ein zu häufiger Arbeiterwechsel nicht sehr angenehm, denn dieser letztere kommt dem Betrieb teuer zu stehen. Im allgemeinen berechnet man die für einen neuen Mann erwachsenden Ausgaben mit 30—200 Dollar, je nach Arbeitsplatz. Der Leiter eines Großbetriebes erklärte, daß die Einstellung eines neuen Arbeiters ihm etwa 80 Dollar Kosten machen. Dies gilt besonders für die Conveyor-Arbeit; die hier tätigen Arbeiter sind „einexerziert", der volle Arbeitseffekt ist hier erst einige Monate nach der Einstellung zu erwarten; hier bedeutet also jeder Personenwechsel einen Extraverlust, und so heißt es Abwanderungen nach Möglichkeit zu verhüten, wozu in erster Linie eine der höheren Leistung entsprechnde bessere Lohnzahlung nötig ist.

Etwas anderes ist die Frage des Arbeits- bzw. Arbeitsplatzwechsels. Man gibt den Leuten gern die Möglichkeit auf Wunsch ihre Arbeit zu wechseln, selbst in eine andere Betriebsabteilung; sie brauchen sich dann nur mit ihrem Meister und einem anderen Tauschlustigen zu einigen. Auf diese Weise hält man auch das Interesse der Leute wach, weil sie dadurch die Fabrikation in weiterem Umfange kennenlernen und ein besseres Bild über den Effekt ihrer Arbeit gewinnen. Man kann einen Tausch in der Art meist leichter vornehmen, weil fast alle Leute angelernt und die Werkzeuge und Vorrichtungen so gut normalisiert und ausgebildet sind, daß der neue Mann nur einige erläuternde Worte nötig hat, um seine Arbeit im vollen Umfange aufnehmen zu können. Vgl. hierzu auch die Stellungnahme von Ford (S. 91). Über die bemerkenswerten Beobachtungen zwischen Arbeiterwechsel und Unfallhäufigkeit vgl. S. 120.

Tarifvertrag. Ebensowenig, wie es eine gesetzliche Betriebsverfassung gibt, gibt es in Amerika auch keinen Tarifvertragszwang, vielmehr ist dort durch das sogenannte Anti-Trustgesetz, das auch auf Preisvereinbarungen der Vereinigungen der Arbeitnehmer Anwendung findet, der Abschluß von Kollektivverträgen in der Art wie bei uns unmöglich gemacht. Auch staatliche Schlichter, Schlichtungsausschüsse und Schlichtungsverordnungen sind dort unbekannt. Die Löhne sind grundsätzlich „individuell", nicht kollektiv; wer gut arbeitet, bezieht eben einen höheren Lohn. In manchen Staaten sind Mindestlöhne festgesetzt. Kündigungsfristen gibt es im allgemeinen nicht; meist besteht tägliche gegenseitige Kündigung.

Frauenarbeit. Die Gesamtzahl der erwerbstätigen Frauen betrug:

1880	. . . . . 2 647 000	1910	. . . . . 8 075 772
1890	. . . . . 4 000 000	1920	. . . . . 8 549 511
1900	. . . . . 5 319 000		

Die Zahl der erwerbstätigen Frauen hat sich also in der Periode von 1910—1920 um rund eine halbe Million oder ein Sechzehntel vermehrt; sie dürfte zur Zeit etwa 9 Millionen betragen, d. h. etwas 20—25% der Gesamtzahl.

Einen Rückgang weisen auf: Landwirtschaft mit 800 000, häusliche Dienste mit 345 000.

Demgegenüber steht eine Zunahme von 108 871 Frauen in der Fabrikarbeit (100 : 147), von 106 429 im Transport (besonders in den Büros der Eisenbahn- und Telegraphengesellschaften usw.), sowie von fast 200 000 im Handel (100 : 400). Größer noch ist das Eindringen der Frauen in die akademischen und intellektuellen Berufe mit einer Zunahmeziffer von 282 607 (100 : 236) und am größten bei den Bürobeschäftigungen mit einer Zunahme von 832 839 (100 : 504). Die Zahl der Buchhalterinnen allein stieg um 350 000, die der Stenotypistinnen um 300 000. Im ganzen also zeigt sich ein Rückgang der Frauen in der Haus- und Landwirtschaft von reichlich einer Million und auf der anderen Seite eine Zunahme in Industrie, Handel und Verkehr, öffentlichen Diensten und besonders auch in den gehobenen akademischen und intellektuellen Berufen von 1 540 000. Die Gründe für diese Umschichtung sind naheliegende: Landflucht, bessere Bezahlung und größere Selbständigkeit usw.

Was den Schutz der erwerbstätigen Frau betrifft, so besteht im Arbeitsministerium ein „Frauenbüro" (Bundesamt für Frauenschutz), welches alle Probleme der Frauenarbeit verfolgt und das anfallende

Material bearbeitet[1]. Die gesetzliche Regelung und Überwachung liegt jedoch bei den einzelnen Staaten und ist demgemäß sehr verschieden. Die wöchentlichen Arbeitszeiten betragen meist 48 Stunden. Bei Entbindung ist meist eine vierwöchige Schonzeit vorgeschrieben. In einer Anzahl von Staaten (13) ist ein wöchentlicher Ruhetag festgesetzt. Arbeitszeitbeschränkungen und Verbote besonders gesundheitsgefährlicher Beschäftigungen bestehen in vielen Staaten; manchmal allerdings haben die Frauen sogar längere Arbeitszeiten als die Männer, die sich durch tarifliche Abmachungen verkürzte Arbeitszeiten gesichert hatten. Was die Nachtarbeit betrifft, so ist dieselbe in den meisten Staaten verboten, in manchen aber noch zulässig. Eine Untersuchung in fünf großen Industriegruppen ergab, daß das Nachtarbeitsverbot den in Durchschnittsbetrieben tätigen Arbeiterinnen keinen wirtschaftlichen Schaden brachte; wenn auch infolge des Verbots Kündigungen von Frauen erfolgten, so konnten diese doch an anderen Arbeitsplätzen untergebracht werden. — Anders liegt die Sache bei den „gehobenen" Frauenberufen. Bei der Zeitungsherstellung, Kellnerinnen, Fahrkartenverkäuferinnen, Apothekerinnen usw. erwies sich das Verbot der Nachtarbeit als undurchführbar; es scheiterte an dem Widerstand der Frauenverbände selbst. Dieser Widerstand gegen besondere Frauenschutzgesetze ist organisiert in der internationalen Open Door-Bewegung, welche grundsätzlich eine besondere Schutzbedürftigkeit der Frau verneint und demgemäß besondere Schutzgesetze ablehnt. Diese Frauenführerinnen fordern auch gleichen Lohn für gleiche Arbeitsleistung und wollen zu gleichen Wettbewerbsbedingungen wie der Mann auftreten; manche allerdings sind eher für Schutzmaßnahmen, die einen Schutz gegen zu scharfen Wettbewerb der Männer gewähren.

Daß übrigens auch die Industrie selbst — wohl mehr aus wirtschaftlichen, als aus philanthropen Gründen — an der Nachtarbeit der Frauen nur mehr geringes Interesse hat, zeigt nachstehende Entschließung des Baumwolle-Textilinstituts: „Der Vorstand des Instituts fordert den Direktionsrat auf, den Baumwollspinnereien zu empfehlen, die Nachtarbeit der Jugendlichen unter 18 Jahren und der Frauen zwischen 9 Uhr abends und 6 Uhr morgens sobald wie möglich, spätestens zum 1. März 1931, zu beseitigen". Diese Entschließung wurde mit den Stimmen zahlreicher Großindustrieller angenommen. Auch der Verband der Textilarbeiter, der zur gleichen Zeit in New York tagte, nahm gegen die Nachtarbeit der Frauen und Jugendlichen Stellung.

Auch unter den weiblichen Arbeitern ist die schwarze Rasse stark vertreten, besonders in bestimmten Berufsgruppen. Das amtliche „Frauenbüro" berichtet über die Beschäftigung von Negerinnen in der Industrie wie folgt: „Bei ihrem Eintritt in die Industrie muß die Negerin, abgesehen davon, daß sie in der Regel keine berufliche Erfahrung besitzt, zahlreiche Schwierigkeiten in bezug auf die mindere Bewertung ihres Geschlechtes und ihrer Rasse überwinden. In der Regel werden die

---

[1] Frauenbüro beim Arbeitsministerium; Veröffentlichung: The effects of Labor Legislation on the Employment. — Opportunities of Women. Bull. of the Womens Bureau Nr 65. Washington 1928. — Vgl. auch RABl. 1930, 24, S. II, 376.

Negerinnen mit weniger angenehmen Arbeiten beschäftigt. 50,2% aller von den industriellen Erhebungen erfaßten Negerinnen waren in Tabakfabriken tätig, 19,5% in Bäckereien, Frucht- und Gemüsekonservenfabriken, Schlachthäusern und Fleischkonservenfabriken und 9,6% in der Textilindustrie. Es muß jedoch bemerkt werden, daß die Erhebung diejenigen Negerinnen nicht erfaßt, die mit Reinigungsarbeiten, Wäscherei und ähnlichen Arbeiten in Hotels und Restaurants beschäftigt sind. Nur wenige Negerinnen üben eine Aufsichtstätigkeit aus oder eine Tätigkeit, die eine gewisse Verantwortung erfordert. Immerhin vollzieht sich auch hier langsam ein Wandel. So findet man in der Textilindustrie heute schon Negerinnen als Weberinnen oder in anderen Industrien an den Maschinen usw. Eine große Buchdruckerei beschäftigte sogar 17 Negerinnen bei schwierigen Arbeiten, die selten Frauen anvertraut werden.

Neuerdings hat der Mutterschutz erfreuliche Fortschritte gemacht, gestützt auf den Sheppard-Towner-Act (vom November 1923), der ein Zusammenarbeiten von Bundesbehörden und Staatenregierungen vorsieht. Allerdings ist auch dieses Gesetz gegen Ende der Coolidge-Periode abgelaufen, dürfte aber Ende dieses Jahres wieder erneuert werden. Von 48 Staaten haben 45 dieses Gesetz ratifiziert. Seine Durchführung wird vom Federal-Board of Maternity and Infant Hygiene beaufsichtigt.

Kinderarbeit: Die Zahl der erwerbstätigen Kinder (bis 16 Jahre) betrug etwa

```
1900 . . . . . . . . . . 1750100 = 18,2%  aller Kinder
1910 . . . . . . . . . . 1990200 = 18,4%    „       „
1920 . . . . . . . . . . 1060800 =  8,5%    „       „
```

In den letzten Jahren war also ein Absinken festzustellen; immerhin war noch berufstätig etwa über eine Million Kinder von 10—16 Jahren, darunter auch über ein Viertel Mädchen. Der größte Teil dieser Kinder — 329000 — arbeitet in der Landwirtschaft, der zweitgrößte im Handel, der nächstgrößte in häuslichen Diensten, und an vierter Stelle steht die Industrie, die etwa 160000 Kinder beschäftigt, und zwar hauptsächlich die Textil- und Glasindustrie. Im Bergbau waren rund 12000 Kinder unter 14 Jahren, zum Teil auch in der Nachtschicht, beschäftigt. Nicht statistisch erfaßt sind die Kinder unter 10 Jahren, die in der Heimarbeit und auch in der Landwirtschaft als Erntehilfe, in den Plantagen usw. nicht gerade selten beschäftigt sind. In der Landwirtschaft sollen in manchen Distrikten mit Arbeitszeiten von 9—11 Stunden 24% der beschäftigten Kinder unter 9 Jahre alt sein. Und den Typ des Zeitungsjungen, der, müde von der Anstrengung, in der Straßenbahn einschläft, wie ihn der englische Schriftsteller H. G. Wells vor anderthalb Jahrzehnten in seinem Buch über Amerika schilderte, gibt es auch heute noch.

Nach der bereits oben geschilderten allgemeinen Einstellung gegen „Schutzgesetze" darf es nicht wundernehmen, wenn auch der Kinderschutz bisher ein unzulänglicher war. Zwar arbeitete bereits seit dem Jahre 1904 das National Child Labor Committee, unterstützt von der American Federation of Labor und von der League of Women Voters gegen die ungeregelte Kinderarbeit, ohne zunächst nennenswerte Erfolge zu erzielen. Endlich wurde im Jahre 1917 erstmals das Federal Child Labor Law erlassen, welches die Kinderarbeit regelte wie folgt: Keine Beschäftigung von Kindern unter 14 Jahren in Spinnereien, Konservenfabriken, Werkstätten, Fabriken; der Achtstundentag als Norm. Nachtarbeitsverbot für Kinder im Alter von 14—16 Jahren. Vollkommen ausgeschlossen war die Kinderarbeit in den Minen und Steinbrüchen. Schon im Juli des nächsten Jahres erklärte das Bundesgericht das Gesetz als verfassungswidrig. Denn nach § 5 und 14 der Verfassung kann der Kinderschutz als Eigentumsberaubung und Verstoß gegen die Freiheit aufgefaßt werden. Ein zweites Gesetz folgte innerhalb Jahresfrist mit ungefähr denselben Bestimmungen; aber auch diesem Gesetz war nur eine kurze Lebensdauer beschieden: nach drei Jahren wurde es wiederum als verfassungswidrig erklärt. In der Zwischenzeit allerdings hatte, dank energischer Propaganda, in den verschiedenen Staaten eine staatliche Gesetzgebung Ersatz geschaffen, so daß sogar in 35 Staaten der Kinderarbeitsschutz günstiger war, als er in den Bestimmungen des früheren Bundesgesetzes zum Ausdruck kam. Ein Verfassungs-Amendment, im Juni 1924 vom Kongreß angenommen, regelte diese Frage. Dies war das sogenannte Childrens Amendment, dem in einzelnen Staatsparlamenten stärkste Opposition entgegengesetzt wurde. Es gab dem Kongreß Mittel und Macht in die Hand, die Arbeit von Jugendlichen unter 18 Jahren zu regeln bzw. zu verbieten, ohne daß die Souveränitätsrechte der einzelnen Staaten dadurch beeinträchtigt wurden. Verlangt wurde lediglich von den Staaten, diejenigen Gesetze aufzuheben, die im Widerspruch zu den neuen Kongreßbestimmungen standen.

Trotzdem sich gewerkschaftliche und kirchliche Kreise, Frauenverbände und Erziehungsbehörden für die Durchführung dieses neuen Gesetzes einsetzten, scheiterte die allgemeine Einführung doch noch an den Widerständen der Arbeitgeber-Organisationen, insbesondere der National Manufacturers Association, der Sentinels of the Republic, des Southern Textile Bulletin usw. So konnte das Gesetz bisher nur von fünf Staaten (Arkansas, Kalifornien, Arizona, Wisconsin und Montana) ratifiziert werden. Es ist nicht uninteressant, den Gründen zu folgen, die die Opposition gegen das Gesetz ins Feld führte. Sie sah und sieht noch heute in der Kinderschutzgesetzgebung eine sowjetistische Ausgeburt, den Versuch, dem Kongreß die Möglichkeit zur Einmischung in das Verhältnis zwischen Eltern und Kind, sowie in die Rechte der einzelnen Staaten zu gewähren.

In den letzten Jahren hat die einzelstaatliche Regelung der Kinderarbeit erfreuliche Fortschritte hinsichtlich des Gesundheits- und des Erziehungsschutzes gemacht — allerdings mit großen graduellen Unterschieden in den verschiedenen Staaten. Da fast jeder der 48 Staaten besondere Bestimmungen getroffen hat, besteht ein großer Wirrwarr und eine vollkommene Uneinheitlichkeit. 46 Staaten haben heute eine Altersgrenze für Fabrikarbeiter von 14 Jahren; 31 Staaten verlangen für den arbeitenden Jugendlichen Vollendung des sechsten Schuljahres, 26 Staaten verlangen ein ärztliches Attest über die Arbeitstauglichkeit der Vierzehnjährigen; in 36 Staaten ist die Arbeitszeit für Personen unter 16 Jahren auf 8 Stunden beschränkt; 43 Staaten haben ein Nachtarbeitsverbot; andere Staaten wieder sind bedeutend weitherziger, natürlich zuungunsten der Jugendlichen. So ist in manchen (28) Staaten auch Arbeit an Maschinen und mit Sprengstoffen gestattet. — Was die ärztlichen Atteste über Arbeitsfähigkeit betrifft, so wurden in 60 Städten im Jahre 1929 220087 solcher Atteste für in Industrie, Handel und Verkehr tätige Jugendliche zwischen 14 und 18 Jahren ausgestellt (gegen 150000 im Jahre 1926).

Was die Unfallversicherung der arbeitenden Kinder betrifft, so besteht hier im allgemeinen die gleiche Regelung wie für die Erwachsenen. In einzelnen Staaten bestehen Sonderentschädigungen für verunglückte, ungesetzlich beschäftigte Kinder, während die Gesetze von 15 amerikanischen Staaten bestimmen, daß Kinder und Jugendliche unter 16 Jahren, also ungesetzlich beschäftigte Jugendliche, jeder Unfallsentschädigung verlustig gehen. Jedenfalls ergibt sich aus obigen Andeutungen, daß auf dem Gebiete des Kinderschutzes noch manches zu tun ist.

In Pennsylvanien ist der Neunstundentag auch für Kinder unter 16 Jahren, welche das sechste Schuljahr absolviert haben, gestattet. Nicht weniger als 55000 Kinder im Alter von 10—15 Jahren stehen hier in Lohnarbeit. Jedes sechste Kind verläßt die Schule vor Beendigung der Schulpflicht, um in einen Beruf überzutreten. 75% der werktätigen Kinder arbeiten in Fabriken. Die sittlichen Schäden und die Zahl der Unglücksfälle sind dementsprechend sehr hoch. Nach amtlichen Berichten verunglückten in den letzten Jahren allein in Pennsylvanien 4000 Jugendliche unter 18 Jahren während der Arbeit in industriellen Betrieben.

Das Heimarbeitsproblem berührt unmittelbar weniger das alteingesessene Amerikanertum, als vielmehr die Neueingewanderten, deren schlecht bezahlte Erwerbsarten es oft nötig machen, daß die Familienmitglieder mit verdienen, und die es heute noch in den Großstädten des Ostens gibt. Sie arbeiten Putzmacherei allerlei Art, machen Schmuckgegenstände, billige Halsbänder, Armbänder, Spielwaren usw. Wenn die Frau und zwei Kinder von morgens bis abends arbeiten, bringen sie es allenfalls auf $1^1/_4$—$1^1/_2$ Dollar im Tage. Ihre Wohnung besteht aus zwei Räumen, die in gesundheitlicher und ästhetischer Hinsicht der Beschreibung spotten. Diese Leute sind so gut wie restlos aus der neueren Einwandererschicht. Die Heimarbeiterwerkstätten in New York sind berüchtigt ob ihrer Verwahrlosung; sie tragen mit Recht den Namen „sweat-shops" (d. h. Schweißbuden). — Zum Schutze der Heimarbeiter haben einige Staaten besondere Verordnungen erlassen; der Staat New York hat z. B. die schon früher bestehende Verordnung, welche zunächst nur die Betriebe der Kleider- und Wäschekonfektion umfaßte, neuerdings auch auf die Herstellung von Nahrungsmitteln, Puppen, Puppenkleidern und Kindersachen ausgedehnt; die Herstellung dieser Artikel in der Heimarbeit ist von einer Genehmigung bzw. Zulassung der Werkstätte abhängig. Ausgenommen von diesem Verbot sind kleine Werkstätten ebener Erde, falls sie ganz von den übrigen Gebäuden getrennt sind und nicht zum Wohnen, Schlafen oder

Kochen benutzt werden. Diese Werkstätten unterstehen dann ebenso wie größere Betriebe der Gewerbeaufsicht. Die Bedingungen, unter denen Räume als Heimarbeitwerkstätten genehmigt werden, sind weiter noch dadurch verschärft worden, daß Kinder unter 14 Jahren nicht beschäftigt werden dürfen. Jeder Arbeitgeber, der Arbeit als Heimarbeit ausgibt, muß zugleich mit dem Werkstoff eine Marke mit seiner Adresse geben, die auf Verlangen den Aufsichtsbeamten vorzuweisen ist, damit sie jederzeit sehen, wo der eigentliche Arbeitgeber ist. Der Arbeitgeber darf Arbeit nur in genehmigte Werkstätten geben und muß selbst eine Genehmigung haben, daß er Arbeit an Heimarbeiter geben darf. Diese Genehmigung kann widerrufen werden, wenn in den Werkstätten Umgehungen und Verstöße gegen die Vorschriften über hausindustrielle Werkstätten vorkommen.

Eine wichtige Frage betrifft das Berufsschicksal der älteren Arbeiter. Dieses „old-men-Problem" spielt gerade in den Vereinigten Staaten eine besonders bemerkenswerte Rolle, da es dort dem Arbeiter schon mit etwa 40 Jahren schwerfällt, gegenüber der Konkurrenz der jüngeren Arbeitskräfte seinen alten Platz zu behaupten oder im Falle eines unfreiwilligen Arbeitswechsels wieder eine angemessene Stellung zu finden. Die Zahl der älteren Industriearbeiter ist immer mehr gesunken. Während im Jahre 1890 die Anzahl der Arbeiter über 65 Jahre, die noch in „anständigen" Stellungen tätig waren, 73,8% betrug, war diese Zahl im Jahre 1920 bereits auf 60% heruntergegangen und hatte sich seither noch weiter vermindert — obwohl der Anteil der älteren Leute in der Gesamtbevölkerung zugenommen hat: die Zahl der 65 und mehr Jahre alten Personen stieg (1850—1920) von 3,9 auf 5%, die durchschnittliche Lebensdauer von 40 auf 56 Jahre. Immerhin sind mehr als 30% aller amerikanischen Arbeiter über 45 Jahre alt — dagegen finden wir über 45 Jahre alte Leute in der Eisen- und Stahlindustrie nur mehr zu 24%, bei den Mechanikern zu 13,2%, bei den Geschäftsführern, Obermeistern zu 32%, bei den Buchhaltern, Kassierern usw. mur mehr zu 17,9%. Die gegenüber älteren Angestellten und Arbeitern gehegten Befürchtungen sind: schwerfällige Mentalität, nicht Mitkommen bei Akkord, Mangel an Muskelkraft und dergleichen mehr. Natürlich finden sich auch gelegentlich in den Büros und Betrieben immer noch einzelne ältere Arbeiter bis 70 Jahre und mehr je nach Verwendungsmöglichkeit. Ford zieht die Leute zwischen 35 und 60 Jahren den jüngeren vor, weil diese stabilere und erfahrenere Arbeiter sind; hier finden sich unter rund 90000 Arbeitern etwa 29000 Mann unter 30 Jahren — 34000 Mann zwischen 30 und 40 Jahren — 21000 Mann zwischen 40 und 50 Jahren — 6500 Mann über 50 Jahren.

Eine Erhebung der Nation. Assoc. of Manufacturers (1929) unter ihren Mitgliedern über die „Altersgrenze" ihrer Angestellten und Arbeiter ergab, daß 30% der befragten Firmen eine Altersgrenze bei etwa 45—50 Jahren vorgesehen hatten, während andere erklärten, ihre älteren Leute wegen ihrer größeren Erfahrung usw. zu behalten. Die anderen Firmen gaben an, bei der Neueinstellung an einer gewissen Grenze (zwischen 25 und 70 Jahren), meist 45 Jahre für ungelernte und 50 Jahre für gelernte Arbeiter festzuhalten. Als Hauptgründe für die Einführung der Altersgrenze werden genannt zunächst das Bereitstehen zahlreicher junger Arbeitskräfte, dann insbesondere die geringe körperliche Eignung älterer Leute für die spezielle Berufsarbeit (Nachlassen der körperlichen Kräfte, der Sehschärfe, der Sicherheit der Hand usw.), andere erwähnen, daß ältere Leute häufiger von Unfällen betroffen würden, insbesondere weil sie sich der hohen Geschwindigkeit der modernen Arbeitsmaschinen nicht mehr anpassen könnten, und daß deshalb für ältere Leute erhöhte Prämien an die Unfallgenossenschaft zu zahlen seien, eine dritte Gruppe betont überhaupt die Notwendigkeit, ältere Leute aus dem Wirtschaftsprozeß auszuschalten und durch Schaffung besonderer Fabrikpensionskassen für sie zu sorgen. Ein ganz geringer Kreis führt als Grund für die Festsetzung einer Altersgrenze an, daß in ihrem Betriebe eine — in Deutschland unbekannte — Gruppenversicherung bestehe, die durch die alten Leute zu schwer belastet sein würde, und man müsse deshalb im Interesse der Gesamtbelegschaft von der Beschäftigung älterer Arbeiter und Angestellten absehen.

Was das Schicksal dieser abgebauten älteren Leute betrifft, so finden manche Unterkunft bei Kindern oder Verwandten, besonders in ländlichen Gegenden; andere suchen sich als Händler usw. selbst zu helfen; ein Teil kommt in den Genuß einer Pension (s. später!), wieder andere werden von der Charitas unterstützt. Unter anderem bestehen in den Vereinigten Staaten 1200 Altersheime, von denen 408 religiösen Orden, 350 privater Sozialfürsorge, 101 Kameradschaften, 46 den Staaten gehören. Hier werden dauernd etwa 80000 alte Personen beherbergt mit 26 Millionen Kosten je Jahr.

Arbeitslosigkeit: Arbeitslose gab es in begrenzter Zahl immer; nach einer Untersuchung der Russell Sage Foundation über einen Zeitraum von 5 Jahren (Labor Yearbook 1926, S. 57) sind etwa 10—12% der Arbeiterschaft durchschnittlich arbeitslos. Über die Dauer der Arbeitslosigkeit für den einzelnen Arbeiter, was ja für das Arbeitslosenproblem das ausschlaggebende ist, gibt die Statistik freilich keinen Aufschluß. Als Normalziffer für die Arbeitslosigkeit wird etwa 8% angesprochen. In der Zeit von 1924—27 betrug die Zahl der Arbeitslosen in den Vereinigten Staaten je Jahr etwa 1,7—2,3 Millionen; zur Zeit meines Besuches (Herbst 1929) wurden mir etwa 1,2 Millionen angegeben; private Untersucher nannten mir aber bereits wesentlich höhere Zahlen (2—3 Millionen). Inzwischen soll die Zahl auf 5—6 Millionen gestiegen sein. Es gibt wohl etwas wie Arbeitsvermittlungsstellen, doch sind diese Arbeitsnachweise nicht entfernt so verbreitet und ausgestaltet wie in England und Deutschland.

VI. Arbeiterversicherung — Wohlfahrtswesen.

Eine einheitliche staatliche Sozialversicherung besteht in den Vereinigten Staaten nicht. Die Gründe hierfür liegen zunächst in der schon wiederholt genannten ablehnenden Einstellung des Amerikaners gegen staatliche Bevormundung, sodann in der Unzuständigkeit der

Bundesregierung für eine einheitliche gesetzgeberische Maßnahme. Selbst wenn der Bundesgesetzgebung die Zuständigkeit zukäme, die jetzt tatsächlich die einzelnen Staaten haben, so würde die Aufgabe, in einem Lande von der Größe eines Erdteils, mit so mannigfaltigen Lebensbedingungen und so ungleichen Löhnen alle sozialen Bedarfsfälle auf dem Wege der Versicherung zu decken und zu diesem Zwecke eine einheitliche Gesetzgebung aufzustellen und durchzuführen, fast übermenschlich groß bleiben. Würde jedoch die gerade in den Vereinigten Staaten so maßgebende „öffentliche Meinung" tatsächlich und nachdrücklich eine ausgedehntere staatliche Sozialfürsorge fordern, so könnte wohl erwartet werden, daß die etwa scheinbar entgegenstehenden, in der Verfassung liegenden Hindernisse durch eine weitherzigere Auslegung seitens der zuständigen Gerichtsinstanzen einigermaßen beseitigt würden.

Bisher ging die Arbeiterfürsorge hauptsächlich im Rahmen des **Personal Management**, worunter die Pflege der Arbeitskraft im Betriebe und für den Betrieb zu verstehen ist. Das Ziel ist Steigerung und Sicherung der Produktion im Wege sorgfältigen Studiums des Faktors „Arbeit", und insbesondere die Fürsorge für die Belegschaft des Betriebes. Als Wirtschaftsfaktoren ersten Ranges sind Zufriedenheit, Arbeitsfreude und Betriebsverbundenheit erkannt. Umgekehrt sind Unzufriedenheit, häufiger Wechsel der Belegschaft infolge von Unfällen, Krankheit oder aus freiem Entschluß, Beunruhigung aus dem Gefühl wirtschaftlicher Unsicherheit, Unzufriedenheit infolge nicht beachteter Beschwerden und dergleichen mehr für den Geschäftsbetrieb und für den Ertrag nachteilig. Die Lohnarbeit soll dem Arbeiter eine erträgliche und zufriedene Lebenshaltung gestatten und zu kleinem Besitz mit Haus, Aktien, Auto usw. führen. Denn „ein Besitzender hat keine Interessen für die Ideen der Besitzlosen, worunter auch der Sozialismus gehört; nur der Nichtbesitzende verneint grundsätzlich den Besitz". Aus dieser Auffassung ergab sich ohne weiteres die Folgerung der Vorbeugung, einerseits durch entsprechende Löhne und Behandlung, andererseits durch Sozialfürsorge und Wohlfahrtseinrichtungen — und zwar sind dies **Fragen, welche den Betrieb und die Industrie allein angehen**, nicht aber den Staat: American plan oder Americanisation of Labor = staatsfreie Sozialpolitik. Die Industrie will die Sozialpolitik lieber freiwillig machen, ohne den Staat mit seinem Zwang und seinem teuren Verwaltungsapparat, aber auch ohne Druck der Trade-Unions.

In diesem Sinne hat die amerikanische Industrie in neuester Zeit freiwillig erhebliche soziale Lasten auf sich genommen. Dabei denken die Unternehmer gar nicht daran, etwa philanthropische Beweggründe geltend zu machen. Diese freiwilligen Leistungen sind nicht „wellfair", sondern „service", also nicht Wohltätigkeit, sondern Verpflichtung! Vielleicht steckt noch eine **politische** Nuance in dieser Einstellung der Industrie; denn die Unternehmer bieten jetzt vielfach Versicherungsleistungen, mit denen die bisherigen Selbsthilfeorganisationen der Unions nicht mehr mitkommen können. Der augenblickliche Stillstand der amerikanischen gewerkschaftlichen Entwicklung ist wohl zu einem wesentlichen Teile auf das neue Verfahren der Arbeitgeber zurückzuführen, das darin besteht, daß sie freiwillig mehr geben als die Unions jemals geben oder im Wege der Gesamtarbeitsverträge zu erringen hoffen können. Die Industrie erwartet, daß das befriedigende Ergebnis ihrer freiwilligen Sozialpolitik von der Arbeiterschaft dann ihr zugute gerechnet wird, nicht aber dem Staate oder gar den Unions. Aber wie immer auch ihr Ziel sein mag, das Ergebnis hat zweifellos die wirtschaftliche Lage der Arbeitnehmer in den Betrieben, wo diese neuen Wege beschritten worden sind, fühlbar gebessert. Um die (teilweise berechtigten) Einwände gegen diese private Fürsorge, die besonders dahingehen, daß die Leistungen vom Wohlverhalten des Arbeiters abhängig gemacht werden und bei Austritt aus dem Betrieb evtl. verlorengehen, zu zerstreuen, sind neuerdings auch derartige Regelungen getroffen, daß der Anspruch des Arbeiters „unverlierbar" ist und durch Austritt oder Entlassung usw. nicht beeinträchtigt wird.

Die Trade Unions selbst hatten sich bisher im allgemeinen gegen eine staatliche Versicherung gewandt, da diese das Verlangen nach gewerkschaftlicher Hilfe abschwächen und ihre Mitgliederzahl verringern würde. Seitens der American Federation of Labor waren bisher die meisten Formen der Sozialversicherung abgelehnt worden. Gompers, deren erster Präsident, der ihre Schicksale 40 Jahre lang lenkte, hat sich immer gegen eine Gesetzgebung dieser Art gewandt, und zwar mit der Begründung, die Arbeiterschaft würde bei Einführung entsprechender Gesetze nicht mehr im bisherigen Maße auf die gewerblichen Verbände angewiesen sein. Allerdings wurde neuerlich die Forderung nach Altersund Invalidenrenten von der Federation of Labor unterstützt. Dagegen trat die Arbeiterschaft bis vor kurzem noch keineswegs dringlich für öffentlichen Schutz im Falle von Krankheit und Arbeitslosigkeit ein. Erst in allerletzter Zeit wurden diese Forderungen erhoben. Soll diese Haltung richtig gewürdigt werden, so muß man sich der Entwicklungsgeschichte der amerikanischen Industrie erinnern. In einem jungen Lande, wo die Grenzen zwischen den verschiedenen Bevölkerungsklassen äußerst beweglich und die Aufstiegsmöglichkeiten in einer Zeit raschester Ausdehnung der Industrie sehr bedeutend sind, eröffnen sich für den einzelnen Arbeiter in Amerika naturgemäß ungleich größere Aussichten als für seinen Kollegen in den europäischen Ländern, in denen die soziale Stufenleiter starrer festgelegt ist und der Rahmen des gewerblichen Lebens sich nur schrittweise erweitern läßt. Der amerikanische Arbeiter kennt ungezählte Fälle, wo seine Arbeitsgenossen bis zur Gipfelstellung aufgerückt sind und hofft das gleiche für sich und seine Kinder. Er hofft immer, nicht bis an sein Ende „Lohnarbeiter" zu sein. Ein weiteres Moment ist das Fehlen des „Klassenbewußtseins"; es besteht daher kein Verlangen, vom Staat Abhilfe zu fordern oder durch eine Arbeiterorganisation einen besonderen politischen Einfluß zu gewinnen, um mittels desselben die Allgemeinheit zu seinen Gunsten zu belasten. Dazu kommt noch die jedem Amerikaner von Kindheit an geläufige Formel: „Sorge für dich selbst und verlaß dich nur auf deine eigene

Kraft, aber nicht auf andere!" — Natürlich kann auch der bestverdienende Industriearbeiter einmal durch Krankheit, Krankheitsfälle in der Familie, zeitweise Stellungslosigkeit usw. in Armut geraten; aber das sind in der amerikanischen Vorstellung eben „Schicksalsschläge", nicht aber Besonderheiten eines klassenmäßigen Lebensgeschickes.

Nachstehend seien die einzelnen in den Vereinigten Staaten üblichen Formen der Sozialversicherung bzw. Versicherungsarten kurz erörtert. Von vornherein sei bemerkt, daß bisher eigentlich nur die Entschädigung bei „Unfällen" sichergestellt ist. Eine obligatorische Kranken-, Invaliditäts- oder Altersversicherung dagegen existiert bisher nicht. Die jetzige schwere Krisis hat allerdings diesen Fragen einen neuen Anstoß gegeben.

Die Unfallversicherung (workmen compensation), d. h. die Entschädigung für die Folgen von Berufsunfällen, ist von den verschiedenen Formen der Sozialversicherung wohl die begreiflichste als Akt der einfachsten sozialen Gerechtigkeit und des praktischen Bedürfnisses, basierend auf der Haftpflicht des Arbeitgebers (Liability-Act). Das erste Gesetz über Unfallentschädigung wurde im Staate Maryland im Jahre 1902 erlassen. Seither sind einschlägige Gesetze in nicht weniger als 45 anderen Staaten ergangen, so daß zur Zeit nur noch 3 (Südstaaten mit vorwiegend landwirtschaftlicher Negerbevölkerung) von den 48 Staaten der Union ohne derartige Gesetzgebung geblieben sind. Diese Gesetzgebung hat auch die Verwerfung seitens der Gerichte überlebt; denn der Oberste Gerichtshof hat, obgleich er die Unfallversicherungspflicht als Beschränkung der Freiheit des Unternehmers ansah, doch erklärt, „daß den wichtigsten Punkt, in welchem die Vertragsfreiheit beschränkt wird, die Entschädigung für Beeinträchtigung an Leib und Leben oder für Erwerbsbeschränkung infolge der Berufsgefahren bildet, und daß die Öffentlichkeit ein unmittelbares Interesse an diesem, das Gemeinwohl betreffenden Gegenstand hat". Allerdings besteht in den Vereinigten Staaten keineswegs ein einheitliches System der Unfallversicherung. Die Gesetze der verschiedenen Gliedstaaten zeigen, entsprechend deren Struktur, in bezug auf Anwendungsbereich, Verfahren und Unterstützungssätze weitgehende Abweichungen[1]. Meist nicht erfaßt sind große Gruppen von Arbeitnehmern, so die landwirtschaftlichen Arbeiter, die Hausangestellten, die Angestellten in Kleinbetrieben, diejenigen des öffentlichen Dienstes und endlich die Arbeitnehmer bei „nicht gefährlichen Beschäftigungen", was ein ziemlich weiter und unbestimmter Begriff ist. Die Gesetze einiger Staaten umfassen nur die unfallgefährlichen Betriebe und auch nur, sofern sie vier oder mehr Arbeiter beschäftigen. Im letzteren Falle ist die Begründung interessant: „Ein Arbeiter, der nur mit wenigen zusammenarbeitet, kennt deren Schwächen und deren Charakter. Er kann

---

[1] In 38 Staaten besteht eine Zwangsversicherung. Erfaßt sind wohl etwa 75% aller Arbeiter. Im Jahre 1917 fielen nach amtlicher Schätzung 8,5 Millionen Personen oder rund 40% der Lohnempfänger in den 40 Staaten, die damals eine entsprechende Gesetzgebung besaßen, unter keines der bestehenden Entschädigungsgesetze.

sich also ein Urteil darüber bilden, ob ihm durch die Nachlässigkeit seiner Arbeitskollegen eine Gefahr droht, so daß er durch größere Aufmerksamkeit einer Gefahr vorbeugen kann. Nicht so jene Arbeiter, die mit vielen anderen zusammenarbeiten und dadurch ihre Mitarbeiter selten oder gar nicht kennenlernen. Häufig sind diese auch nicht in ihrer Nähe, sondern an entfernteren Plätzen beschäftigt, so daß der Arbeiter keine Gelegenheit hat, sich von deren Charaktereigenschaften Kenntnis zu verschaffen. Von der Sorgfalt der Mitarbeiter hängt aber die eigene Sicherheit ab."

Die Versicherung erfolgt teils im Rahmen von Staatsfonds, teils bei privaten Versicherungsgesellschaften, teils im Wege gegenseitiger oder Selbstversicherung. Die staatlichen Fonds, wie sie in vielen Staaten, z. B. in New York, Kalifornien und Ohio bestehen, arbeiten im allgemeinen sehr gut; aber bezeichnenderweise hat selbst da, wo es Staatsfonds gibt, der Unternehmer noch oft genug die Freiheit der Wahl zwischen diesen Fonds und den privaten Versicherungsgesellschaften. Die Selbstversicherung wird allerdings durch einen Staatskommissar des Departement of insurance überwacht; auch die Zulassung einer privaten Versicherungsgesellschaft bedarf der Genehmigung, sei es eine Aktienunternehmung (stock corporation) oder eine Gesellschaft auf Gegenseitigkeit (mutual association). Die privaten Gesellschaften betrachten diese Unfallversicherung wohl als Verlustgeschäft, das anstandshalber übernommen werden muß, weil die Betriebe ihre übrigen Versicherungen bei der betreffenden Gesellschaft getätigt haben. Die Einnahmen aus anderen Versicherungen (Feuer, Leben, Einbruch usw.) zur Unfallversicherung bzw. Haftpflicht verhalten sich wie 8 : 1. — Die Gefahrziffern der verschiedenen Arbeitsvorgänge sind in einem „Handbuch (the Manual) zusammengestellt" entsprechend dem „Gefahrentarif" der deutschen Berufsgenossenschaften.

Die Leistungen sind in den einzelnen Staaten sehr verschieden. Beispielsweise wird nach dem Gesetz des Staates New York eine Entschädigung für einen Unfall nur dann gewährt, wenn dieser im Verlauf der Beschäftigung (on the course of the employment) eingetreten ist. Das hat zu vielen Klagen Veranlassung gegeben. Nach den Entscheidungen muß sich der Unfall ereignet haben: 1. auf dem Grundstück oder der Fabrikanlage des Unternehmers und 2. in angemessener Zeit vor Arbeitsbeginn oder nach Schluß der Arbeit und 3. ohne daß etwas anderes verfolgt wurde als die dienstliche Beschäftigung. — Unfälle auf dem Wege zur oder von der Arbeit sind nicht entschädigungspflichtig, da sie als öffentliche allgemeine Unfälle gelten, für welche die Industrie nicht verantwortlich ist.

In den Gesetzen der meisten Staaten ist eine längere oder kürzere Wartezeit vorgesehen, in der keine Entschädigung, wohl aber freie ärztliche Behandlung gewährt wird. In New Jersey z. B. beträgt die Wartezeit 10 Tage einschließlich des Unfalltages. Bei längerer als siebenwöchentlicher Arbeitsunfähigkeit wird der Betrag für die zehn Tage Wartezeit nachbezahlt.

Dem Verletzten steht freie ärztliche Behandlung zu, die eine Wiederherstellung ermöglicht. Die ärztliche bzw. chirurgische Behandlung wird teils unbegrenzt, teils für begrenzte Zeit gewährt; im letzteren Falle der länger dauernden Behandlung springen dann entweder die Firmen mit freiwilligen Leistungen oder Privatversicherungen oder charitative oder gewerkschaftliche Organisationen ein. Der Unternehmer muß für ärztliche oder Krankenhausbehandlung Sorge tragen bis zur Höhe von 50—100 Dollar; jedoch kann der Verletzte oder der behandelnde Arzt einen Antrag an das Entschädigungsbüro stellen, zur Nachprüfung der Notwendigkeit weiterer Behandlung. Weigert sich der Unternehmer, seinen Verpflichtungen nachzukommen, so kann der Verletzte selbst für seine Behandlung sorgen. Der Unternehmer ist dann gezwungen, die Rechnungen anzuerkennen und zu bezahlen; die Kosten dürfen aber die üblichen, bei gleicher Behandlung nicht überschreiten.

Im Staate New Jersey muß sich der Verletzte der Untersuchung eines ihm bekanntgegebenen Arztes unterwerfen. Er selbst kann verlangen, daß ein von ihm benannter Arzt der Untersuchung beiwohnt. Verweigert er die Untersuchung, so erhält er keine Entschädigung für die Dauer der Verweigerung. In Streitfällen entscheidet das Workman's Compensation Bureau. In anderen Staaten kann der Verletzte den Arzt wählen; das hat aber zu Mißbräuchen geführt, da vielfach nur die Ärzte aufgesucht wurden, die unberechtigten Wünschen der Verletzten entgegenkamen. Eine weibliche Verletzte ist auf Verlangen von einer Ärztin zu untersuchen.

In neun Staaten wird die Frage der Obduktion gesetzlich geregelt, in drei von diesen Staaten kann eine Partei die Obduktion verlangen, wenn die Todesursache zweifelhaft ist. Die Kosten muß diejenige Partei tragen, die die Obduktion fordert. In drei anderen Staaten kann der Unternehmer oder das Arbeitsamt die Leichenöffnung verlangen. In Kalifornien gibt das Gesetz dem Arbeitsamt das Recht, von den Angehörigen die Einwilligung zur Leichenöffnung zu verlangen. Bei Verweigerung wird angenommen, daß der Tod nicht durch einen Unfall verursacht wurde.

Die Entschädigung für dauernde, volle und teilweise Erwerbsunfähigkeit ist in den meisten Staaten zweckmäßig geregelt. Bei völliger Erwerbsunfähigkeit werden z. B. in manchen Staaten Renten in Höhe von 40—66% des früheren Wochenlohnes für die gesamte Dauer der Erwerbsunfähigkeit gewährt. In Kalifornien wird z. B. die Vollrente von 65% nach der 240. Woche automatisch auf 40% des ehemaligen Lohnes herabgesetzt. In anderen Staaten wiederum ist die höchst zulässige Summe auf feste Beträge beschränkt, die je nach Verdienst zwischen 3000 und 6000 Dollar liegen; oder es wird eine Bezugshöchstdauer für lebenslänglich oder für 1000 oder gar nur für 260 Wochen bestimmt. Manche Staaten geben Zuschläge für Familienväter oder bei Pflegebedürftigkeit und dergleichen mehr. — In den Gesetzen der verschiedenen Staaten werden die Begriffe des Hand-, Arm- oder Fußverlustes verschieden gefaßt. Eine genaue Begriffsbestimmung wird nicht von allen Staaten gegeben. Im Staate Alabama wird unter Hand das Glied bis zum Ellbogen verstanden, während in Kolorado die Hand nur bis zum Handgelenk reicht. In Connecticut versteht man unter Arm das Glied vom Ellbogen bis zur Schulter, in Idaho vom Handgelenk bis zur Schulter. In Kansas reicht der Fuß bis zum Knie, in Montana nur bis zum Knöchel. In New Jersey versteht man unter Bein das Glied vom Knie bis zur Hüfte, in Utha vom Knöchel bis zur Hüfte. Der Verlust beider Hände, Arme, Augen usw. gilt als volle dauernde Erwerbsunfähigkeit. Bei dauernder Gebrauchsunfähigkeit eines Gliedes werden ebenfalls obige Sätze gewährt.

Hernien (Leisten-, Schenkel-, Bauchbrüche) werden im allgemeinen nicht als Unfallschaden angesehen, da sie in der Regel durch die Arbeit nur verschlimmert worden sind. In fünf Staaten muß sich der Patient einer radikalen Operation unterwerfen, sofern er eine Entschädigung beansprucht. Verhindert sein Zustand die Operation, so erhält der Arbeiter in diesen Staaten bis zu seiner Wiederherstellung auch ohne Operation die Entschädigung. In 12 Staaten wird eine Entschädigung gewährt, sofern der Bruch plötzlich und mit großen Schmerzen auftritt und er die unmittelbare Folge des Unfalls ist und nicht bereits früher in irgendeinem Grade bestanden hat.

Simulation kommt nicht selten vor, besonders zu Zeiten wirtschaftlichen Niederganges. Simulation und die Sucht, die Krankheitszeit zu verlängern, zeigt sich besonders dort, wo noch weitere Hilfskassen bestehen, die bei Erkrankung einen Zuschuß geben, da die Entschädigung aus der Unfallversicherung plus der der Hilfskasse höher ist als der normale Lohn. Nicht selten übernimmt auch der Verletzte, während er Entschädigungsansprüche bezieht, eine andere Arbeit und erhält so gleichzeitig Entschädigung und Lohn.

Auf Antrag einer Partei unter Zustimmung der anderen kann durch das Workman's Compensations Bureau die jeweilige Rente unter Berechnung von 5% Zinsen in eine Abfindung umgewandelt werden, sofern es im Interesse des Verletzten oder seiner Hinterbliebenen liegt, oder zum Zwecke, unbillige Härten und Ausgaben der einen Partei zu vermeiden, oder wenn der Verletzte fortzieht oder die Vereinigten Staaten verlassen will. Ungeprüft darf keine Umwandlung erfolgen; allgemein ist der Grundsatz maßgebend, daß die wöchentliche Rente einen Ersatz bilden soll für den entgangenen wöchentlichen Verdienst. Die Umwandlung der Rente in eine Abfindung soll Ausnahme bei ungewöhnlichen Umständen bleiben.

Beim Tode des Verletzten erhalten die Hinterbliebenen einen festen oder nach Lohnhöhe prozentualen Betrag, abgestuft nach Verwandtschaftsgrad und wirtschaftlicher Abhängigkeit. Sämtliche Staaten haben Maximalgrenzen für die verschiedenen Formen der Entschädigung aufgestellt, manche auch Minimalgrenzen. Bei selbstverschuldeten Unfällen (Fahrlässigkeit, Trunkenheit und dergleichen) werden nur halbe Renten bezahlt. Wenn ein Arbeiter sich einer zu seiner Verfügung stehenden Schutzvorrichtung nicht bedient, so erhält er im Falle eines Unfalles nur die Hälfte der Entschädigung. Andererseits können Unternehmer, welche den Unfallschutz schuldhaft versäumt haben, haftpflichtig gemacht werden; sie können unter Umständen zur Auszahlung einer Doppelrente an den Verletzten verurteilt werden.

Es zeigt sich also, daß das Schicksal des Arbeitnehmers im Falle eines Unfalles weitgehend von dem Ort abhängt, an dem er im Zeitpunkt seiner Verletzung gerade gearbeitet hat. Es muß einfach als Glückssache gelten, ob er eine reichliche Rente auf Lebenszeit oder eine knauserige Unterstützung auf 5 Jahre erhält, und es ist um so mehr Glücksache, weil bekanntlich der amerikanische Arbeitnehmer den Arbeitsort ungleich öfter wechselt als der europäische. Übrigens kann der verletzte Arbeiter auch auf seinen gesetzlichen Entschädigungsanspruch verzichten und den Privatklageweg ergreifen, wo er unter Umständen größere finanzielle Chancen hat, aber den Nachweis eines Verschuldens des Arbeitgebers führen muß — während nach dem Compensation law die Schuldfrage nicht weiter geprüft wird.

Als Beispiel für die Rentensätze seien nachstehend diejenigen des Staates New Jersey angeführt:

Bei voller dauernder Erwerbsunfähigkeit soll eine Entschädigung nicht mehr als 400 Wochen gezahlt werden, es sei denn, daß der Verletzte sich zu einer Behandlung zur Wiederertüchtigung bereitfindet, die von einer staatlichen Kommission bestimmt wird. Während der Behandlung erhält er die Vollrente. Nach der Behandlung vermindert sich seine Rente um den Betrag seines Verdienstes. Je nach Bedarf findet eine Nachprüfung seines Zustandes statt.

Bei dauernder teilweiser Erwerbsunfähigkeit wird die Entschädigung nach dem Ausmaß derselben bemessen, und zwar werden z. B. bei Gliedverlust usw. die folgenden Entschädigungen gewährt:

Verlust des Daumens	60	Wochen
„ „ ersten Fingers	35	„
„ „ zweiten Fingers	30	„
„ „ dritten Fingers	20	„
„ der großen Zehe	30	„
„ einer anderen Zehe	10	„
„ einer Hand	150	„
„ eines Armes	200	„
„ eines Fußes	125	„
„ eines Beines	175	„
„ eines Auges	100	„
„ je eines Zahnes	4	„
„ des Gehörs auf einem Ohr	40	„
„ des Gehörs auf beiden Ohren	160	„

In Pennsylvanien z. B. wird eine Entschädigung erst gewährt, wenn der Unfall eine Arbeitsunfähigkeit von mehr als 10 Tagen zur Folge hatte, und zwar bei voller Unfähigkeit 60% des durchschnittlichen Wochenlohns, jedoch im ganzen nicht länger als 500 Wochen und nicht mehr als 5000 Dollar. Die Kosten für die ärztliche Behandlung hat für die ersten 30 Tage bis zur Höhe von 100 Dollar der Arbeitgeber zu tragen. Bei tödlichen Unfällen hat der Arbeitgeber die Begräbniskosten bis zu 100 Dollar zu übernehmen. Hinterbliebenenrente wird bis zur Höchstdauer von 300 Wochen gezahlt; der Betrag richtet sich nach der Zahl der Hinterbliebenen. Zu den traumatischen oder elektrischen Unfällen gehören in einzelnen Staaten auch andere plötzliche, mit der Berufstätigkeit verknüpfte Schädigungen, wie Hitzschlag, akute Vergiftung oder Infektion u. dgl. m.

Weiters haben wir in mehreren Staaten eine Gleichstellung bestimmter gewerblicher Berufskrankheiten mit den Unfällen. Umfang und Organisation sind allerdings teilweise recht verschiedenartig. Nachdem schon früher verschiedene akute Berufskrankheiten, so Sonnen-

stich, Erfrieren, Vergiftungen, Infektionen usw. als „Unfälle" anerkannt worden waren, wurden bisher in 10 Staaten noch besondere gesetzliche Vorschriften betreffend der eigentlichen Gewerbekrankheiten
erlassen. Hiervon haben fünf (Minnesota, New Jersey, New York, Ohio,
Illionois) besondere Listen mit Spalte der Krankheiten einerseits — der
gefährdeten Berufsgruppen andererseits, mit Bindung der beiden Spal-
ten. Die anderen fünf Staaten (Kalifornien, Connecticut, Nord-Dakota,
Wisconsin, Massachusetts) nennen nur die einzelnen Berufskrankheiten.
Dabei finden sich meist besondere Anweisungen über die ärztliche Untersuchung bei Berufskrankheiten mit Überweisung an bestimmte Ärzte.
Einige Staaten sehen auch periodische prophylaktische Untersuchungen
besonders gefährdeter Arbeitergruppen vor. Ähnliches gilt auch für
Hawai, Philippinen und Porto Rico. Der Kongreß selbst hat Gesetze
erlassen über die Unfallentschädigung der in den Bundes-(Staats-)Be-
trieben, sowie in Export, Zwischenhandel und Schiffahrt tätigen Personen. Auch hier sind (außer den Unfällen und den typischen gewerblichen Vergiftungen) auch Krankheiten einbezogen, soweit sie mit der
Berufstätigkeit in Beziehung stehen, so z. B. Pneumonie, Tuberkulose,
Milzbrand und andere Zoonosen, endlich Tropenkrankheiten und sonstige
Krankheiten der Schiffsbesatzungen. Dagegen haben einige große
Industriestaaten, wie Pennsylvania oder Michigan, noch keine Sonder-
regelung getroffen. Für Michigan wurde allerdings in letzter Zeit ein
besonderes Departement für Gewerbehygiene beim dortigen Gesundheitsamt gegründet und damit auch für die Erfassung der Berufskrankheiten der Weg geebnet. Die westlichen Industriestaaten, wie Missuri,
Kolorado, Montana, Idaho, Washington usw. oder gar die Südstaaten
haben für eine Sonderregulierung noch keinerlei Interesse gezeigt. Ebenso
verschiedenartig ist auch die Organisation hinsichtlich der für Entgegen-
nahme und Behandlung der einlaufenden Meldungen bestimmter Amtsstellen. Bei einer kleinen Gruppe von Staaten erfolgt dies durch die
Departments of Labor (Arbeitsamt, in denen auch beamtete Ärzte tätig
sind) — bei der Mehrzahl der Staaten jedoch ist das Department of
Health (Gesundheitsamt) zuständig. Über den Umfang der gemeldeten
Berufskrankheiten mögen nachstehende amtliche Zahlen Auskunft
geben: Sehr gut organisiert ist der Dienst in Ohio. Dort (in Columbus)
hatte ich Gelegenheit, mich eingehender mit dieser Materie zu befassen.
Die Entschädigung von bestimmten Berufskrankheiten wurde bereits
seit dem Jahre 1913 vorbereitet; die derzeitige Liste stammt aus dem
Jahre 1920; sie enthält 15 Krankheitsformen, nämlich: Infektion durch
Milzbrand und Rotz — verschiedene Vergiftungen — akute und chronische Hautkrankheiten einschließlich Teerkrebs usw. — endlich die
Aerämie (Caissonkrankheit). Dort wurden Gewerbekrankheiten gemeldet in den Jahren 1926 mit 1928:

Jahr	Insgesamt	Entschädigungs-pflichtige	Sonstige
1926	1305	1204	101
1927	1056	987	69
1928	1173	1107	66

Was die Gruppe der „entschädigungspflichtigen“ Berufskrankheiten betrifft, so standen hier die verschiedenen Hautkrankheiten (mit 998, 778, 883 Fällen) weitaus an erster Stelle; mit Abstand folgten die Bleischäden (mit 182, 176, 180 Fällen). Die übrigen Krankheitsformen traten wesentlich zurück, so Schädigungen durch:

    Benzol und aromatische Verbindungen mit 6, 13, 11 Fällen
    Messing und Zink . . . . „ 12, 5, 9 „
    Teer- und Paraffinepitheliom . . . . . „ 1, 4, 3 „
    Benzin und Naphtha . . . . „ 2, 5, 3 „

Quecksilber-, Schwefelkohlenstoff-, Kohlenoxyd- usw. Vergiftungen waren nur vereinzelt. Von Preßluftkrankheiten wurden im Jahre 1928 16 Fälle gemeldet.

Was im speziellen das Blei betrifft, so standen an erster Stelle die Akkumulatorenarbeiter, an zweiter die Maler, an dritter die Glasierer und Emaillierer, an vierter die Metallgießerei usw., an fünfter die Bleiweißindustrie usw.

Aus anderen Staaten wurden mir nachstehende Zahlen über Gewerbekrankheiten mitgeteilt: Wisconsin (1928): 395 Fälle, davon 170 Vergiftungen, 75 Staublungen, 27 Preßlufterkrankungen, 16 Infektionen — Kalifornien (1927): 1339 Fälle, davon nur 93 Bleivergiftungen, dagegen viele Vergiftungen durch Lösungsmittel und Hautkrankheiten. — Minnesota verzeichnete (1928) 216 — Illinois 86 Fälle usw.

Eine Krankenversicherung besteht in den Vereinigten Staaten überhaupt nicht. In verschiedenen Staaten ist es zu einschlägigen Untersuchungen gekommen; ein Gesetz über Versicherung für den Krankheitsfall hat auch tatsächlich den Senat des Staates New York im Jahre 1919 durchlaufen. Aber der Widerstand von Interessentenseite hat bisher alle Vorschläge einer Gesetzgebung der bezeichneten Art wirksam zu vereiteln gewußt. Selbst im Falle der Annahme eines entsprechenden Gesetzes bleibt es ungewiß, ob nicht die Gerichtshöfe es für verfassungswidrig erklären würden. Abgesehen von gewissen Leistungen, die einige Unions für ihre Mitglieder bei Krankheit bieten, waren die amerikanischen Arbeiter bis in die jüngste Zeit hinein im Krankheitsfalle nur auf ihre eigenen Hilfsmittel angewiesen. Etwa ein Drittel von ihnen hatte sich durch Selbstversicherung gedeckt; aber die grobe Masse der ungelernten und geringer bezahlten Arbeitnehmer war praktisch in Erkrankungsfällen ziemlich unversorgt.

Was die Morbidität unter den amerikanischen Arbeitern betrifft, so haben amtliche Erhebungen ergeben, daß im Laufe des Jahres etwa 20% der Arbeiter krank werden, und zwar für durchschnittlich 35 Tage. Es wurde ferner berechnet, daß jeweils im Durchschnitt 2,3% infolge von Krankheit arbeitsunfähig sind[1]. Auch im Bereiche der Krankenversicherung haben zahlreiche Arbeitgeber Einrichtungen zu wechselseitiger Unterstützung für ihre Betriebe geschaffen. Sie tragen meistens selber mehr oder weniger zu den Lasten bei. Eine Reihe von Industriebetrieben, Warenhäuser und sonstige große Konzerne haben für ihre Angestellten und Arbeiter etwas unseren Betriebskrankenkassen Ähnliches eingerichtet. Vielfach allerdings erfolgt die Fürsorge nicht vollkommen

---

[1] Commons v. Andrews: Principles of Labor Legislation. S. 465.

unentgeltlich und meist in der Weise, daß ein Fabrikarzt und Krankenpflegerinnen angestellt werden, die im Betriebe selbst Sprechstunde halten, auch wohl die kranken Angestellten, teilweise auch ihre Angehörigen, zu Hause aufsuchen. Es sind auch Fabrikkrankenhäuser errichtet; gelegentlich schließen sich mehrere Betriebe zusammen, um sie zu betreiben oder auch den Arzt und die Pflegerin anzustellen. Über den Umfang aller dieser Einrichtungen liegen genaue Angaben nicht vor; immerhin dürfte ihre Zahl, wie auch die für die Arbeitgeber erwachsenden Kosten recht beträchtlich sein.

Auch der freiwillige Zusammenschluß von Berufsständen und sozial gleichgestellten Schichten zu irgendeiner Art von Krankenversicherung kommt vor (Fraternal Orders, Mutual Benefit Association). Solche Gesellschaften, die sich aus den Angestellten eines Industriebetriebes zusammensetzen, wollen ihren Mitgliedern im Falle einer Erkrankung Heilung und Unterhalt gewähren. Meist werden die Prämien von den Angestellten allein bezahlt und auch die Verwaltung von ihnen selbständig geführt. In anderen Fällen beteiligen sich die Arbeitgeber an der Verwaltung dieser Kassen. Einige derselben übernehmen nicht nur sämtliche Arzt- und Krankenhauskosten, sondern übernehmen auch die Rolle einer Streikkasse und Leihkasse in Notfällen. Mehrere dieser Kassen verlangen von ihren Mitgliedern, daß sie sich in bestimmten Zeiträumen einer ärztlichen Untersuchung unterziehen, um so durch vorbeugende Maßnahmen die Versicherungskosten zu reduzieren.

In der Sektion für Gesundheitswesen der in Paris abgehaltenen Internationalen Konferenz für Sozialwissenschaft (1928) hat Dr. Homer Folks interessante statistische Ziffern vorgelegt, denen wir folgendes entnehmen: Der Gesamtbetrag, der von der 120 Millionen zählenden Bevölkerung der Union für Heilzwecke oder im Zusammenhang mit Krankheit getragen werden muß, beträgt die nahezu unvorstellbar hohe Summe von 15 Milliarden Dollar im Jahr, von denen nicht weniger als 93% direkt von den Kranken und ihren Familien getragen werden. Die Höhe der Summe wird allerdings dadurch erklärt, daß — echt amerikanisch — auch eine Statistik über jene Summen aufgestellt wird, die durch vorzeitigen Tod infolge Krankheit nicht verdient werden. Selbst wenn man diese, zwar angeblich auf wissenschaftlichem Wege ermittelten, aber immerhin horrenden Summen ebenso abrechnet wie die Lohnverluste, die während der Krankheit entstehen, bleibt noch immer ein Betrag von rund 8,26 Milliarden Reichsmark übrig, der nur für Ärzte-, Krankenhaus- und Heilungskosten aufgebracht werden muß. Von den 745 Millionen Dollars, die durchschnittlich jährlich in Amerika an Ärztehonorare bezahlt werden, sind 708 Millionen direkt von den Patienten und nur 37 Millionen durch staatliche Fürsorge zu tragen. Etwas „europäischer“ ist das Verhältnis bei den Krankenhauskosten. Sie machen im Durchschnitt 404 Millionen Dollar aus, von denen immerhin 261 von der Allgemeinheit getragen werden, da zahlreiche öffentliche Krankenhäuser entweder vom Staat oder von privaten Wohltätigkeitskorporationen unterhalten werden. Eine kassenmäßige Vorsorge für Heilmittel scheint man in der Union nicht zu kennen, denn von dem für diese Zwecke aufgewandten Betrag von 680 Millionen Dollar entfallen nicht weniger als 650 Millionen auf die Patienten selbst. — Dr. Folks schließt seine statistischen Mitteilungen mit der Feststellung, daß es bedauerlich sei, wenn Amerika angesichts dieser ungeheuren Krankheitskosten seiner Bevölkerung nur den relativ verschwindend kleinen Betrag von 76 Millionen Dollar jährlich für Zwecke der Verhütung von Krankheiten ausgibt. Er betont jedoch ausdrücklich, daß er das europäische System der allgemeinen, zwangsweisen Einführung von Krankenkassen keineswegs empfehlen könne, sondern eine entsprechende Erhöhung der für vorbeugende Maßnahmen ausgeworfenen Summen für weitaus zweckentsprechender hielte.

Alters-, Invaliden- und Hinterbliebenen-Versicherung. Bemerkenswert sind die Versuche der American Federation of Labor, ein Bundesgesetz über Altersversicherung herbeizuführen. Diese Bestrebungen suchten zunächst die Möglichkeit eines Einschreitens des Obersten Gerichtes zu umgehen, und der Ausschuß, der zur Prüfung dieser Frage eingesetzt war, kam in einem Bericht vom Jahre 1922 zu dem Ergebnis, daß ein etwaiges Bundesgesetz auf diesem Gebiete von den Gerichten fast mit Sicherheit als verfassungswidrig erklärt werden würde; aber, führte der Ausschuß weiter aus, die Bundesversammlung sei nach dem Wortlaut der Verfassung zuständig „to raise and support armies", also Armeen aufzustellen und zu unterhalten, und er kam demgemäß zu dem Vorschlag, man solle eine „old age home guard", eine Art Heimatwehr der alten Leute aufstellen, der Personen beider Geschlechter von über 65 Jahren ohne weiteres angehören würden. Auf Grund dieser Mitgliedschaft sollten sie dann vom Kriegsministerium eine Jahresrente beziehen. Ein Gesetz in diesem Sinne war tatsächlich im Jahre 1909 in der Bundesversammlung beantragt worden, und noch 13 Jahre später gelangte die Federation of Labor zu dem Ergebnis, daß dieser sonderbare Umweg auch jetzt noch der gangbarste sei, um über die aus der Bundesverfassung sich ergebenden Hemmungen hinwegzukommen. Inzwischen haben 10 Staaten seit 1915 eine beitragslose Pensionsversicherung eingeführt. Gegenüber zweien dieser Gesetze haben die Gouverneure der betreffenden Staaten ihr Veto eingelegt, zwei sind von den Gerichten für unwirksam erklärt worden, und in einem fünften Staat ist der Pensionsfonds praktisch zahlungsunfähig, so daß nur fünf derartige Versicherungssysteme gegenwärtig in Wirksamkeit sind. Außerdem sind etwa 300000 Bundesangestellte durch Pensionsansprüche gesichert; aber die Gesamtzahl der alternden Arbeitnehmer, die Anspruch auf irgendeine Art von Unterstützung haben, ist recht gering.

Ich erwähne in diesem Zusammenhange eine Angabe in der deutschen Gewerkschaftsliteratur, welche lautet: „auf unsere interessierte Frage an amerikanische Gewerkschaftskreise, was denn in einem Lande ohne Altersversicherung aus den alten Leuten werde, erhielten wir wiederholt die fast stereotype Antwort: ein guter Teil von ihnen habe Ersparnisse, viele leben bei ihren Kindern, ein großer Teil sterbe ‚in den Sielen', und nur ein kleiner Teil gehe ins Armenhaus."

Eine zweifellos erhebliche Zahl von Firmen hat schon früher ihren alten ausgedienten Arbeitnehmern Zuschüsse gewährt oder überhaupt ihren Unterhalt getragen. Neuerdings aber breitet sich in den Vereinigten Staaten immer mehr der Brauch aus, ein förmliches Versicherungssystem aufzustellen, das die Zahlung bestimmter Rentenbeträge unter näherbezeichneten Bedingungen festlegt. Die Beiträge zur Alters- bzw. Pensionsversicherung wurden anfangs von den Arbeitgebern allein geleistet; doch legten die Arbeiter selbst Wert darauf, sich selbst zu beteiligen. Bei 95% der Versicherungen zahlen die Arbeiter mit! — Ärztliche Untersuchung ist im allgemeinen nicht vorgesehen; nur in einigen wenigen Staaten ist sie vorgeschrieben. — Bei Verlassen des Betriebes erhält der Arbeiter seine Police ausgehändigt und kann sich unter gleichen Bedingungen selbst weiterversichern. Die Wartezeit für die Aufnahme schwankt zwischen 3 Monaten bis 1 Jahr Betriebszugehörigkeit. Der Grundbetrag beträgt meist 500 Dollar (300—1000—5000 Dollar); die Höhe ist meist von der Dienstzeit abhängig, derart, daß die versicherte Summe nach jedem Dienstjahr ansteigt. Allerdings gelten diese Fürsorgemaßnahmen nur für Betriebe mit über 50 Arbeitern.

Nach Feststellungen des bekannten Forschungsinstituts der Arbeitgeber, des National Industrial Conference Board, waren im Jahre 1925 268 derartige Versicherungseinrichtungen geschaffen worden, die annähernd 3 Millionen Arbeitnehmer erfaßten. Die Zahl dürfte inzwischen wohl wesentlich zugenommen haben. Nach Pressemitteilungen sollen zur Zeit etwa 10% der Industriearbeiter, die hauptsächlich in 150 Großbetrieben tätig sind, einen Anspruch auf derartige „Pensionen" haben. Nach persönlicher Mitteilung der Ind. Relations Counsellors erhalten in den Vereinigten Staaten zur Zeit etwa 80—100000 Arbeiter Alterspensionen im Gesamtbetrage von jährlich etwa 50—60 Millionen Dollar — im Mittel etwa 590 Dollar je Kopf und Jahr. Ferner haben 4 Staaten Pensionskassen für ihre Angestellten und Arbeiter. Dazu kommen endlich noch die Einrichtungen der (10) Trade-Unions, welche 11500 Pensionisten mit jährlich 4 Millionen Dollar (also je Kopf und Jahr rund 350 Dollar) versorgen.

Die am meisten verbreitete und volkstümlichste Form der Versicherung im Rahmen des Betriebes ist die für den Todesfall. Sie wird entweder unmittelbar vom Arbeitgeber durchgeführt oder — und das ist der häufigere Fall — im Wege einer Gruppenversicherung von einer privaten Versicherungsgesellschaft. Die Gruppenversicherung ist nur in Betrieben mit wenigstens 50 Arbeitern zulässig. Zuweilen trägt der Arbeitgeber die Kosten der Police allein, aber häufiger ist der Fall gemeinsamer Beiträge des Arbeitgebers und des Arbeitnehmers. Dem Todesfall ist meist die völlige Arbeitsunfähigkeit gleichgestellt. Beachtlich ist, daß häufig die Police nicht übertragbar ist und daß die Ansprüche daraus für den Arbeitnehmer, der aus dem Dienste der betreffenden Unternehmung ausscheidet, erlöschen. Die Beiträge auf die die Lebensversicherung abgeschlossen wird, schwanken zwischen 500 und 3000 Dollar. Schätzungsweise waren im Jahre 1927 über 3 Millionen Arbeitnehmer dieser Art der Versicherung teilhaftig, und die von den Versicherungsgesellschaften eingegangenen Policen, d. h. also ohne die Fälle eigener Versicherung durch den Unternehmer, erreichten den Betrag von 5,6 Millionen Dollar.

Auch die Unions haben sich im Bereiche der Versicherung betätigt, teilweise offenbar mit der Absicht, den Rückwirkungen der sozialen Betätigung der Arbeitgeber auf ihre Mitgliederbewegungen entgegenzuwirken. Im Jahre 1927 wurde die Union Labor Life Insurance Company, eine Lebensversicherungsgesellschaft unter dem Schutze des Amerikanischen Arbeiterverbandes, ins Leben gerufen. Während der ersten neun Monate ihres Bestehens hat sie Policen für den Fall des Todes oder völliger Erwerbsunfähigkeit im Betrage von 34 Millionen Dollar mit 50 000 Gewerkschaftsmitgliedern abgeschlossen. Aber es kann wohl kein Zweifel darüber bestehen, daß bei einem Wettlauf im Bereiche sozialer Fürsorgemaßnahmen zwischen der organisierten Arbeit und dem organisierten Kapital die erstere nur geringe Erfolgsaussichten hat.

Es bleibt abzuwarten, ob diese verschiedenen Einrichtungen freiwilliger Versicherung auch in schlechten Zeiten standzuhalten vermögen — denn tatsächlich sind sie beinahe alle in einer Zeit der Prosperity eingerichtet worden — und ob die Arbeitgeber in der Lage und gewillt sind, diese Lasten auch in schlechten Zeiten zu tragen. Schließlich sind die von den Arbeitgebern geschaffenen Versicherungseinrichtungen keineswegs wirklich umfassend, weil die Kleinbetriebe, deren es in den Vereinigten Staaten Tausende gibt, bisher die entsprechenden Lasten nicht auf sich zu nehmen gewillt sind. Die Arbeitnehmer der Großbetriebe sind also vergleichsweise günstiger gestellt als diejenigen in den kleineren Betrieben.

Ich hatte Gelegenheit, mich bei der größten amerikanischen Versicherungsgesellschaft (und auch wohl größten Gesellschaft der Welt), der Metropolitan Life Insurance Company in New York, näher über die „Gruppenversicherung" zu informieren. Dort besteht für alle Fragen der Gruppenversicherung ein besonderes Industrial Relations Department, welches nebenbei auch verschiedene andere Fragen des „Arbeitsproblems" studiert. Bis Ende August 1929 bestanden 2093 derartige Policen mit 652 217 Arbeitern; dazu kam noch das Personal des eigenen Betriebes mit insgesamt 40 000 Personen, so daß also rund 700 000 Arbeiter und Angestellte in „Gruppenversicherung" bei der Metropolitan Life Insurance Company standen. — Wenn eine Fabrik Antrag auf Versicherung ihrer Arbeiter gegen Krankheit, Invalidität oder Tod (nicht aber Unfall; dieser wird staatlich entschädigt) stellt, so wird der Betrieb zunächst von Beamten der Gesellschaft besichtigt und das „Risiko" festgestellt. Die Höhe der Prämie richtet sich nach dem allgemeinen Gefährdungsgrad, Güte der Betriebseinrichtung, hygienische Fürsorge usw. Wenn wesentliche Verbesserungen vorgenommen werden, wird die Prämie herabgesetzt. Bei besonders gefährlichen Betrieben findet noch eine Sonderuntersuchung und je nach Ausfall derselben evtl. eine besondere Einstufung statt; Änderungen der Fabrikation müssen der Gesellschaft gemeldet werden. Eine ärztliche Aufnahmeuntersuchung der Arbeiter findet nicht statt.

Zur Begutachtung und Überwachung der Betriebe hat die Gesellschaft 6 Sonderbeamte, 3 Chemiker und 3 Ärzte, aufgestellt, denen ein gut eingerichtetes gewerbehygienisches Laboratorium zur Verfügung steht. — Zur Zeit wurden Untersuchungen in der Baumwollindustrie vorgenommen; im Baumwollstaub wurden gefunden: SiO_2 26% beim opener, 6,9% beim Wolf. Weitere Sonderuntersuchungen erfolgten in der Akkumulatorenindustrie, in CO = Betrieben usw. Für die Unfallsicherung und entsprechende Erhebungen stehen weitere 3 Ingenieure zur Verfügung. Die Überprüfung ist für die Betriebe kostenlos. Weiters sind etwa 10—12000 Nurses engagiert, von denen etwa 1000 von der Metropolitan selbst angestellt sind, während die anderen von Fall zu Fall honoriert werden. Außerdem ist eine Oberschwester angestellt, die in den Fabriken herumreist und die Sanitäts- und Wohlfahrtseinrichtungen kontrolliert. Ferner entfaltet der „Industrial Health Service" der Gesellschaft eine lebhafte hygienische Propaganda in Wort und Schrift. Drucksachen wurden ausgegeben über: Arbeitergesundheit — Künstliche Atmung — Rettungsstation in Kleinbetrieben — Die klinische Untersuchung in der Industrie (mit Formblattmustern, Literatur usw.) — Die Zahnpflege bei den Arbeitern — usw.

Periodische ärztliche Untersuchungen sind nicht vorgesehen, doch wird augenblicklich der Plan erwogen, die versicherten Arbeiter gefährlicher Betriebe durch die „Fabrikärzte" regelmäßig nachuntersuchen zu lassen. Evtl. wird versucht werden, dies durch die Arbeitgeber selbst durchführen zu lassen, da ihm dann evtl. ein Prämiennachlaß gewährt werden könnte. — Verfahren bei Anspruch: Der kranke oder invalide Arbeiter schickt einen Antrag auf Rente an die „Metropolitan Life Insurance Company", begründet durch ein ärztliches Zeugnis, worauf in den meisten Fällen ohne weiteres die Auszahlung der Entschädigung erfolgt. Bei Zweifeln oder bei Unzuverlässigkeit des begutachtenden Arztes erfolgt Nachuntersuchung durch einen eigenen Vertrauensarzt. — Leistungen: Die Krankenrente beträgt höchstens $2/_3$ des Lohnes für 26 Wochen, die Pension bzw. Invalidenrente etwa 40% des letzten Einkommens. Evtl. staatliche oder private Entschädigungen werden dadurch nicht beeinflußt. — Beiträge: Die Aufbringung ist verschieden, zum Teil von der Firma allein, zum Teil von Firma und Arbeiter, gemeinsam derart, daß erstere etwa $1/_4$—$1/_2$, letztere $1/_2$—$3/_4$ der Beiträge entrichten.

In diesem Zusammenhange einige kurze allgemeine Worte über die Lebensversicherung in den Vereinigten Staaten von Nordamerika. Die Lebensversicherung in Amerika ist in einem Maße emporgewachsen, demgegenüber unsere Versicherung trotz ihrer staatlichen Förderung noch sehr erweiterungsfähig erscheint. Die Zahl der Versicherten hat sich von 1914—1924 vervierfacht; der Geldbestand der Gesellschaften betrug 1924 etwa 10 Milliarden Dollar. In Amerika laufen 110 Millionen Lebensversicherungspolicen, d. h. durchschnittlich hat jeder erwerbsfähige Mensch zwei oder noch mehr Policen genommen. Ohne die grundverschiedenen Verhältnisse dort zu übersehen, darf doch darauf hingewiesen werden, daß allein eine, allerdings die größte Versicherungsgesellschaft, die Metropolitan Life Insurance Company, neben 18 Millionen Volksversicherten etwa 6 Millionen reguläre Policen laufen hat. 1922 betrugen in den Vereinigten Staaten die Versicherungssummen in der regulären Versicherung 41 Milliarden, in der Volksversicherung 3,65 Milliarden; die Gruppenversicherung betrug 1912 13 Millionen, 1916 152 Millionen, 1926 5,6 Milliarden Dollar. Dazu kamen fast 9 Milliarden bei Brüderschaftsversicherungen und 3 Milliarden staatliche Versicherung. Die Gesamtsumme wuchs 1926 auf 80 Milliarden. Man betrachtet eben in Amerika die Lebensversicherung als die beste Sparkasse. Die Federation of Labor schätzt, daß allein ihre Mitglieder je Jahr über 100 Millionen Dollar an Lebensversicherungsprämien zahlen, zumeist in der Form der „Sozialpolicen", auf welche die Prämie wöchentlich erhoben wird. Umgekehrt wurden an Arbeiter und Angestellte jährlich mehr als eine Milliarde Dollar rückbezahlt.

Wie bereits erwähnt, haben auch die Unions, d. h. die Arbeiterorganisationen für ihre Mitglieder selbst Lebensversicherungen eingerichtet, so die Union Labor Life Ins. Co. mit einem Versicherungsbestand von 37 Millionen Dollar, und die Union Cooperative Life Ins. Co. mit einem Versicherungsbestand von 50 Millionen Dollar.

Ein neuer origineller Vorschlag zur Lösung des Problems der Alters- und Invalidenversicherung bzw. auch einer Hinterbliebenenversicherung wurde in allerletzter Zeit gemacht, er stammt von dem früheren Leiter des größten Automobilkonzerns der Welt, Mr. John Raskop. Sein Plan sieht die Gründung einer Aktiengesellschaft mit über 21 Milliarden Mark Kapital vor, die auf rein geschäftlicher Grundlage eine Art Altersversicherung schaffen soll. Die Aktien sollen ausschließlich von Arbeitern und Angestellten gezeichnet werden; in weniger als 10 Jahren erwartet man die volle Einzahlung des Kapitals, wenn die Lohnempfänger durch monatliche Beiträge für 150 Dollar Aktien im Jahre erwerben würden. Es wird angenommen, daß das Unternehmen seinen Aktionären eine Mindestdividende von 5% bezahlt, so daß dem einzelnen, falls er neben den jährlichen Einzahlungen auch die Dividende zum Kapital schlägt, nach Ablauf von 20 Jahren eine Summe von 15000 Dollar, nach 30 Jahren eine solche von fast 30000 Dollar zur Verfügung stehen würde; damit ist nicht nur den Aktionären der Lebensabend gesichert, sondern in vielen Fällen auch den Kindern eine gewisse Erbschaft in Aussicht gestellt. Da das Unternehmen sein Kapital ausschließlich in Aktien und Schuldverschreibungen der größten und solidesten amerikanischen Gesellschaften anlegen will, würden die an ihm beteiligten Lohnempfänger durch dieses System indirekt zu Aktionären und Teilhaber der größten Unternehmungen der Vereinigten Staaten (vgl. hierzu die folgenden Ausführungen über Aktienbesitz des Arbeiters).

Auch für den Fall der Arbeitslosigkeit fehlten in den Vereinigten Staaten bisher Fürsorge- und Versicherungsmaßnahmen. Zwar sind entsprechende Gesetzentwürfe im Laufe der Zeit in sechs der industriell wichtigsten Staaten aufgestellt worden, besonders in Zeiten, in denen, wie gegenwärtig, das Vorhandensein einer beträchtlichen Zahl

Arbeitsloser sich der öffentlichen Aufmerksamkeit aufdrängte; aber bis jetzt hat keiner dieser Entwürfe zum Gesetz ausreifen können. Es mag ja zutreffen, daß Arbeitslosigkeit in den Vereinigten Staaten bisher weniger hart empfunden wurde als in europäischen Ländern. Bei uns würde ein Maurer, wenn er in seinem gewohnten Berufe keine Stellung finden kann, nicht im Traum daran denken, Seemann — oder etwa ein Mechaniker Landarbeiter werden zu wollen, und selbst wenn jemand einen derart jähen Berufswechsel versuchen wollte, würde es ihm außerordentlich schwer fallen, ihn durchzuführen. Bei uns ist die Arbeit in hohem Grade spezialisiert und die beruflichen Grenzen sind fest gezogen, während in Amerika der Arbeiter nicht nur einem Wechsel in der Beschäftigung ungleich vorurteilsloser gegenüber steht, sondern ihn sogar des öfteren anstrebt, um neue Erfahrungen sammeln zu können. Auch legen die Unternehmer nicht so entscheidenden Wert darauf, daß die einzustellenden Arbeiter ihre Befähigung nachweisen. Aus all dem folgt, daß der Arbeitsmarkt ungleich flüssiger ist und daß die Arbeitslosen viel leichter wieder Arbeit finden, insbesondere in einem Lande, in dem die wirtschaftliche Entwicklung noch voll im Flusse ist. Dazu kommt, daß — wie bereits erwähnt — die Mehrzahl der Arbeiter doch über gewisse Ersparnisse verfügt, jedenfalls in höherem Maße als bei uns. — Schließlich ist bei Notfällen bisher noch immer die private Wohltätigkeit bzw. die Karitas in weitgehendem Maße eingesprungen; insbesondere wurden von seiten der verschiedenen Kirchengesellschaften erhebliche Mittel aufgebracht. Trotz aller Anerkennung hat aber die Inanspruchnahme der Wohltätigkeit immer etwas Erniedrigendes und überdies Schwankendes und Zufälliges.

Von den Firmen haben bisher nur wenige private Fürsorgemaßnähmen gegen Arbeitslosigkeit getroffen; im Jahre 1928 waren es etwa 1 Dutzend Betriebe mit je einigen Hundert bis höchstens 5000 Arbeitern — es handelte sich nur um Versuche.

Auch gemeinsame Einrichtungen von Arbeitgebern und Trade Unions sind zu verzeichnen, so z. B. im Bekleidungsgewerbe, also in einem ausgesprochenen Saisonbetrieb; allerdings konnten bei diesem beschränkten Kreis nennenswerte Mittel nicht aufgebracht werden. In Chicago z. B. erhält der arbeitslose Schneider 40% des Wochenlohnes für $2^1/_2$ Wochen — die übliche Arbeitslosigkeit dauert aber durchschnittlich 10 Wochen! — In der Damenkonfektion in Cleveland garantiert der Arbeitgeber jährlich 41 Wochen Beschäftigung; jeder Arbeiter, der länger als 11 Wochen jährlich arbeitslos wird, erhält für diese Mehrzeit die Hälfte seines Wochenlohnes aus einer Kasse, in die vom Arbeitgeber und -nehmer gemeinsam gezahlt wird. — Versuche ähnlicher Art in der Damenkonfektion von New York sind gescheitert.

Tatsächlich spielt also bis heute die Sicherung gegen Arbeitslosigkeit nur eine untergeordnete Rolle; auch die Leistungen der Verbände sind oft nur „casual", d. h. nur von Fall zu Fall. Bisher waren nur etwa 200 000 Arbeiter durch freiwillige Versicherung gedeckt, sei es durch Einrichtungen seitens der Arbeitgeber oder der Arbeiterverbände oder beider. Neuerdings kam noch die Arbeiterschaft der General Electric

dazu — so daß nur etwa 1,6% der Lohnempfänger innerhalb der letzten
10 Jahre einen Versicherungsschutz gegen Arbeitslosigkeit gefunden
haben.

So drang allmählich die Überzeugung durch, daß nur eine Zwangsversicherung wirksame Abhilfe bringen könne, allerdings — wie besonders betont wurde — ohne daß die Regierung an der Verwaltung beteiligt würde. Schon im Jahre 1908 hatte die Metropolitan Life Insurance
Company durch einen ihrer Beamten (Lee K. Frankel) entsprechendes
Material über die Arbeitslosenversicherung in Europa sammeln lassen;
diese Arbeit wurde neuerdings ergänzt und den Fachleuten zur Verfügung gestellt. Die regste Arbeit ist in dieser Richtung geleistet worden
von der Vereinigung für Arbeitsgesetzgebung. Ein in monatelanger
Arbeit fertiggestellter Gesetzentwurf wird voraussichtlich in Kürze in
verschiedenen Staaten zur Einführung gelangen. Als Vorbild hat die
Huber Bill gedient, die in Wisconsin verschiedene Male schon als
Gesetzentwurf vorgelegt worden ist. Die Kosten werden hauptsächlich
dem Arbeitgeber auferlegt, obgleich auch der Staat beteiligt werden soll,
indem er die Verwaltungskosten auf sich nimmt; außerdem ist der Weg
für Bundesunterstützung freigelassen. Man hofft durch die Heranziehung
der Arbeitgeber diese zu veranlassen, daß sie die Entlassungen auf ein
Mindestmaß beschränken, um so die Kosten für die Auszahlung von
Arbeitslosenunterstützungen zu vermeiden oder zu vermindern. Die
Arbeitgeber sollen von der Regierungsverwaltung in Gruppen eingeteilt
werden, die jede für sich eine Versicherung auf Gegenseitigkeit abzuschließen hätte. Deren Verwaltung würde den Arbeitgebern überlassen
bleiben, die nur für Erwerbslosigkeit innerhalb ihrer eigenen Gruppe
verantwortlich wären. Arbeitgeber, die bessere Bedingungen ihren Angestellten bieten, als diese Körperschaften, können die Beziehungen zu
ihren Arbeitern direkt regeln und brauchen sich nicht zu Zahlungen an
die gemeinschaftliche Versicherungskasse zu verpflichten. Die Auszahlungen an Arbeiter erfolgen nur, sofern sie keine Arbeit bekommen
können, nicht an solche, die Grund zur Entlassung gegeben oder freiwillig ohne triftigen Grund von der Arbeit weggeblieben sind, oder in
einen Streik oder eine Aussperrung verwickelt sind. Der Anwärter muß
bei einer Arbeitsvermittlungsstelle sich gemeldet haben, die entweder
vom Staate oder einer zugelassenen Industrie unterhalten wird. Die
Wartezeit bis zur Auszahlung, im Falle er keine Arbeit erlangen kann,
beträgt 2 Wochen. Auch dann erfolgt eine Auszahlung nur, wenn der
Betreffende wenigstens 26 Wochen während der letzten 2 Jahre in dem
gleichen Staate angestellt gewesen war. Der Erwerbslose erhält dann
10 Dollar in der Woche oder 60% seines Arbeitslohnes, wenn dieser
weniger ausmacht, und zwar auf höchstens 13 Wochen in einem Kalen-
derjahr, also im Höchstfalle 130 Dollar. Eine weitere Beschränkung ist
die, daß die Auszahlung nur für eine Woche auf je 4 Wochen Beschäftigung während der vergangenen 2 Jahre bezahlt wird.

Weitere Gesetzentwürfe sind ausgearbeitet worden von der „Conference Progressive Labor Action“ und von den Trade-Unions. Ersterer
wollte nur die Arbeitgeber zunächst heranziehen, hat aber dann doch den

Staat mit hineinbezogen. Er unterscheidet sich von dem obigen Plan dadurch, daß für die Auszahlung 40% des Wochenlohnes, dazu 10% für die Ehefrau und 5% für ein, 10% für zwei oder mehr unselbständige Kinder eingesetzt werden sollen. Die Wartezeit soll nur eine Woche betragen, die Auszahlung 26 Wochen lang erfolgen, die Zahlungen der Industrien und Firmen sollen zwar abgestuft werden je nach dem Grade von Erwerbslosigkeit in ihnen, aber es soll ein gemeinsamer Fonds geschaffen werden, in den alle Beträge fließen.

Die Trade Unions verlangen, daß die Hälfte der Summen von den Arbeitgebern, die andere vom Staat durch gestaffelte Einkommens- und Erwerbssteuer aufgebracht wird. Die Auszahlung soll 50% des Arbeitslohnes betragen, dazu die gleichen Zuschläge wie eben erwähnt. Als Mindestbetrag sind 12 Dollar in der Woche, als Höchstbetrag 25 Dollar angesetzt, die ausbezahlt werden sollen für eine nicht begrenzte Zeit. Wenn nötig, müßten eben die Beträge durch entsprechende Zuschüsse erhöht werden, die die Verwaltungsbehörde aufzubringen hätte.

Diesen Vorschlägen stehen andere gegenüber, die eine Heranziehung von Arbeitnehmern neben den Arbeitgebern vorsehen. So z. B. in Ohio, wo auch statt fester Summen 50% des Lohnes an Auszahlungen vorgesehen sind; Die Verwaltung soll durch ein Dreimännerkomitee erfolgen, einen Arbeitnehmer, einen Arbeitgeber und einen Beamten des Staates. Die Beträge sollen auch hier in einen gemeinsamen Fonds fließen; die Prämien der Arbeitgeber sollen aber nach der vorausgegangenen Arbeitslosigkeit bemessen werden und nicht mehr als 3% der gesamten Lohnausgaben betragen, während die Arbeitnehmer $1^1/_2$% beisteuern müßten. Bemerkenswert ist, daß auch für teilweise Arbeitslosigkeit Auszahlungen vorgesehen sind, wenn nämlich von den Arbeitgebern nur mehr weniger als 75% der vollen Arbeitsgelegenheit geboten werden. In Michigan wurde versucht, den Staat für Arbeitslosenunterstützung heranzuziehen; dann ist man auch auf das Beitragssystem zurückgekommen. Um die Schwierigkeit der Ungleichheit zwischen den einzelnen Staaten auszugleichen, hat der Gouverneur Franklin D. Roosewelt von New York eine Konferenz zusammenberufen, die das ganze Problem der Arbeitslosenversicherung erörtern soll, und von der man erwartet, daß es mindestens eine gemeinsame Untersuchung des Problems in den verschiedenen Staaten erreichen wird.

Daneben geht eine Aktion einher, die die Zentralregierung zum Eingreifen veranlassen will, einerseits in der Form von Unterstützungen, welche die Staaten anreizen sollen, andererseits in der Form der Überwachung der Organisation, damit eine gewisse Einheitlichkeit zustandekommt. Ein Gesetzentwurf ist durch den Senator Wagner von New York eingebracht worden, dahingehend, daß alle freiwilligen Fonds für Arbeitslosenunterstützung sowohl seitens der Arbeitgeber als Arbeitnehmer, von Reichsabgaben freizustellen sind.

Die von der Conference for Progressive Labor Action entworfene Gesetzesvorlage sieht 100 Millionen Dollar Zuschuß der Bundesverwaltung für die Versicherungsfonds der einzelnen Bundesstaaten vor. Die

Verteilung soll entsprechend der Zahl der Lohnempfänger erfolgen und nie mehr als ein Drittel der jeweils vom Staat ausbezahlten Arbeitslosenrenten betragen. Die Vorlage will, daß im Bundesamt eine Zentrale für die Kontrolle der ganzen Versicherung geschaffen wird, also zentrale staatliche Regelung erfolgen soll und 50000 Dollar sofort bereitgestellt werden, um die angedeuteten Fragen zu klären.

Einige Beispiele aus meinen eigenen Beobachtungen mögen zeigen, inwieweit bisher einzelne Betriebe die vorgenannten Probleme zu lösen versucht haben:

Western Electric Co.: Bei Krankheit keine Unterstützung; je nach Fall werden die Kosten freiwillig von der Firma übernommen. — Für Alter und Invalidität Gruppenversicherung mit besonders günstigen Beiträgen, die vom Arbeiter selbst bezahlt und gleich vom Lohn abgezogen werden.

General Electric Co. Schenectady: Krankenkasse mit Beiträgen nur der Arbeiter (25 Cents je Woche); Unterstützung 12 Dollar je Woche auf die Dauer von $^1/_4$ Jahr. Arzt und Apotheke müssen selbst bezahlt werden — oder Krankenhausaufenthalt bis 6 Wochen sowie 25 Dollar je Woche in bar. Bei Unfällen freie Behandlung und 12 Dollar je Woche in bar; ferner die gesetzliche Unfallprämie. — Pensionskasse mit Beiträgen von Arbeitgeber und Arbeitnehmer; zur Zeit 879 Pensionäre mit 514495 Dollar Pensionssumme je Jahr (mittlerer Pensionsbetrag 730 Dollar je Jahr; er wechselt nach der Zahl der Arbeitsjahre). Mittlere Arbeitsdauer im Betriebe 28,3 Jahre — mittleres Invaliditätsalter 68,7 Jahre. Eine neue Pensionskasse auf Gegenseitigkeit ist in Vorbereitung. — Arbeitslosigkeit: Es besteht ein Fonds, der durch gleiche Beitragsleistungen seitens der Arbeitnehmer und der Gesellschaft gebildet ist. Der Arbeiter zahlt an die Kasse ungefähr 1% seines monatlichen Verdienstes, den gleichen Betrag zahlt die Betriebsleitung. Aus dem so gebildeten Kapital sind 3% zur Unterstützung bedürftiger Arbeiter, 27% als Leihkapital an dieselben und 70% zur Unterstützung der arbeitslos gewordenen Arbeiter, vorausgesetzt, daß diese mindestens 10 Monatsbeiträge an die Kasse abgeführt haben, zu verwenden. Die Auszahlung beginnt 2 Wochen nach Arbeitseinstellung und beträgt 50% des Durchschnittseinkommens des betreffenden Arbeiters; sie kann maximal bis zu 20 Dollar in der Woche steigen. Die Zahlung wird außerdem nur bis zu 10 Wochen innerhalb von 12 aufeinanderfolgenden Monaten geleistet.

General Electric Lynn: Krankenkasse mit Wochenbeiträgen nur der Arbeiter (15 Cents je Woche); Unterstützung 9 Dollar je Woche auf die Dauer von $^1/_4$ Jahr. Im übrigen wie oben.

National Lead Co.: Krankenversicherung und Invalidenversicherung voll von der Firma bezahlt, ebenso Pension; letztere ist nach dem 65. Lebensjahr fällig und beträgt 1% des Durchschnittslohns der letzten 10 Jahre, mindestens 30 Dollar je Monat.

Swift & Co.: Krankengeld von 25—50% des Lohnes nach mehr als 2 bzw. 15 Dienstjahren für verschieden lange Zeit je nach Dienstjahren. Pension nach dem 65. Lebensjahr und mehr als 25 Dienstjahren in Höhe des halben Durchschnittslohnes der letzten 5 Jahre. Gruppenversicherung gegen Invalidität und Tod. Die Beiträge werden von der Firma bezahlt usw.

Carnegie Steel Co.: Gruppenversicherung für Invalidität, Alter, Tod. Die Beiträge werden von den Arbeitern selbst bezahlt. Lebensversicherungsprämie bis zur Höhe des Jahreslohnes, aber nicht über 5000 Dollar. Krankenkasse auf Gegenseitigkeit.

Standard Oil Co.: Bei längerer Krankheit werden die Kosten bis zu 6 Wochen von der Firma übernommen, bei Operationen bis zur Hälfte. Weiterhin besteht eine Pensionskasse mit abgestuften, im allgemeinen sehr entgegenkommenden Sätzen. Näheres siehe Drucksachen der Firma.

Eastmann Kodak gewährt eine Pension nach Erreichung des 65. Lebensjahres und 20 Arbeitsjahren (bei Frauen 60 bzw. 15 Jahre). Die Mindestpension beträgt 360 Dollar im Jahr. Der Arbeitnehmer kann aber auf Wunsch schon 10 Jahre früher in Pension gehen bei entsprechender Verminderung der Rente. Die gesamten Kosten werden von der Firma bezahlt, doch wird der für die Arbeiter-

schaft jährlich ausgeworfene Gewinnanteil um diesen Betrag gekürzt. Vgl. Drucksachen der Firma.

Außer den genannten Versicherungs-Fürsorgemaßnahmen haben die
größeren Betriebe für ihre Arbeiter noch verschiedene andere Einrichtungen getroffen, um die wirtschaftliche Existenz ihrer Arbeiter zu heben
und insbesondere für Zeiten der Not oder des Alters einen gewissen Rück-
halt zu geben. Es sind dies vor allem Sparkassen, Aktienbeteiligung,
Eigenheimerwerb.

Einige Beispiele hierfür:

Sparkassen: Einlagen mit überdurchschnittlicher Verzinsung (z. B.
Einlage bis $^1/_3$ des Jahreslohnes mit 8—12—14% Zins, bei Austritt kann
die Einlage stehenbleiben, evtl. bei herabgesetztem (5%) Zins. — Ich
fand Sparkassen z. B. bei General Electric Co., Einlagen zugelassen bis
zu 500 Dollar je Jahr, die Beträge werden auf Wunsch vom Lohn
abgezogen und der Sparkasse überwiesen. Verzinsung 8%; die Einlage
kann auch nach Austritt aus dem Betriebe stehenbleiben — bei Eastmann-
Kodak — bei Swift & Co. — bei Western Electric Co. und anderen besuchten Betrieben.

Eine Gewinnbeteiligung kann in verschiedener Form organisiert
sein: Teilhaberschaft am Nettoverdienst des Betriebes — oder Teilhaberschaft an den Ersparnissen des Betriebes — oder Aktienbeteiligung,
die einen ziemlichen Umfang gewonnen hat. Man schätzt die Gesamtzahl der amerikanischen Arbeiter- und Angestelltenaktionäre auf mindestens 5 Millionen Mann. 315 Gesellschaften mit 2,7 Millionen Arbeitern und Angestellten hatten 806000 Anteileigner mit Wert von über
1 Milliarde Dollar in Form der Kleinaktionäre. Bei 18 Großbetrieben mit
zusammen 650000 Arbeitern hatten rund 25% der Arbeiter, also etwa
160000 Arbeiter, Aktien; die Beteiligung schwankte bei den einzelnen
Werken zwischen 10—90% der Arbeiter.

Einzelne Beispiele: Bei der New York Central Railroad war mehr als die Hälfte
der Anteile im Besitz der Arbeiter usw. — Bei einer Telephon- und Telegraphen-
gesellschaft waren 227000 Arbeiter und Angestellte Aktionäre. — Bei Armour
& Co. sind von den 80000 Aktionären fast die Hälfte Angestellte. — Bei einem
Stahlkonzern mit 140000 Arbeitern waren 335000 Aktien im Werte von 33500000
Dollar in den Händen der Arbeiter und Angestellten. — Bei Carnegie-Steel Co.
können die Arbeiter Aktien zum Vorzugskurs (z. B. derzeit von 165 gegen 213
Börsenkurs) erwerben; Dividende 7% + Aufwertung 5%, solange die Aktie noch
nicht abbezahlt ist, wird 5% Zins berechnet. — Bei General Electric Co. hatten
27000 Arbeiter Aktien im Betrage von 33000000 Dollar; Kauf zum Vorzugskurs;
Dividende 8%. — Bei Standard Oil Co. besaßen 16358 Arbeiter und Angestellte
(rund 50—60%) 864041 Anteile im Werte von 38000000 Dollar; sie können solche
jährlich im Betrage bis 10% ihres Jahreslohnes unter dem Kurs erwerben; Verzinsung 8%.

Der Erfolg der Gewinnbeteiligung und ihre moralische Wirkung auf
die Arbeitnehmer wird außerordentlich gerühmt; das Interesse der
Arbeitnehmer an der Arbeit wird gefördert, es wird viel weniger „ver-
wüstet", weil das geldliche Interesse jeden an den für ihn herausspringen-
den Nutzen denken läßt. Die Inhaber solcher Gewinnbeteiligungsscheine,
sogenannte Shares, bilden den festen Kern der gesamten Arbeiterschaft. So ist es kein Wunder, wenn bisher die wirtschaftliche Welt-

auffassung des Durchschnittsarbeiters durchaus „kapitalistisch", bzw. bürgerlich eingestellt war und für den Sozialismus kein Verständnis hatte.

Die Wohnungsfürsorge erstreckt sich seltener auf Bereitstellung billiger werkseigener Wohnungen, viel mehr auf die Vermittlung von eigenen Häusern. Hausbesitz ist für den amerikanischen Arbeiter und Angestellten eines der erstrebenswertesten Ziele, dessen Erreichung von allen Seiten weitgehend begünstigt wird.

Um den Arbeitern zu einem Eigenheim zu verhelfen, werden vielfach Bau- und Darlehensgenossenschaften gebildet, die gewissermaßen als Sparkassen dienen und deren es im Jahre 1923 in den Vereinigten Staaten 10744 mit insgesamt 7,2 Millionen Mitgliedern und rund 3,9 Milliarden Dollar gab. Solche Vereinigungen werden aber auch von Industriefirmen ins Leben gerufen — oder die Firmen geben an den Arbeiter Hypotheken zu ermäßigtem Zinsfuß gegen geringe Lohnabzüge, oder sie übernehmen die schwerer zu bekommenden 2. Hypotheken und dergleichen mehr. Mit 25 Cent Zahlung wöchentlich je 100 Dollar Wert kann man in einer amerikanischen Mittelstadt Hausbesitzer werden. Man kauft den Bauplatz auf Abzahlung; wenn die Abzahlung erledigt ist, wird auf den Platz eine Hypothek zum Hausbau aufgenommen; letztere wird langsam abbezahlt.

Ein Beispiel für die Heimerwerbsbeihilfe eines großen Stahlwerks (Carnegie-Co.); es bestehen zwei Möglichkeiten:

1. Die Firma kauft das Haus und überläßt es dem Arbeiter gegen eine Anzahlung von mindestens 10% des Kaufpreises; innerhalb 10—15 Jahren muß das Restgeld einschließlich 5% Jahreszinsen abgetragen sein. Während dieser Zeit bleibt das Haus im Eigentum der Gesellschaft. Will der Angestellte vom Kauf vorzeitig zurücktreten, so erhält er seine gesamten Einzahlungen zuzüglich 5% Zinsen zurück, wobei eine Jahresmiete von 8% des Kaufpreises angerechnet wird.

2. Für solche, die eine große Anzahlung zu machen wünschen und dafür auch das Eigentum am Haus erhalten wollen; zu diesem Zweck kann der Angestellte oder Arbeiter ein Darlehen von höchstens 75% des Preises erhalten, das durch erste Hypothek mit 5% Jahreszinsen gesichert ist. Das Darlehen wird in Raten zurückgezahlt. Die Sicherung der Hypothek erfolgt durch die Versicherung des Mannes bei einer Lebensversicherung (Gruppenversicherung), für welche die Prämie vom Arbeiter bezahlt wird. Bei vorzeitigem Tod erhält die Firma die Prämie ausbezahlt und rechnet mit den Hinterbliebenen ab; erfolgt der Tod erst, nachdem bereits das Darlehen abbezahlt ist, so erhalten die Hinterbliebenen die Prämie. Bei Leuten unter 50 Jahren findet eine ärztliche Aufnahmeuntersuchung in der Gruppenversicherung nicht statt, wohl aber bei Leuten über 50 Jahre; hier ist auch die Prämie auf höchstens 5000 Dollar beschränkt.

General Electric Co. vermittelt für die 1. Hypothek ein Bankdarlehen und übernimmt für die 2. Hypothek die Garantie. Die Abzahlung erfolgt innerhalb etwa 8 Jahren durch Lohnabzüge — usw.

Andere Einrichtungen wirtschaftlicher Förderung bestehen in Verabreichung billiger und ausreichender Mahlzeiten (meist zum Selbstkostenpreis und darunter), in verbilligtem Bezug des Nahrungs- und Kleidungsbedarfes, Bereitstellung von Gartenland zur Selbsterzeugung von Gemüsen und Obst und dergleichen mehr. Häufig sah ich kleine Verkaufsstände angegliedert, in denen hauptsächlich Waren des täglichen Bedarfs, insbesondere Wäsche, Kleider, Schuhe usw. auflagen. Verschiedene Großbetriebe haben außerdem noch richtige Warenhäuser mit Abgabe der Waren zum Selbstkostenpreis. — Der Gartenbau wird nicht nur durch billige Bereitstellung des Bodens und durch verbilligten Bezug von Sämereien, Kunstdünger usw. gefördert, sondern auch durch Prämierung der schönsten Anlagen und der besten Erzeugnisse angeregt. Wie bei uns, so sind auch in den Vereinigten Staaten diese Einrichtungen von seiten der Unions als „goldene Fesseln" usw. umstritten — manche Wohlfahrtseinrichtungen wurden von den Betriebsleitungen wieder abgeschafft oder abgeändert, oder der Mitverwaltung oder der ganzen Verantwortung der Arbeiterschaft überlassen.

Alle im vorhergehenden gestreiften Fragen der Sicherung der wirtschaftlichen Existenz der Arbeiterschaft haben natürlich in den letzten Jahren der rapid fortschreitenden Industrialisierung eine gesteigerte Aktualität gewonnen. Wenn auch heute noch ein beneidenswert gutes Einverständnis und Zusammenarbeiten zwischen Arbeitgebern und Arbeitnehmern zu bestehen scheint, so könnte doch einmal eine Zeit kommen, wo europäische Ideen bei der Arbeiterschaft Einzug halten könnten. Dem vorzubeugen, den sozialen Notwendigkeiten gerecht zu werden, den Arbeitsfrieden zu erhalten — dienen die geschilderten Versicherungs- und Fürsorgemaßnahmen der Industrie, deren weitere Ausgestaltung und Propagierung Gegenstand eingehender Studien ist. Diesem letzteren Zwecke dienen die vorbereitenden Arbeiten verschiedener sozialwirtschaftlicher Studienkommissionen. Vergleiche auch das Arbeitsgebiet der Industrial Relations Counsellors Insurance, New York, Broadway 165.

Bezüglich der sonstigen „Fürsorgeeinrichtungen", die hauptsächlich kulturelle und gesellschaftliche Belange betreffen, vgl. S. 76.

Eine größere Bedeutung kommt auch den Selbsthilfevereinigungen zu. Die Arbeiter selbst — und nicht zuletzt zahlreiche Unionsmitglieder — sind Mitglieder von Vereinen, sogenannten „Bruderschaften". Diese Arbeitervereinigungen pflegen, wie bei uns die konfessionellen Arbeitervereine (jedoch ohne deren politischen Charakter zu haben) die Geselligkeit. Außerdem besteht ihre Funktion in gemeinschaftlicher Hilfeleistung an Mitglieder, die auf irgendeine Art in Not geraten. Den gleichen Zwecken dienen unter anderen auch die good fellow clubs: Vereinigungen der Arbeiter eines Betriebes zur gegenseitigen Unterstützung, meist unter Beteiligung der Firma, welche die Verwaltung übernimmt und Subventionen gibt.

Schließlich muß auch in diesem Rahmen der zahlreichen privaten Vereine und Gesellschaften, insbesondere auch der Kirchengemeinden gedacht werden, welche die „Soziale Arbeit" in jeder Form pflegen und bisher in Notfällen durch Krankheit, Invalidität, Alter, Tod usw. eingesprungen sind. Diese ausgedehnte karitative Arbeit hatte bisher in großem Umfange genügt, um die fehlende öffentliche Sozialversicherung zu ersetzen. Berühmt ist unter anderen die über das ganze Land verbreitete Gesellschaft „Moose", die von dem derzeitigen Staatssekretär des Arbeitsdepartments, Mr. Davis, gegründet wurde und beitragleistende Mitglieder aus allen Kreisen der amerikanischen Gesellschaft hat. Sie unterhält soziale Einrichtungen jeder Art und befaßt sich auch intensiv mit der Frage der Arbeiterhilfe.

VII. Betriebsbesichtigungen — Betriebseinrichtungen — Betriebshygiene — Arbeiterfürsorge.

Der wichtigste Programmpunkt meiner Studienreise war die Besichtigung einer größeren Anzahl gewerblicher Anlagen, um von den Arbeitsmethoden und fabrikhygienischen Einrichtungen ein Bild auf Grund eigener Anschauung zu bekommen. Meine Besuche führten mich zunächst in die großen Zentralbüros der Gesellschaften, die mir die Besichtigung ihrer Betriebe gestattet hatten; ich lernte dort außer den Direktoren meist auch die Haupt-Fabrikärzte und Wohlfahrtsbeamten kennen, erhielt wertvolle allgemeine Informationen und Drucksachen.

Im folgenden seien meine Beobachtungen zusammenfassend mitgeteilt; anschließend folgen kurze Charakteristika aus den einzelnen Betrieben. Meine Eindrücke über die fabrikhygienischen Einrichtungen waren im allgemeinen recht günstig, wenn auch — wie dies wohl überall der Fall ist — im einzelnen stark wechselnd. Ich sah erstklassige moderne Anlagen, eingerichtet nach allen Regeln der Arbeitshygiene, gut gepflegt und verständnisvoll geleitet; ich sah aber auch alte wenig hygienische und schlechtgepflegte Arbeitsräume. Man kann jedoch im allgemeinen sagen, daß im Durchschnitt der Sinn und die Bedeutung der Arbeitshygiene überall wohl erkannt ist, vielleicht durchschnittlich mehr als bei uns. Zum Teil liegt dies wohl in der besonders in den letzten Jahren lebhaft arbeitenden hygienischen Propaganda, der es gelungen ist, die „öffentliche Meinung" entsprechend zu beeinflussen, ein Faktor von ausschlaggebender Bedeutung im amerikanischen Leben; zum Teil dürfen wir in diesem gesteigerten Verständnis wohl auch eine Auswirkung des fabrikärztlichen Dienstes sehen, der drüben viel intensiver durchgebildet ist als bei uns. Über den letzteren wird noch besonders zu sprechen sein.

Die von mir besuchten Betriebsgebäude waren im allgemeinen ziemlich neu, mit großen und luftigen Räumen, einige davon in hübscher Umgebung, zum Teil in einen Park hineingestellt oder mit reichlich Grünstreifen, mit Bäumen und Sträuchern umrahmt. Ich sah aber auch Gegenteiliges.

Was besondere hygienische Einzelheiten betrifft, so fiel mir die reichliche natürliche und insbesondere künstliche Belichtung auf, letztere als direkte Beleuchtung meist durch Tiefstrahler oder durch „Tageslichtlampen" (Cooperhuitt-Lampe, Glasröhren mit bläulich leuchtendem Edelgas gefüllt) oder Quecksilberdampf-Lampen. Diese letzteren Lampen erzeugen ein eigenartiges bläuliches fahles Licht, welches die Gesichter der Arbeiter und die Arbeitsplätze gespenstig erscheinen läßt. Ich sah auch an einigen Plätzen Arbeiter bei Feinarbeit mit Stirnreflektorlampen ausgestattet.

Einrichtungen zur mechanischen Absaugung von Staub, von Dämpfen und Gasen waren überall zu finden. Über Bleischmelzkesseln usw. sorgten Kutten für Abfuhr der Gase, an galvanischen Bädern oder Beizbädern waren Absaugevorrichtungen nach oben oder seitlich angebracht; kleine Sandstrahlgebläse arbeiteten in Gehäusen mit Unterdruck und abgedichteten Armlöchern, mehrmals fand ich auch die Verwendung von „Stahlkörnern" (steel-shot) statt des staubenden Quarzsandes; an anderer Stelle fand die Arbeit in ventilierter Kammer statt, wobei der Mann durch Maske mit Frischluftzufuhr von außen und noch darübergestülpter Haube geschützt war; kleine Gegenstände wurden auch mittels Laufband durch den geschlossenen Sandstrahlapparat durchgezogen.

Die Heizung größerer Betriebsräume erfolgte teils durch Einblasen von Warmluft, teils durch Warmwasser. Wiederholt fiel mir die Anbringung der Heizkörper hoch oben an der Grenze zwischen Wand und Decke auf; in anderen Betrieben waren die Heizkörper um das oberste Drittel der Tragsäulen gruppiert.

Die Maßnahmen des Wärmeschutzes entsprechen im allgemeinen den bei uns üblichen: Isolierung von Wärmequellen, Anbringung von Kettenschleiern, von verstellbaren Schirmen oder transportablen Ventilatoren, zentrale Kühlanlagen mit Einblasen von kalter Luft an die Arbeitsplätze und dergleichen mehr.

Bemerkenswert sind die fast überall und in jedem Arbeitsraum zu sehenden Trinkspringbrunnen oder die landesüblichen Apparate zum Ausschank von Eiswasser.

Den Sitzgelegenheiten wurde, zwar nicht überall, doch in manchen Betrieben Beachtung geschenkt. Ich sah Stühle verschiedener Sitzhöhe mit Lehnen in verschiedenen Höhen bereitgestellt, die auch sichtlich ordnungsgemäß benutzt wurden. Auch Fußstützen an den Tischen, Armstützen bzw. Stützvorrichtungen für Hände oder Arme waren stellenweise in Gebrauch.

Fast durchweg wurden besondere Arbeitskleider getragen, wodurch der Betrieb von vornherein eine gewisse ordentliche Note bekam. Auffällig war mir oft das Tragen von Handschuhen — angeblich damit man die Hände nicht verdirbt; der Amerikaner liebt gepflegte Hände. Man findet daher viele Arbeiter mit dicken Lederhandschuhen arbeiten, sowohl unter den Gepäckträgern und Heizern der Eisenbahnen wie unter den Hilfsarbeitern und Schlossern der Fabriken usw.

Zwecks besserer Reinhaltung, insbesondere Vermeidung des Ausspuckens, waren häufig die Bodenwinkel und Ecken etwa drei Handbreit mit weißer Ölfarbe oder Aluminiumbronze gestrichen. Das Verfahren schien mir sehr zweckmäßig und wirksam; natürlich waren auch Spucknäpfe reichlich aufgestellt. Trotz alledem und trotz Spuckverbot sah man doch immer wieder Spuren des landesüblichen „spitting"[1].

Umkleide-, Wasch- und Baderäume sah man teils gut, teils schlecht, wie bei uns. In einigen Betrieben sah ich sehr elegante Waschanlagen mit fließendem Warm- und Kaltwasser usw., mit weißen Fayencebecken, Nickelgarnituren, Seifenspendern, Spiegeln usw. Bäder und Duschen waren meist vorhanden, wurden aber anscheinend nicht

---

[1] In einem Betrieb sah ich auf den Gängen Automaten für Kaugummi hängen; 1% des Umsatzes wird an die Wohlfahrtskasse des Betriebes abgeführt.

zu häufig benutzt. In den Bleibetrieben waren Doppelschränke je für Straßen- und Arbeitskleider vorhanden.

Die Aborte fanden sich zum Teil von den Treppenhäusern oder Werkstätten aus zugänglich, teils waren sie inmitten der großen Arbeitshallen eingebaut, meist in der Form, daß ebenerdig Garderoben und Waschgelegenheiten, im 1. Geschoß des Einbaues die Spülaborte untergebracht waren, letztere teils oben offen und direkt mit dem Arbeitsraum kommunizierend, teils mittels eines Luftschachtes nach außen entlüftet. Die Abortabteile waren teils mit halbhohen Türen versehen, teils vollkommen offen. Ich fand auch zweimal Pissoirs mit Wasserspülung völlig offen oder in Art eines Schilderhauses inmitten des Betriebsraumes. Manche dieser Anlagen waren geradezu als elegant zu bezeichnen; in anderen fehlte allerdings die richtige Ordnung und Sauberkeit — ganz wie bei uns.

Speiseräume waren fast in allen besichtigten Betrieben vorhanden; zum Teil in riesigen Ausmaßen, eingerichtet nach dem Prinzip der Cafeterias mit Selbstbedienung. Die Tische sind fast überall mit weißen Kunstmarmorplatten belegt, zum Teil sehr hübsch gedeckt; der Komfort ist im allgemeinen wesentlich größer als bei uns. Das Essen wird meist zum Selbstkostenpreis abgegeben; man ißt entweder nach der Karte oder häufiger die in 2—3facher Auswahl bereitstehenden Menus.

Bemerkenswert für den Norden war die Tatsache, daß in manchen Betrieben für die weißen und schwarzen Arbeiter völlig getrennte Wasch-, Umkleide-, Speiseräume, Aborte usw. eingerichtet waren; in den Südstaaten ist eine derartige Trennung allgemein üblich.

In den großen Betrieben sah ich verschiedene Wohlfahrtseinrichtungen: Klubhäuser mit Vortragsräumen, Billards, Kegelbahnen, Schießständen, Lesesälen und Büchereien, große Sportplätze und dergleichen. Der geselligen und kulturellen Förderung dienen verschiedene regelmäßige Veranstaltungen, wie der monatliche Fabrikball, Kinovorführungen, im Sommer gemeinsame Ausflüge, dann Führungen durch Museen, Abendkurse, gemeinsame Urlaubsreisen mit Führung usw. Für Lehrlinge bestehen Fabrikschulen; auch Haushaltungs- und Nähkurse für weibliche Arbeiter konnte ich feststellen. Manche größere Betriebe halten auch „Amerikanisations-Kurse", in denen die frisch Eingewanderten zu richtigen Amerikanern vorbereitet werden: sie lernen da Englisch, Geschichte, Verfassungs- und Rechtskunde, Geographie, Wirtschaftslehre usw. der Vereinigten Staaten. — Natürlich wird auch der Sportpflege unter der Arbeiterschaft große Beachtung geschenkt. Manche Sportvereine zählen viele Tausende von Mitgliedern. Viele Arbeiter nützen sogar die freie Mittagspause aus, um schnell ein Spiel Tennis oder Baseball auf dem in der Nähe gelegenen Spielplatz zu machen. Die Sieger in den sportlichen Wettkämpfen werden natürlich in der Werkzeitung abgebildet und beglückwünscht; die feierliche Übergabe der Preise unter dem wehenden Sternenbanner ist ein Fest für den ganzen Betrieb, ja eine nationale Angelegenheit. Die Pflege des Sports ist ebenfalls ein beredtes Zeichen für die Geschicklichkeit des amerikanischen Unternehmers in der Menschenbehandlung und für die Art, wie der Amerikaner aus jeder Sache das Beste im Interesse seines Geschäftes herauszuholen versteht; denn abgesehen vom erzieherischen und hygienischen Wert tragen diese Veranstaltungen bei zur Pflege des Gemeinschaftssinnes und der Betriebsverbundenheit. — Über die wirtschaftlichen Wohlfahrtseinrichtungen wurde bereits oben — S. 60f. — eingehend gesprochen.

Anschließend folgen einige Einzelbeobachtungen:

Carnegie Steel Co. Pittsburg; umfaßt insgesamt 15 Betriebe mit etwa 40000 Arbeitern. — Besucht wurde der Betrieb in Homestead (bei Pittsburg) mit 9000 Arbeitern aller Nationen, besonders Slaven, Italiener und 10% Neger; Mohamedaner werden hier infolge religiöser Schwierigkeiten nicht angenommen. Hier stehen 11 Hochöfen, 12 Walzwerke, etwa 125 Martinöfen. Abgesehen vom riesigen Umfang und weitestgehender Mechanisierung — man sah besonders in den Walzwerken kaum einen Menschen — zeigten die Betriebshallen das hier übliche Bild. — Große sehr ordentlich gehaltene Cafeteria mit Selbstbedienung nach Wahl, zum Selbstkostenpreis; das gebrauchte Geschirr rollt auf an den Seiten des Raumes befindlichen Laufbändern zur Küche zurück. Eigene Bäckerei. Am Ort die erste von Carnegie gestiftete Volksbibliothek.

Bethlehem-Steel Co. in Bethlehem (gegr. etwa 1850), umfaßt 7 Werke; das hier befindliche, besichtigte Werk ist das drittgrößte und beschäftigt 10000 Arbeiter aus etwa 40 Nationen. 6 Hochöfen, etwa 40 Martinöfen, 2 Bessemer-Birnen, zahlreiche Walzwerke aller Größen; riesiges Kraftwerk mit 30 Gas- und 6 Dampfmaschinen; Kokerei; Teerdestillation; Herstellung von Stahlprodukten aller Art: Trägern, Schienen, Panzerplatten, Kanonen, Stahlkleinguß, Feilenstahl, Grauguß, Maschinenbau usw. Ein Riesenbetrieb in jeder Beziehung.

Timken Roller Bearing Co. in Columbus. Herstellung von Walzen-Rollerlagern. 1000 männliche und 400 weibliche Arbeiter. Durchschnittsbetrieb mit weitgehender Automatisierung der Dreh-, Schneide-, Schleifmaschinen, Wiegemaschinen; sehr gut ventilierte und belichtete Härterei mit elektrischer Temperaturregelung. Zusammensetzen der „Lager" und Kontrolle von Hand. — Große Cafeteria; Essen nach Auswahl, Preis 25—32 Cents.

General Electric Co., Hauptwerk Schenectady, hier rund 28000 Arbeiter und Angestellte. Errichtet 1886, seither laufend erweitert. Technisches Hauptbüro. Herstellung von Motoren, Transformatoren, Generatoren, Dampfturbinen, Kabeln, Isolierartikeln, Schaltern, Radioapparaten usw. nebst Hilfsmaterialien. Besichtigt wurden: Dampfturbinen- und Dynamobau, Ankerwickelei, Gießerei, Gußputzerei, Blechwerkstätte, Lackfabrik, Keramischer Betrieb, Herstellung der Isoliermasse, Herstellung von Isolierartikeln usw. — Stellenweise hervorragend gut durchgebildete Fließarbeit, bei welcher z. B. Schneiden, Stanzen, Pressen, Lackieren, Anrauhen durch Sandstrahl, Emaillieren, Einbrennen und dergleichen fast ohne Menschenhand mechanisch abläuft. — 3 Cafeterias mit täglich je 2500—3000 Essen. Lunch zum Selbstkostenpreis von 25 Cents, bestehend in Suppe, Fleisch mit Gemüsen, Kuchen oder Obst,

Butter, Brot, Kaffee. Tische reizend gedeckt mit Besteck, Serviette, Butter, Brot, Glas Eiswasser an jedem Platz; Blumen usw. Außerdem finden sich noch in den einzelnen Betriebsabteilungen Kaffee- oder Tee-Ausschankstellen. Weiters sind vorhanden eine viel benutzte Bibliothek und zahlreiche Sportgelegenheiten. Eine große Arena ist zur Zeit im Bau; Kosten 1 Million Reichsmark.

General Electric Co., Werk Lynn (bei Boston). 2 Abteilungen mit zusammen 12200 Arbeitern. Werk I: Zählerbau, 900 männliche und 1300 weibliche Arbeiter; ältere Anlage. — Werk II: Herstellung von Dynamos, Transformatoren usw., 9000 männliche und 1000 weibliche Arbeiter; ganz neue Musteranlage. — Im Zählerbau weitestgehende Mechanisierung am Laufband: Sandstrahlbearbeitung, Beizen, Verzinken Lackieren usw. völlig automatisch am laufenden Band. — Cafeteria, 1100 Eßgäste täglich; Vortragsraum mit Lautsprecheranlage; Billard-zimmer, Schießstand, Kegelbahn, Sportplatz; Abendkurse für Fach-bildung und Allgemeinbildung; Tanzabende; Vermittlung für billigen Urlaubsaufenthalt usw.

Western Electric Co. in Kearny (bei Newark): 12000 männliche und 8000 weibliche Arbeiter. Moderne Gebäude, 1924 erbaut; Herstellung von Kabeln, Umschaltern und anderem. Ausgezeichnete Arbeitsräume und Einrichtungen; weitgehende Mechanisierung und Fließarbeit. Im sechsstöckigen Magazingebäude etwa 4 km mechanische Transportan-lage (Laufbänder, Rutschen usw.) sowie Rohrpostanlage. — Cafeteria: Essen zum Selbstkostenpreis bei großer Auswahl; täglich 9000 Essen, auch im Betrieb Ausgabestellen für Tee, Milch, Brot usw. — Fabrik-schule, von 2000 Arbeitern besucht; Unterricht in Sprachen und Technik. Klub; jeden Monat allgemeiner Ball; Sonntagsausflüge; Bibliothek; Sporteinrichtungen; Baseball-Spielplatz neben der Fabrik, auf dem auch während der Pause, dann abends und Sonntags gespielt wird. Großer Sportplatz im Bau.

Edison Co. Werk South Orange (bei Newark): 3400 männliche und 600 weibliche Arbeiter. Ältere und neuere Anlagen (seit 1905). Her-stellung von Akkumulatoren, Phonographen, Radioapparaten usw. Besichtigt wurde nur ein Betriebsabteil (Edison Storage Battery Co.), in welchem Trockenakkumulatoren hergestellt werden; hier 1000 männ-liche und 200 weibliche Arbeiter beschäftigt. — Wir wurden hier im Arbeitszimmer von T. A. Edison durch dessen alten Privatsekretär empfangen; den berühmten Erfinder selbst konnten wir infolge seiner Erkrankung leider nicht persönlich begrüßen. Die nebenan befindliche Library, eine durch 2 Stockwerke gehende Halle, enthält außer den Büchern eine Fülle von Ehrenurkunden, Ehrengaben, Bildern, Karika-turen aus der ganzen Welt über Edison und sein Werk; hier steht auch die erste Glühlampe, der erste Phonograph usw. — Übrigens stand die ganze Union zur Zeit im Zeichen des „Golden Light Jubilee" in Erinnerung an den 50. Jahrestag der Erfindung der Glühlampe durch Edison. Wir kamen in etwa $^1/_2$ Dutzend Städten gerade recht zu den meist in riesigen Ausmaßen durchgeführten Jubiläums-Festbeleuchtungen.

Eastman-Kodak Co., Rochester. Größter Betrieb der Welt für

photographische Artikel aller Art, deckt etwa 70% des Weltbedarfes. Fabriken in allen Ländern mit insgesamt etwa 25000 Arbeitern; in den Vereinigten Staaten 4 Betriebe, davon 3 in Rochester mit etwa 10 bis 12000 Arbeitern (davon etwa 3—4000 weibliche). — Besichtigt wurden der Kodak Park Plant, 4000 männliche und 3000 weibliche Arbeiter. Herstellung von photographischen Filmen und Papieren. Erbaut etwa 1890, seither vergrößert; prächtige Lage inmitten großer Parkanlagen. Besichtigt wurden: Kesselhaus und Kraftwerk, Nitrieranlage für Nitrozellulose, Silbernitrierung, Papierdruckerei- und -Kleberei, Schneiden und Wickeln der Rollfilms, Sortieren des photographischen Papiers, Packräume usw. Die Dunkelräume sind sehr geräumig und automatisch erwärmt bzw. gekühlt und befeuchtet; sie haben helles Rotlicht; spezifische Erkrankungen sind nicht beobachtet. — Cafeteria mit 3 großen Speisesälen, liefert täglich Essen für rund 3000 Personen (zum Selbstkostenpreis von 30 Cents); Gesellschaftssaal mit Bühne; Kino; wird bei schlechtem Wetter auch in den Pausen benutzt, sonst Aufenthalt im Park.

Standard Oil Co., Werke in Bayonne mit 3000 Arbeitern und Port Elizabeth (New Jersey) mit 7000 Arbeitern. Das Rohöl kommt jetzt mittels Tankschiffen (früher in zwei je 3300 km langen Röhrenleitungen, die noch vorhanden sind) zu den obengenannten Raffinerien. Einfache Destillation und Crackprozeß. Herstellung von Benzin, Paraffin, Flit; Abfüllstation für Benzin; Herstellung von Blechkanistern; hier z. B. Schneiden, Bedrucken, Falzen, Löten usw. in ausgezeichneter Mechanisierung am Laufband fast ohne Menschenhand. Kistenfabrik, ebenfalls weitestgehend mechanisiert. Einfüllen des Benzins am rotierenden Fülltisch mit ummantelten und mit Asbest umhüllten Zapfstellen; Verschluß nur mittels Einpressen, nicht mehr Löten. Großes chemischphysikalisches Laboratorium.

National Lead Co. Zentralbüro New York, besitzt in den Vereinigten Staaten 50 Werke mit 7500 Arbeitern. Besichtigt wurde zunächst der Betrieb in Chicago; 4 Abteilungen mit zusammen rund 500—600 Arbeitern. Ältere Anlage inmitten eines dichtbesiedelten Viertels. 1. Schmelzerei, Gießerei, Herstellung von Bleimetallprodukten und Legierungen, Röhren, Draht, Lot, Blei-Wolle usw.; Walzwerk für Bleiblech. 2. Herstellung von Bleiglätte und Mennige; viel Handarbeit. 3. Herstellung von Bleiweiß nach holländischem Verfahren; 60 Boxen, je von mittlerer Zimmergröße, in welchen die mit Bleigitterplatten und Essigsäure beschickten irdenen Töpfe reihen- und schichtweise in Gerberlohe eingepackt werden; Reifezeit 90—120 Tage; sodann werden die Töpfe ausgepackt, die mit einer Bleiweißkruste bedeckten Reste der Gitter herausgenommen und in Abklopfmaschinen gebracht. Das hier abgeklopfte Bleiweiß wird gemahlen, geschlämmt, getrocknet, in Öl angerieben usw. 4. Carter White Plant, in Vorort gelegen; erbaut 1913—16. Tägliche Produktion etwa 120 t Bleiweiß. Geschmolzenes Blei wird durch Preßluft atomisiert; dieser feinste Blei- (bzw. Bleioxyd-) Staub wird in großen, sich langsam drehenden Holzfässern mit Essigsäure und Kohlensäure behandelt; in 14 Tagen ist die Reaktion beendet. Die Fässer werden mechanisch (zum Teil allerdings von Hand) entleert, das Bleiweiß wird gewaschen, geschlämmt, filtriert, getrocknet bzw. angerieben usw. — Die erstgenannten Betriebsabteilungen haben nur relativ primitive Wasch- und Garderoberäume, bescheidene Speiseräume mit Kaffeeausschank; die Leute bringen ihr Essen selbst mit. Im Carter White Plant finden sich moderne, allen hygienischen Anforderungen entsprechende Wasch- und Baderäume, Umkleideräume, Untersuchungszimmer, ein eigenes Speisehaus usw.

Hohlglashütte in Columbus, vor etwa 30 Jahren errichtet; technisch gut eingerichtet. 600 männliche und 200 weibliche Arbeiter. Herstellung von Glasgefäßen und Schalen aller Art. Von den 6 Öfen waren zur Zeit drei in Betrieb. — 4 Automaten für Flaschen, 8 für Preßglasartikel, ferner Blasen von Mund. Schmelzöfen, Temperöfen und Verpackung sind direkt hintereinander gereiht. — Abteilung für Veredlung durch Schleiferei und Malerei.

Stock-Yards in Chicago, der riesenhafte Zentralviehhof; dort wurden z. B. im Jahre 1927 angeliefert 2,87 Millionen Rinder, 710 000 Kälber, 7,72 Millionen Schweine, 3,82 Millionen Schafe. Die angelieferten Tiere lagern hier in ungezählten Boxen; Cowboys und Aufkäufer der großen Schlächtereien reiten zwischen den Boxen herum und suchen sich entsprechende Stücke heraus. Manche Händler liefern auch direkt an die Großschlächtereien, welche ihre eigenen kleinen Stock-Yards haben.

Die 4 Großschlächtereien in Chicago beschäftigen zusammen etwa 65 000 Arbeiter und Angestellte. Es werden bei Vollbetrieb je Stunde geschlachtet etwa 2000—3000 Schweine, 1500—2000 Schafe, ferner bis 3000 Rinder je Tag.

Besichtigt wurde der Betrieb der Firma Swift & Co.; insgesamt über 50 000 Arbeiter und Angestellte, davon hier 8000 Arbeiter und 2000 Angestellte. Es können hier maximal geschlachtet werden im Jahr über 3 Millionen Rinder, 8 Millionen Schweine, 5 Millionen Schafe, 1 Million Kälber, oder täglich 57 000 Tiere, jede Minute 120 Tiere. Das Schlachten und Zerlegen dauert beim Schwein etwa 20, beim Rind etwa 35 Minuten. Umsatz 1928: 970 Millionen Dollar; Reingewinn: 12 275 000 Dollar. Außer Schlächterei, Wurst- und Konservenfabrik auch Nebenbetriebe: Fettschmelze, Herstellung von Margarine, Glyzerin, Seife; Wollwäscherei; Waschen und Sortieren von Borsten; Herstellung von Hunde- und Hühnerfutter; von Kunstdünger usw. — In enger Verbindung damit steht die Libby-Konservenfabrik (mit 2000 Arbeitern); Herstellung von Fleischkonserven; z. B. täglich etwa 55 000 Dosen Wiener Würstchen; ferner von Gemüse- und Früchtekonserven, Würzen, Fruchtsäften usw. — insgesamt etwa 100 verschiedene Artikel. — Dosenfabrik — Chemisch-bakteriologisches Laboratorium mit 70 Angestellten — Versuchsbäckerei und Versuchs- und Lehrküche (Abgabe von Rezepten; sparsame Küche usw.) — Schule für Messenger boys (etwa 70).

Die Arbeitsmethoden in diesen Riesenschlachthäusern sind ja schon oft beschrieben worden; die Fließarbeit ist hier schon seit Jahrzehnten eingeführt.

In die Schweineschlachthalle kommen die Tiere hintereinander durch einen engen Laufgang herein vor eine große, vertikal gestellte, langsam rotierende Scheibe, an welcher kurze Ketten hängen. Das anstehende Tier wird von dem dort beschäftigten Neger an einem Hinterfuß an die zutiefst hängende Kette angeschlauft, durch die Scheibe mit Kopf nach unten in die Höhe gehoben und vom Scheitelpunkt der Scheibe auf eine Laufschiene abgegeben. Entlang der Laufschiene, die durch alle Hallen hindurchgeht, steht nun ein Neger neben dem andern, zum Teil in Gummikleidung gehüllt, und macht am vorbeirollenden Schwein seine typischen, genau spezialisierten Handgriffe: Stich in die Halsschlagader, Brühen in Heißwasser, Rasieren, Absengen der Resthaare, Abschneiden des Kopfes, Herausnahme der Eingeweide usw. Sodann folgt die veterinär-polizeiliche Untersuchung eines jeden Tieres und die Verbringung in die Kühlräume. Nach 2 Tagen erfolgt in anderen Räumen die weitere Zerlegung, ebenfalls in Fließarbeit mit genau festgelegten Handgriffen, zum Teil unter Verwendung besonderer Werkzeuge (gebogene Messer, elektrische Knochensägen usw.). — Ähnlich verläuft der Arbeitsvorgang bei den Kälbern und Hammeln. — Die Rinder werden zu je zwei in eine etwas erhöhte Boxe seitlich des Schlachtraumes getrieben und durch Hammerschlag auf den Schädel betäubt; rutschen nach Aufziehen der Boxenwand in den Schlachtraum hinab und werden sofort angeschlauft und hochgezogen, durch Halsstich entblutet, dann wieder zu Boden gelassen und vorsichtig enthäutet. Die weitere Zerlegung erfolgt wiederum in raschestem Tempo im Sinne der fließenden Fertigung mit typisierten Handgriffen und Arbeitsgeräten. Auch hier findet eine genaue veterinär-polizeiliche Untersuchung jedes Tieres statt. — Die Länge der Kühl-soleleitung im Betrieb beträgt 300 Meilen, die Zahl der eigenen Eisenbahn-Kühlwagen rund 7000. — Große Cafeteria; Lunch nach Menu zu 21 Cents oder à la carte. Großer Kaufladen für Fleischwaren und sonstige Lebensmittel und Haushaltartikel für die Arbeiter. — Abendkurse für Arbeiter in Universitätsinstituten, unter anderem über Tieranatomie, Konservierung usw., wofür auch die Hörer bezahlt werden.

Ford-Detroit: Eine Sache für sich ist der Betrieb der Autowerke von Henry Ford in Detroit. Ich sagte nach der Besichtigung gelegentlich einmal, dies wäre wohl der „amerikanischste" Betrieb, den ich gesehen hätte — worauf mir ein Sachkundiger sagte: „Ford ist nicht amerikanisch, sondern nur Ford!" — Ford ist tatsächlich auch in Amerika eine Einzelerscheinung, ganz zugeschnitten auf den Eigenwillen von Ford selbst und seines Sohnes Edsel Ford, als den alleinigen Besitzern. „Die Eigenart und Bedeutung der Fordschen Wirtschaftsführung besteht neben der umfassenden und vielseitigen Propaganda in der vertikalen Durchführung des Produktionsprozesses, der von den Rohstoffen und der Herstellung aller Einzelteile bis zur Fertigstellung und dem Versand ganz in seiner Hand liegt, in der auf subtilster wissenschaftlicher Grundlage beruhenden rationellen technischen Durchführung der Herstellungsarbeit, in der ökonomisch vollkommensten Ausnutzung von Raum und Zeit bei der Fabrikation, in der durch zahlreiche Zweigfabriken herbeigeführten Verlegung der endgültigen Zusammensetzung in die Nähe des Verbrauchs, in der planmäßigen Verteilung der Verkaufsstellen und der Reparaturwerkstätten über das ganze Land" (Tänzler).

Ford hat selbst seine Erz- und Kohlengruben, Kokereien, Wälder mit Holzverarbeitungsbetrieben, Holzverkokung und -destillation, Gummiplantagen, Hochofen und Stahlwerk, Blechwalzwerk, Glasfabrik, Papierfabrik, Weberei, Lack- und Firnisfabrik usw. Dazu kommt noch die Flugzeugfabrik. Eigene Transportdampfer bringen die Rohstoffe bis zum Werk in Detroit. Dabei besteht eine weitestgehende Unabhängigkeit vom Bankkapital. Neben diesem ausgesprochen vertikalen, großartig organisierten Aufbau des Werkes und der Großzügigkeit der Gesamtanlage ist der Fordbetrieb aber noch weiterhin bemerkenswert durch seine wundervolle Betriebsorganisation, die ganz auf die Fließ- und Bandarbeit eingestellt ist. Schließlich muß noch besonders die Schönheit und Sauberkeit des Betriebes hervorgehoben werden. Über die näheren Einzelheiten wird später noch mehr gesagt werden.

Henry Ford wurde geboren am 30. Juli 1863 als Sohn eines Farmers in der Nähe von Detroit. Schon als Junge äußerte er eine gewisse technische Veranlagung; er trat dann als Lehrling in eine Maschinenfabrik ein und stieg auf bis zum Chefingenieur der Detroit Edison Co. — Im Jahre 1892, also im Alter von etwa 30 Jahren, brachte er sein erstes Auto heraus, das er mit einigen Hilfsarbeitern in einer primitiven Werkstätte in zweijähriger Arbeit gebaut hatte. — Im Jahre 1903 wurde die Ford-Motor Co. in Detroit gegründet mit einem Kapital von 100000 Dollar. Das Geschäftsprinzip war: Herstellung von Gebrauchsautos bester Qualität bei geringsten Kosten. Es dauerte etwa 30 Jahre (ab 1892) bis die ersten 5 Millionen Wagen hergestellt und abgesetzt waren. Inzwischen hatte H. Ford mit seinem Sohn Edsel sämtliche Aktien übernommen; im Jahre 1919 war die finanzielle Umorganisation der Firma mit einem Kapital von 100 Millionen Dollar erfolgt. Das Tätigkeitsgebiet erstreckte sich laut Urkunde auf den Bau von Motoren bzw. Autos, Traktoren, Lokomotiven, Schiffen, Flugzeugen usw. Dann stiegen Produktion und Absatz ganz riesenhaft; schon 3 Jahre später (zwischen Mai 1921 und 4. Juni 1924) waren die zweiten 5 Millionen Wagen abgesetzt — innerhalb des folgenden Jahres (4. Juni 1924—20. Juni 1925) wurden allein 2 Millionen Autos verkauft — bis 25. Mai 1927 weitere 3 Millionen. Insgesamt wurden von diesem Modell T genau 15 Millionen hergestellt und abgesetzt. — Dann erfolgte im Sommer 1927 mit einem Kostenaufwand von etwa 100 Millionen Dollar die große Umstellung auf ein neues Modell, welches Ende 1927 auf den Markt kam. Seit 1. Januar 1929 schwankt die tägliche Produktion zwischen 450 und 600 Stück.

Seit der Reorganisation des Betriebes im Jahre 1927 ist die Ford-Autofabrikation mit den wichtigsten Nebenbetrieben im sogenannten Rouge River Plant, einem Terrain von 1096 acres[1] zentralisiert, wo augenblicklich rund 80000 Arbeiter und 1400 Angestellte beschäftigt sind; hier befinden sich die Hochöfen mit den Erz- und Kohlenlagern (dazu riesige Mengen von Schrott aus 199 abgewrackten Kriegs-Transportschiffen), das Stahl- und Walzwerk, die Gießerei, Motoren- und Autofabrikation, Glasfabrik, Papierfabrik, Zementfabrik. Hier finden sich $^{1}/_{3}$ Meilen (500 m) Entladequais für die Schiffe, 175 (280 km) Meilen Eisenbahn, 14 Meilen (22 km) Straßen. Der benachbarte Highlandparc-Plant mit 278 acres, davon 105 acres überbaut, enthält heute

---

[1] 1 acre = 0,405 Hektar.

nur noch Nebenbetriebe, wie die Weberei, Lack- und Firnisfabrik, Polsterwerkstätte und ähnliches mit zusammen etwa 14000 Arbeitern. Dort wird vermutlich auch die neue Gummifabrik errichtet werden.

Heute ist der Fordbetrieb wohl der ausgedehnteste Betrieb der Welt, der in den Vereinigten Staaten allein 35 Betriebsabteilungen mit rund 200000 Arbeitern umfaßt, während rund 26000 Arbeiter außerhalb der Vereinigten Staaten in zahlreichen Betrieben tätig sind (Zahlen vom Jahre 1928).

Die medizinische bzw. arbeitsphysiologische Beurteilung kann und darf nicht einheitlich geschehen, muß sich vielmehr nach den einzelnen Betriebsabteilungen bzw. Arbeitsvorgängen richten. Ich möchte daher ganz kurz einige Augenblicksbilder, einige Eindrücke aus dem Betrieb einschalten. Ich besichtigte nachstehende Abteilungen des Rouge River Plant: Hauptkraftwerk — Hochofen — Stahl- und Walzwerk — Hammerschmiede — Formerei, Gießerei — Bohren und Fräsen — Werkzeugmacherei — Zusammenbau des Motors — Aufbau der Karosserie — Montage des fertigen Wagens — Glasfabrik.

Die Arbeiterschaft des Rouge River Plant setzt sich aus 52 Nationalitäten zusammen; als ungelernte Arbeiter sind dort viele Neger, Osteuropäer bzw. Slaven beschäftigt; Deutsche sind relativ wenig vertreten. Frauen sind hier nicht beschäftigt.

Ein allgemeiner Blick über die riesige Anlage zeigt, daß viele Betriebsabteilungen neu gebaut sind (zum Teil in den Jahren 1923—1928), mächtige Hallen in Eisenkonstruktion und Verglasung, mit Luft und Licht reichlich versehen. Breite Straßen durchziehen das Gelände, von den Schienengeleisen durch Bordsteine abgetrennt. Eine betonte Sauberkeit der Gesamtanlage fällt angenehm auf. Fabrikomnibusse mit 10 Minuten Abstand vermitteln den Verkehr in der weitausgedehnten Anlage.

Wir sehen zunächst die Anlegestelle der mächtigen Transportdampfer und die Geleisanlagen für die Güterzüge, welche die Rohprodukte aus den fernen Produktionsgebieten (Erze, Kohle, Holz usw.) sowie die in auswärtigen Betrieben gefertigten Teilprodukte heranbringen. Sodann wenden wir uns dem Hauptkraftwerk zu. In der Gesamtanlage arbeiten 8 Turbogeneratoren mit je 62500 PS; die Gesamthöchstleistung beträgt rund 500000 PS. An elektrischer Energie werden in 24 Stunden 2500000 Kilowatt erzeugt. Der tägliche Kohlenverbrauch beträgt rund 2200 t. 8 Riesenschornsteine von je 333 Fuß Höhe (mit je 13 Fuß oberem Querdurchmesser) weisen schon von fern auf den mächtigen Betrieb hin.

Die besichtigte Abteilung zeichnete sich durch besondere Eleganz aus; die Heizung der Kessel erfolgt hier durch Gichtgase und Kohlenstaub. Die Schauseite der Kessel war braunrot emailliert mit vernickelten Rahmen, die Leitungen usw. waren bronziert; die Heizer trugen weiße Arbeitsanzüge. Die früher für die Kohlenfeuerung benötigten Arbeitsgeräte (Schubkarren, Schaufel, Stocher usw.) standen als Zeichen der alten Zeit vernickelt zur Schau.

Der Weg führt zu den beiden Hochöfen, benannt Henry und Benson Ford, eingerichtet mit den letzten Neuerungen, tadellos gehalten und gepflegt. Eine Handvoll Arbeiter erzeugt hier täglich 1000—1200 t

Eisen. — Ein Schlackenzementwerk befindet sich in der Nähe; es wurde nicht besichtigt. Die Herstellung erfolgt im Naßverfahren (erster derartiger Betrieb der Welt) in Mengen von 2500 Barrels täglich. Der hier und an anderen Stellen benötigte Koks wird in eigener Kokerei hergestellt; 240 Öfen liefern täglich in 24 Stunden 3300 t Koks, 50 Millionen Kubikfuß Gas, 40000 Gallonen Teer, 12000 Gallonen Leichtöl, 110000 Pfund (lbs) Ammonsulfat[1].

Höchst interessante und nachhaltende Eindrücke bot die Gießerei, die größte der Welt, wie versichert wurde. Zunächst die Herstellung der Formen! An jedem der zahllosen Drehtische stehen etwa 10 Neger, die den von oben herabrollenden Formsand maschinell und von Hand in den Kasten stampfen, die Kerne einsetzen, die Luftlöcher anbringen, einstäuben usw., kurz, während einer Umdrehung des Tisches die Form fertigmachen. In kühnem Schwung rollt die Form auf das Laufband zur Gußstelle, wo während des Dahinrollens aus der an einer Laufschiene herabhängenden Gießpfanne das Metall eingegossen wird. Die ausgegossenen Formen rollen durch Temperkanäle weiter, an anderer Stelle heben Leute mit mächtigen, ebenfalls an Laufschienen hängenden Haken das noch rotglühende Gußstück aus der Form heraus, die weiterrollt, an anderer Stelle vom Formsand gereinigt wird und in ununterbrochenem Lauf wieder zur Formerei zurückkehrt. Das Gußstück dagegen wird auf eine andere Bahn aufgelegt, läuft auf dieser etwa 3 Meilen ($4^1/_2$ km) über Dach zur Abkühlung und kommt, eben notdürftig erkaltet, in die Bearbeitungshalle. Der Besuch der Gießerei war wohl eines der eindrucksvollsten Bilder des Tages: der riesige Raum, angefüllt mit Hunderten von geschäftigen Leuten, meist Negern, an den Formtischen in unermüdlicher hüpfender Geschäftigkeit und mit grinsenden schwarzen Gesichtern im schwarzen Formsand wühlend — dann der Moment des Gießens mit den Funkengarben, der unvermeidliche Lärm, alles in geradezu stürmischer, aber doch planvoller Bewegung.

Die Bearbeitung des Zylinderblocks erfolgt durch selbstkonstruierte Spezialmaschinen. Das gleiche gilt für die Bearbeitung der weiteren Einzelteile. An- und Abtransport erfolgt mittels Laufbandes, der Arbeiter hebt die betreffenden Teile ab, stellt sie unter die Maschine, nimmt sie nach Beendigung der Prozedur wieder weg und schiebt sie auf das abrollende Band zurück. Das Arbeitstempo ist hier durch den Arbeitsvorgang, d.h. die Leistung der betreffenden Maschine, gegeben und kann nicht willkürlich beeinflußt werden.

Ein Wunderwerk der Technik ist das Stahlwerk, umfassend die open hearth furnaces, das Grob- und Feinwalzwerk und Kühllager (blooming and rolling mill), untergebracht in zwei riesigen Hallen mit je 238mal 1066 feet bzw. 460mal 1500 feet[2] Grundfläche — Hallen und Maschinen blitzblank gestrichen oder bronziert, mit elektrischem Antrieb, der von einer Brücke aus bedient wird. Der glühende Stahlblock fällt aus dem Ofen, läuft nacheinander durch 6 Walzenstühle, gelangt

---

[1] 1 barrel = 42 gallones; 1 gallone = 4,54 l; 1 lb = 453,6 g.
[2] 1 foot = rund 30,5 cm.

dann durch ein Verschiebewerk in den zweiten Ofen, wird wieder automatisch ausgestoßen, gelangt durch das Feinwalzwerk endlich zur Abkühlung auf das Rollwerk. Und dabei ist in den Riesenhallen fast kein Mensch zu sehen!

Das Stahl-Preßwerk umfaßt etwa 9 acres und wird durch 2 Eisenbahnstrecken mit täglich sechsmaligem Zugverkehr bedient: die eine bringt täglich 1600 t Stahl hinein, die andere 92 Wagenladungen Preßstücke heraus; dabei erwachsen täglich 250 t Abfall, der wieder eingeschmolzen wird. 1300 Pressen sind täglich in Benutzung, mit Leistungen bis zu 30 t Gewicht. Beschäftigt sind hier 10 000 Arbeiter, davon sind 1200 ausgewählte Mechaniker für Instandhaltung der Maschinen. Ganze Seitenwände usw. (fenders) werden hier gestanzt und gepreßt, die beiden Seiten- und Hinterteilplatten sowie Fenster- und Türrahmen werden hier elektrisch zusammengeschweißt. Hier befindet sich auch die Härterei mit elektrischen Härteöfen (80 + 62 Öfen) mit automatischer Temperaturregelung (die größte bestehende Einrichtung dieser Art!). Die elektrischen Öfen für Verarbeitung der Stahlgußabfälle liefern täglich 600 t.

Die Drahtzieherei stellt täglich etwa 30 000 Pfund Metalldraht (Eisen-, Kupferdraht usw.) her.

Spezifische Fordbetriebe sind weiters die Zusammenbauwerkstätten, in denen der Aufbau des Motors, der Karosserie und der Einbau des Motors in den Wagen erfolgt. Hier begegnen wir der ausgeprägtesten Fließ- bzw. Bandarbeit.

Beim Zusammenbau des Motors steht stellenweise ein Mann neben dem andern in Tuchfühlung; während am Laufband der vorgearbeitete Zylinderblock vorbeirollt, bringen die in Greifhöhe befindlichen Conveyors, stellenweise sich überkreuzend, die benötigten Einzelteile heran, die von dem betreffenden Arbeiter herabgenommen und in den Motorblock eingesetzt, vom Nebenarbeiter hier befestigt werden. Die technische Organisation, die Zufuhr des richtigen Stückes zur rechten Zeit am rechten Platze, die Abstimmung des Laufbandes, die Ausgestaltung der Arbeitsplätze, der Werkzeuge und Hilfsgeräte ist bewunderungswürdig.

In ähnlicher Weise erfolgt der Aufbau der Karosserie (z. Z. 240 Wagen in 8 Stunden), dazwischen das Anstreichen bzw. Spritzlackieren in großen Blechtunnels unter mechanischer Absaugung. Die Lackspritzer tragen gut abschließende Kapuzenanzüge und Respiratoren; die Kleider sind allerdings tüchtig verspritzt.

Von den Leistungen mag nachstehende Zeittafel einen Begriff geben:

Montag früh 8 Uhr Ankunft des Erzes mit Dampfer (nach etwa 45 Stunden Fahrt). In 10 Minuten ist das erste Erz am Ofen.

Dienstag früh kurz nach Mitternacht ist das Gußeisen fertig und wird mit Schrott und anderen Ingredienzien umgeschmolzen.

Dienstag früh 1^{10} Uhr sind die Zylinderblöcke gegossen. Abkühlung und Gußputzen etwa 5 Stunden.

Dienstag früh 6^{10} Uhr: Erste Bearbeitung: 2 Stunden 40 Minuten. Transport zum Motorbauraum.

Dienstag früh 9^{25} Uhr Zusammenbau des Motors (2 Stunden einschließlich Probelauf).

Dienstag früh 11²⁵ Uhr: Der fertige und kontrollierte Motor wird in den assembly-plant gebracht (10 Minuten). Der Zusammenbau des Wagens dauert 1 Stunde.

Die Umsetzung von Rohprodukt zum Fertigfabrikat dauert also (ohne Transport, „shipping and handling") nur etwa 28 Stunden.

Echt „Ford" ist auch die Glasfabrik in Rouge River Plant. Ford besitzt 3 Glaswerke mit einer jährlichen Gesamtproduktion von 20 Millionen Quadratfuß; davon stellt der Betrieb im Rouge River Plant rund 10 Millionen her: Der Betrieb wurde erst in den Jahren 1928/29 eingerichtet; die ganze Einrichtung wurde von Ford und seinen Mitarbeitern selbst entworfen; die Tendenz war auch hier die fließende Fertigung bzw. die Herstellung eines endlosen Glasbandes, ein Verfahren, das von den Glasexperten als „unmöglich" bezeichnet wurde. Es wurde aber doch gemacht — und zwar mit bestem Erfolg!

In vier auf einer Bühne stehenden Wannenöfen wird die Glasmasse erzeugt, die in ununterbrochenem Fluß aus den Öfen ausfließt und durch Walzen in ein entsprechend breites und dickes Band gepreßt wird; dieses endlose Glasband läuft durch Kühlkanäle weiter bis zum Ende der riesigen Halle, wo von einem Arbeiter entsprechend lange Scheiben abgetrennt werden. Die Scheiben rutschen nach unten und werden hier von einigen wenigen Leuten aufgegipst, laufen auf der unteren Bahn wieder durch die lange Halle zurück durch die Schleif- und Polierböcke, werden am Ende der Halle (also nahe beim Ofen) umgelegt und laufen wieder durch Schleif- und Polierböcke zurück zum anderen Ende, wo sie fertig abgenommen werden. Alles ist blitzblank, läuft fast automatisch, kaum daß Menschen zu sehen sind.

Die Papierfabrik erzeugt ihr Produkt nur aus Abfällen von Altpapier und Lumpen, die im Gesamtbetrieb anfallen. Es wird ein öl- und wasserdichtes, sehr haltbares Papier für Montage und Verpackung hergestellt.

Schließlich ist noch der Fordensit-Betrieb zu nennen, in welchem ein sehr harter und widerstandsfähiger Kunststoff (Holzstaub mit Kunstharz). hergestellt und zu Isoliermaterial, Handgriffen usw. bearbeitet wird.

Eine riesige Abteilung ist die für Werkzeugmacherei, Matrizenherstellung und Maschinenbau (für Reparaturen und Neuanfertigung); hier sind rund 6000 gelernte Maschinenbauer und Mechaniker, fast durchweg Weiße, tätig. — Eine besondere wichtige Abteilung ist die für Herstellung und Kontrolle der Präzisions-Instrumente (Maße, Lehren usw.).

Auch eine der großen Fallhammer-Schmieden wurde im Vorbeigehen besichtigt. Der eigentliche Schmiedebetrieb ist im Highland Parc Plant, wohl die größte Schmiede der Welt, in der von rund 2000 Schmieden und 500 Werkzeugmachern täglich rund 527600 Schmiedeteile hergestellt werden (an einem Auto sind über 100 geschmiedete Stahlteile!). Hier wurde neuerdings durch neue technische Methoden (upsetting machines and hot-press-process) eine wesentliche Produktionssteigerung bei Verminderung der Kosten bis zur Hälfte erzielt.

Ebenfalls im Highland Parc Plant liegt die Lack- und Farbenfabrik, in welcher die Farben, Spachteln, Emaillen, Spritzlacke (Nitrozellulose-Lack) usw. hergestellt werden. Hier finden sich Anlagen für „künstliches Wetter", also Hitze, Kälte, Sonnenstrahlung (mit Ultraviolettbestrahlung), Straßenstaubentwicklung usw., wobei alle $2^1/_4$ Stunden ein völliger Wechsel der klimatischen Verhältnisse stattfindet, so daß die Witterungseinwirkungen von 70 Tagen auf 100 Stunden reduziert werden. 300 Autos, die im eigenen Betrieb laufen, dienen außerdem für praktische Anstrichversuche.

In anderen (auswärtigen) Betrieben erfolgt die Herstellung von Halbfabrikaten, wie der Radkränze, der Steuerräder, der Kühler usw. Radkränze werden täglich über 25 000 Stück hergestellt; dieser Betrieb verfügt über 3 Meilen Conveyor-Bahnen, die täglich 450 t Material über 6 Meilen hin und her befördern.

Die Lehrlingsschule, die seit 1916 in Highland Parc Plant eingerichtet ist, verfolgt den Zweck der Heranbildung von tüchtigen Technikern. Die Grundsätze sind: der junge Lehrling soll zunächst boy-work leisten, nicht premature-work — Handfertigkeit und Wissenschaft müssen Hand in Hand gehen — Selbständigkeit und Selbstverantwortlichkeit müssen geweckt werden. Lehrgegenstände sind: Technisches Zeichnen, Mathematik, Physik, Chemie, Metallurgie, Metallographie; dazu Wirtschaftskunde, Geographie usw. Der Unterricht wechselt je 1 Woche im Schulzimmer mit 2 Wochen in den Werkstätten; dabei lehnt sich auch der theoretische Unterricht auf das engste an den Betrieb an: „der Gesamtbetrieb bildet das Textbuch und das Laboratorium für den Unterricht". Beim Geographieunterricht wird z. B. besonders auf den Export Rücksicht genommen; beim Rechnen auf Wirtschafts- und Werkstattprobleme usw. Der Schüler erhält zunächst beim Eintritt je Woche 7,20 Dollar; davon soll er sich je Monat etwa 2 Dollar ersparen. Die Geldprämie steigert sich in den folgenden Jahren, so daß der Schüler am Ende (mit 18 Jahren) Geld genug erspart haben kann, um evtl. seine Studien an einer höheren Schule fortzusetzen — andernfalls tritt er in den Betrieb ein mit Anrecht auf eine gehobene Stellung.

Soviel über den eigentlichen „Fordbetrieb" und seine Nebenbetriebe, die mit dem bekannten Fordwagen in engster Beziehung stehen. Weitere Betriebe, hauptsächlich für Zusammenbau und Reparatur, finden sich in allen Ländern der Welt. Damit sind aber die Fordschen Werke noch nicht erschöpft. Zu nennen sind noch der Lincoln Plant in Detroit, in dem eines der hochwertigsten Autos, der „Lincoln-Wagen" hergestellt wird (gegründet 1922 mit der Tendenz, den bestmöglichen Wagen herzustellen) — weiters die Flugzeugfabrik in Dearborn, die auch einige Fluglinien in den Vereinigten Staaten betreibt — das riesige technisch-chemische Laboratorium in Dearborn — endlich der gewaltige Bau des Museums in Dearborn, eine Gruppe von 5 großen, durch Säulenhallen miteinander verbundenen Gebäuden im Stil der Unabhängigkeitshalle in Philadelphia. Dieses Museum soll die historische Entwicklung jeder Seite des amerikanischen Lebens zeigen; es soll insbesondere alle Erfindungen des „American inventive genius" aufnehmen und für die technische Erziehung auswerten. Vorbild gab das „Deutsche Museum" in München.

Um Ford und sein Werk aber richtig beurteilen zu können, müssen wir uns bemühen, tiefer in die Ideenwelt von H. Ford einzudringen. Wir werden dabei zweckmäßig die technisch-wirtschaftlichen, sozialen und physiologisch-psychologischen Gesichtspunkte auseinanderhalten.

Der 1. Grundsatz ist: billigstes Produkt bei bester Qualität. Diesem Zwecke dient zunächst die Eigengewinnung der Rohstoffe, um schon diese billig zu bekommen und sich von den Marktschwankungen unabhängig zu machen. Daher der Erwerb der Kohlengruben in Kentucky und Westvirginien, der Eisenerzgruben im nördlichen Michigan, der riesigen Wälder in den Nordweststaaten, der Gummiplantagen in Brasilien. — Dem gleichen Zwecke dient das General Salvage Department, welches nur den Zweck hat, Verschwendung im Betrieb zu verhüten und Mittel und Wege zu studieren, um Verluste zu vermeiden und Abfallstoffe wieder zu verwerten. Durch zentralisierten Einkauf konnten die Einkaufskosten zum Teil um 25—30% vermindert werden. Um kleine unbrauchbare Endstücke an Stahlstäben, Stangen usw. zu vermeiden, werden diese nur mehr in Standardgrößen geliefert bzw. hergestellt, die keinen Abfall ergeben. Daß Metallabfälle jeder Art wieder eingeschmolzen werden ist selbstverständlich; Hochofenschlacke wird zu Schlackenzement verwendet, Holzabfälle verbrannt, Sägemehl in der Kunststoffabteilung verwertet; die Papierfabrik lebt, wie bereits erwähnt, fast ausschließlich aus den Papier- und Lumpenabfällen des Gesamtbetriebs. Durch Entölen von Metallteilen, Drehspänen usw. werden täglich etwa 2100 Gallonen[1] Öl wiedergewonnen; die Verwertung von Farben- und Lackresten ergibt bis zu 500 Gallonen je Tag. In der photographischen Abteilung wird aus den alten Platten und Filmen das Silber wiedergewonnen. Abgenutzte Treibriemen werden täglich für etwa 1000 Dollar Wert im Büro abgegeben; diese werden wieder repariert, oder, soweit sie nicht mehr brauchbar sind, umgearbeitet zu Polierscheiben, Schutzgürtel für Fensterputzer usw. 2 Mann sind lediglich damit beschäftigt, Putzeimer zu reparieren; viele andere sind mit Einsammeln und Zurichten von Röhren, Flanschen, Schrauben usw. beauftragt. Eine besondere Gruppe ist mit der Instandsetzung zerbrochenen Werkzeugs beschäftigt usw. Der Mann, der eine Methode findet, um an Packmaterial zu sparen oder ein paar Bolzen mehr in einem Waggon unterzubringen, erhält eine Prämie. Nirgends in dem Riesenbetrieb entsteht ein Abfallprodukt, das nicht wieder dem Betrieb selbst zugute kommt. Es wird lediglich Ammonsulphat und Benzol nach außen abgegeben. So werden durch das Salvage Department monatlich Werte von über 1 Million Dollar erhalten bzw. ausgenützt. — Ähnlich werden auch durch das Traffic-Department jährlich mehrere Millionen Dollar gespart. Der ganze Betrieb lebt nach dem Grundsatz: „Alles kann noch besser und noch billiger gemacht werden". — „Unsere Gewinne müssen aus den Ersparnissen kommen." — Tatsächlich ist der Fabrikationsgewinn aus den Automobilen verhältnismäßig sehr gering. Er wird in der letzten Bilanz mit ungefähr 4 Millionen Dollar ausgewiesen. Der weitaus größte Teil des Gewinnes ist durch

---

[1] 1 Gallone = 4,54 l.

Sparmaßnahmen erzielt. Daneben bestehen aber auch noch viele andere Maßnahmen der Zeit- und Energieersparnis. Zerbricht der Arbeiter ein Werkzeug, einen Hammerstiel u. dgl., so legt er das zerbrochene Stück beiseite. Irgendein Tagelöhner, der zu diesem ausschließlichen Zweck immer die betreffende Abteilung durchwandert, greift das Werkzeug auf und schafft in wenigen Minuten Ersatz heran. Wieder andere Leute haben für die Beschaffung der Zeichnungen und ähnlicher erforderlicher Hilfsmittel Sorge zu tragen. Durch Wegfall derartiger untergeordneter Arbeiten bleibt Zeit für die produktive Arbeit gespart. Dem gleichen Grundsatz der Sparsamkeit, d. h. der Ersparung an Transportarbeit entspricht auch der Conveyor, von dem in Rouge River Plant 400 km vorhanden sind.

Verbilligung der Produktion ist nur durch Serienarbeit zu erreichen; diese wiederum setzt Teilarbeit und fließende Fertigung voraus. Über die psychologischen Auswirkungen der Teilarbeit und der damit engverknüpften Fließ- und Bandarbeit wird später noch ausführlicher zu sprechen sein.

Trotz dieser Teilarbeit und Massenproduktion muß Präzisionsarbeit geleistet werden; die Kontrolle muß daher sehr scharf gehandhabt werden. Mindestens $^1/_3$ der Belegschaft beim Autobau sind Kontrolleure und Revisoren. Die Sparsamkeit usw. darf sich aber nicht nur am toten Material erschöpfen, muß vielmehr auch den lebendigen Arbeiter mit einbeziehen; die salvage on men ist daher ebenfalls eine der wichtigsten Aufgaben der Betriebsleitung.

Wir kommen damit zum 2. Problem, zu den „sozialen" Gesichtspunkten. Hier wären zunächst zu nennen die hygienische Gestaltung der Arbeitsräume und Betriebseinrichtungen, die Fürsorge für die Arbeiter und ähnliches mehr. Zum Teil greifen diese Fragen auch zu den physiologischen Proben über.

Was zunächst die allgemeine Hygiene betrifft, so fällt die Sauberkeit und Eleganz des Gesamtbetriebes und der einzelnen Betriebsabteilungen sowie der Fabrikstraßen ganz besonders ins Auge. Die Wände und Konstruktionen sind durchaus weiß, die Maschinen grau gestrichen. Besondere Reinigungs- und Anstreicherkolonnen sind ständig unterwegs; ihre Zahl soll etwa 4000 Mann mit einem Lohnbedarf von jährlich etwa 7 Millionen Dollar betragen. Die Arbeitshallen und Betriebsräume sind reichlich mit Luft und Licht versehen, bei besonderem Bedarf finden wir stets Ventilatoren, Absaugung von Gasen, Dämpfen, Staub in mustergültiger Weise; ferner Arbeitsanzüge, Handschuhe, Atemmasken, Schutzbrillen usw. Die künstliche Beleuchtung ist sehr reichlich, fast durchweg mittels Tiefstrahlern, bei Bedarf auch Einzelplatzreflektoren oder elektrische Tageslicht-Gaslampen. Die Heizung erfolgt durch Warmwasser oder Warmluft; die Heizkörper sind zum Teil oben an den Trägern hinaufgebaut. Die Aborte befinden sich meist mitten im Betrieb auf einer Bühne; sie sind sehr elegant ausgestattet. Daneben bzw. im unteren Teil befindet sich die Kleiderabgabe. Letztere ist immer nahe an den betreffenden Arbeitsplätzen. Besondere Fürsorge genießt — wie in allen amerikanischen Betrieben — die Unfallbekämpfung.

Grundsatz ist: Herabdrückung der Unfallziffer bis zum Möglichsten. Ford sagt: „Production without safety is inefficient". — „Accident prevention is absolutely an essential part of the industrial program." So erfolgte im Jahre 1914 die Gründung des „Safety and Health-Department", welches seitdem unablässig ausgebaut wurde. Betriebsführer und Meister werden nach dieser Richtung erzogen und jeder Arbeiter erhält ein entsprechendes Büchlein über allgemeine Maßnahmen und für jeden Betrieb noch besondere Unterweisung. Gefährliche Betriebsabteilungen bedürfen einer besonderen Genehmigung seitens des Safety-Departments. Sogenannte „Safety-Inspektoren" üben die Kontrolle aus. Alle Leute, die sich gegen die Vorschriften verfehlt haben, werden zum Safety-Department geschickt, um dort belehrt zu werden. Daß im Betrieb selbst alles Menschenmögliche im Hinblick auf den Unfallschutz getan wird mittels Schutzvorrichtungen an den Maschinen, Warnungszeichen an Bahngeleisen, Krahnen usw., Warnungsplakaten und -Bildern usw. ist nach dem Gesagten selbstverständlich.

Besondere Arbeitspausen gibt es nicht, doch findet der einzelne Arbeiter auch am Band immer kurze „Schnaufpausen". Das Mittagessen wird am Arbeitsplatz eingenommen. In den Hallen werden von Unternehmern, welche hierzu die Ermächtigung der Direktion haben, Büfetts mit fertigem Lunch aufgebaut, bestehend aus belegten Broten, Obst, Gebäck, Milch in mehrfacher Auswahl. Das Paket muß einen Nährwert von 1100 Kalorien haben und darf nicht mehr als 22 Cents kosten. Das chemische Laboratorium entnimmt täglich Stichproben. Dazu gibt es als „warm" Suppe oder Kaffee.

Was das Verhältnis zur Arbeiterschaft (industrial relations) betrifft, so betont Ford als Grundbedingungen: neben Gesundheitsschutz und Sicherheit auch entsprechende Arbeitszeit, gerechter Lohn, Aufstiegsmöglichkeit. Der Betrieb soll so begehrenswert (attractiv) für den Arbeiter sein, daß jeder Mann dafür sein Bestes gibt und ein verständnisvoller und verantwortlicher Mitarbeiter wird. Soziale Gerechtigkeit und Verantwortlichkeit (social justice and responsability) sollen die führenden Ideen des Arbeitgebers sein.

Die Arbeitszeit beträgt 8 Stunden ohne besondere Pause; gearbeitet wird nur an 5 Tagen; Samstag und Sonntag sind arbeitsfrei (seit 1926).

Um jede Berufsstörung durch Lohnfragen von vornherein zu vermeiden, faßte Ford im Jahre 1914 den Entschluß, den niedrigsten Lohn für einen Arbeiter, gleichviel welche Beschäftigung er ausübt, auf 5 Dollar im Tag, also wesentlich höher als allgemein üblich, festzusetzen. Dieser Entschluß hatte seinerzeit in der amerikanischen Industrie lebhafte Beunruhigung hervorgerufen; man prophezeite den vollkommenen Ruin nicht nur des Fordbetriebes, sondern der ganzen Nation! — Diese Befürchtungen sind aber nicht eingetreten. Ford erhöhte später den Durchschnittsminimallohn auf 6 Dollar, dann sogar auf 7,20 Dollar im Tag für den „mittleren" Arbeiter. Tatsächlich hatte Ford nie irgendwelche Differenzen mit seinen Arbeitern, nie einen Streikversuch oder Streik. „Gute Löhne sind das beste Geschäft."

Weiters gibt Ford seinen Arbeitern Gelegenheit zur Geschäftsbeteiligung mit einem Teil ihres Lohnes (Ford investment plan) bei mindestens sechsprozentiger Verzinsung in halbjährigen Zinsterminen. Die Leitung kann auch eine höhere Verzinsung genehmigen. Tatsächlich wurden bereits bis 16% ausbezahlt.

Weitere Maßnahmen der Arbeiterfürsorge kennt Ford nicht. Er erklärt ganz offen, daß er kein Geld habe, um jemand Wohltaten zu erweisen, daß er aber immer bereit sei, einem Manne Gelegenheit zu geben, sich selbst zu helfen.

Daß die Trade Unions sich gegen Ford und seine Arbeitsmethoden wenden, hat seinen Grund darin, daß Ford nicht mit ihnen verhandelt und seine Arbeiter nicht organisiert sind. „Betriebsräte, Gewerkschaften und Arbeiterführer sind unnötig", sagt er, „weil es nichts zu verhandeln gibt als individuelle Angelegenheiten, und diese werden von Mann zu Mann erledigt." In einem der Fordbetriebe hängt eine große Tafel, die ausdrücklich besagt, daß hier nur Leute gern gesehen werden, die wirklich davon überzeugt sind, daß ihr Interesse und das des Unternehmers Hand in Hand gehen. Diese Tafel ist das äußere Zeichen einer Gesinnung, die tatsächlich von den obersten Stellen her durch den ganzen Betrieb geht, und mündlich und schriftlich durch die Fordzeitung (die jährlich in 10 Millionen Exemplaren verteilt wird!) und andere Publikationen immer wieder betont wird. Es gibt nach den Fordschen Grundsätzen kein getrenntes Interesse zweier Klassen — des Unternehmers und des Arbeiters — es gibt nur ein gemeinsames Interesse des ganzen Unternehmens.

Tatsächlich besteht im Betrieb ein gutes Zusammenarbeiten und weitgehendes Einvernehmen und Gemeinschaftsgefühl; die Arbeiter sind stolz auf den Betrieb und auf Ford; besonders die engeren Mitarbeiter. Schließlich kommt noch die „Aufstiegsmöglichkeit". Es ist jedem Arbeiter bekannt und durch Wandanschläge betont, daß ein Arbeiter, der glaubt, an einem anderen Arbeitsplatz Besseres leisten zu können und sich dadurch einen höheren Verdienst zu erwerben und „aufzurücken", sich bei der Betriebsleitung melden möge. Erfüllt er diese Erwartungen, so bleibt er an der besseren Stelle und rückt evtl. weiter vor; erfüllt er sie jedoch nicht, so wird er wieder an seinen alten Arbeitsplatz zurückversetzt. Grundsätzlich will Ford den Menschen nicht zur seelenlosen Maschine stempeln, sondern ihn als „Menschen" beschäftigen, der an seiner Arbeit interessiert ist. „Jedermann soll für sich persönlich eine Entwicklungsmöglichkeit sehen, und er soll lernen, seine Tätigkeit im Rahmen einer großen volkswirtschaftlichen Aufgabe zu betrachten." Man zeigt dem Arbeiter also von Anfang an die Möglichkeit des Aufstieges und gibt jedem Aufwärtsstrebenden gern den Weg in die Höhe frei. Aber nun kommt das Überraschende: Die Zahl derer, die den Mut haben, etwas Besseres anzustreben, ist außerordentlich gering. Die meisten sind zufrieden, wenn sie eine Arbeit finden, bei der sie mit dem Denken, dieser unangenehmsten aller Tätigkeiten, nichts zu tun haben.

Ford ist aber der Meinung, daß mit der geschilderten Fürsorge für Existenz und Aufstieg der Arbeiterschaft die soziale Verantwortlichkeit eines Großbetriebes noch nicht erschöpft sei; er kennt auch Verpflichtungen zur „Allgemeinheit", zu den Konsumenten. Jede Organisation des Betriebes, jede Gestaltung der Fabrikation, jeder Vorteil des Großbetriebes muß auch dem Konsumenten, d. h. der Allgemeinheit zugute kommen und in niedrigsten Preisen bei bester Qualität in Erscheinung treten.

So scheiden wir aus dem Fordbetrieb mit dem Gefühl höchster Bewunderung für die Organisation und Leitung eines derartigen Riesenbetriebes, für die Großartigkeit und Kultur der Gesamtanlage und für die peinliche Durchbildung des kleinsten Arbeitsvorganges. Technische Rationalisierung und hygienische Betriebsgestaltung stehen hier auf unerreichter Höhe. Ford gab damit nicht nur eine neue Gestaltungsmöglichkeit der menschlichen Leistung im mechanisch und wirtschaftlich höchst rationalisierten Fabrikbetrieb, sondern auch wertvollste Grundsätze für Menschenbehandlung und Arbeitererziehung.

Einige Bemerkungen über die arbeitsphysiologische Beurteilung der Fordschen Methoden sollen dem folgenden Abschnitt vorbehalten bleiben.

VIII. Arbeiterauslese — Physiologisches und Psychologisches.

Die Arbeiterauslese ist zunächst in hohem Grade beeinflußt durch die Rassenprobleme, da ja die verschiedenen Rassen für bestimmte Arbeiten mehr oder minder geeignet sind. So überwiegt in der Schwerindustrie die Zahl der Neger sowie der slawischen Arbeiter sehr beträchtlich. Manche große Betriebe haben Arbeiter aus 48—52 Nationalitäten. Für die Betriebsführung und Unfallverhütung ergeben sich daraus manche Schwierigkeiten. Ein Betrieb (Eastman-Kodak) nimmt entsprechend der hier vorherrschenden Feinarbeit grundsätzlich keine Neger, Chinesen, Polen, Russen, Italiener usw. auf.

Im allgemeinen wird der richtigen Auslese große Beachtung geschenkt. Mit der Aufnahme und Verteilung der Neuaufgenommenen sind grundsätzlich nur besonders erfahrene und ausgewählte Beamte befaßt, die von vornherein schon eine Art praktische Auslese zu treffen versuchen. In einem Betrieb (Western Electric) sah ich etwa $^1/_2$ Dutzend verglaste Boxen, in denen je ein Aufnahmebeamter sich eingehend mit den Bewerbern unterhielt, um so einen Eindruck von Intelligenz, Wollen und Können zu bekommen. Bewährt sich der Aufgenommene an seinem ersten Platz nicht, so wird er an einen anderen Platz gestellt.

Die psychotechnische Auslese wird nur in geringem Umfange bzw. für bestimmte Zwecke angewendet. Bei Carnegie Steel Co. hieß es: „Wir verwenden keine psychotechnischen Tests, aber man sieht sich seine Leute vorher an!" „Sobald wir es erreichen, daß dem Arbeiter die Arbeit schmeckt, dann können wir getrost manche raffinierte Studien über Ermüdungserscheinungen und auch ein gut Teil unserer Psychotechnik an den Nagel hängen." — In einem großen elektrotechnischen Betriebe (Western Electric) war 1 Psychologe mit 5 Helfern vorhanden als Leiter einer psychologischen Untersuchungsstelle. In einem andern Betrieb (General Electric) werden derartige Untersuchungen zwar vorgenommen, aber noch nicht praktisch ausgewertet; es handelt sich vorerst nur um Sammlung von Beobachtungsmaterial.

Eastman-Kodak hatte für manche Gruppen eine Intelligenz- und Geschicklichkeitsprobe eingeführt; dadurch wurde z. B. beim Einrollen der Films bis 60% Mehrleistung erzielt. General Electric-Lynn hat eine psychotechnische Prüfung für Lehrlinge eingeführt.

Die Proben bzw. Methoden waren durchweg sehr einfach: Rechen-Durchstich-Ergänzungsmethoden, Kombinationsprüfung an Holzmodellen, Geschicklichkeitsteste — ohne komplizierte Apparaturen.

Beispiele von Eignungsprüfmethoden:

1. Für feine Arbeit an Instrumenten: Ein Brett hat 100 Löcher von je 2 mm Durchmesser; der Prüfling hat in jedes Loch mit Hilfe einer Pinzette ein Stäbchen von 1 mm Durchmesser zu stecken. Diese Arbeit soll in 5 Minuten vollendet sein. Sie erfordert Geduld und Geschicklichkeit. Die tatsächlich aufgewendeten Zeiten schwanken zwischen 4 und 15 Minuten!

2. Für gröbere Arbeit an Instrumenten: Ein Brett hat 100 Löcher von 5 mm Durchmesser; der Prüfling hat in jedes Loch mit den Fingern 3 Stäbchen von je 1 mm Durchmesser zu stecken. Diese Arbeit erfordert hauptsächlich nur Geschicklichkeit; sie soll in $7^1/_2$ Minuten erledigt sein, während die erreichten Zeiten zwischen 5 und 20 Minuten schwanken.

3. Für Kontrollarbeiten an Instrumenten: Ein Kasten enthält 18 verschiedene, beliebige Gegenstände, die in bestimmter Lage und Art angeordnet sind. Der Prüfling kann die Anordnung der Teile 1 Minute lang sich einprägen und muß dann den Rücken wenden. Nach der unbeobachteten Herausnahme einiger Teile muß er dann diese sowie ihre Lage angeben.

Oder man gibt einzelnen Teilen nur eine andere Lage und Richtung, nachdem sie ursprünglich 20 Sekunden angesehen werden konnten. Die vorgenommenen Veränderungen sind alsdann vom Prüfling anzugeben.

Diese beiden letzten Methoden geben Zeugnis von der Gedächtnisstärke und dem Genauigkeitssinn.

4. Für Arbeiten, die Anforderungen an die Geduld stellen: Hierfür eignen sich die bekannten Geduldsspiele in Gestalt von kleinen Kästchen, in denen einige Kugeln in gewisse Vertiefungen durch vorsichtiges Neigen des Kästchens gebracht werden sollen.

Eine überall eingeführte, als selbstverständlich angesehene Einrichtung ist die ärztliche Voruntersuchung; darüber wird später noch zu sprechen sein. Für die Unterbringung von Kränklichen oder Beschädigten wird meist nach ärztlicher Anordnung gesorgt; ich fand in einem Betrieb (Western Electric) sogar eine besondere Stelle hierfür. Auch bei Ford befaßt sich ein Sonderbüro mit der Unterbringung von Kränklichen, Verstümmelten, nicht Vollsinnigen usw.

Besondere psychologisch wirksame Einrichtungen (Hebung der Euphorie und Arbeitslust) wurden wider Erwarten nicht sehr häufig angetroffen. Ansätze hierzu waren wohl mehrfach festzustellen. Ich nenne hier die mit besonderer Fürsorge ausgestatteten Erholungsräume (besonders für weibliche Arbeiter), manche sehr hübsche Fabrikräume, die Anpflanzung in den Fabrikhöfen (z. B. Western Electric oder besonders Eastman-Kodak parc plant). In einer Betriebsabteilung mit 1100 Arbeitern waren Radioapparate eingebaut, die bei der Arbeit spielten (Lynn) — in einer Kesselschmiede hatten sich die Arbeiter selbst für die Pause einen Radio eingerichtet (Schenectady). — Die Erfahrungen, die mit einem Taktschläger nach Art des Metronoms oder mit Hilfe geeigneter, sich in gleichmäßigem Takt bewegender Musik gemacht werden, waren nicht erfolgreich in bezug auf die Leistungssteigerung; dagegen hatte es sich bewährt, zwischen je 45 Minuten Arbeitszeit eine Pause von 15 Minuten einzuschalten[1].

Vielfach waren Plakate zu sehen, welche auf die Notwendigkeit der richtigen Arbeit, auf die Bedeutung der Arbeit und des Zusammenarbeitens usw. hinwiesen. In diesem Zusammenhang sei auf eine Einrichtung bei General Electric Co. hingewiesen, welche die Folgen schlechter Arbeit vor Augen führte; hier fanden sich in 2 Betrieben Tafeln mit Angaben von „Fehlarbeit“ und Kosten derselben in der letzten Zeit! Im Kerambetrieb waren fehlerhafte Produkte ausgestellt mit Kostenberechnung, um wieviel der Betrieb durch diese Fehlarbeit geschädigt worden war. Manche dieser Darstellungen erschienen mir zweifellos psychologisch sehr wirkungsvoll.

Eine gewisse Überraschung brachten mir die Beobachtungen über das Arbeitstempo. Mit ganz geringen Ausnahmen fand ich nirgends ein anderes Tempo, als es in Deutschland üblich ist; von einer besonderen körperlichen oder geistigen Mehrleistung war gewiß nichts zu sehen. In unseren deutschen Industriezentren, wie in Berlin, im Rheinland, in Nürnberg usw. wird mindestens mit keinem geringerem Tempo gearbeitet als in den besuchten amerikanischen Betrieben[2].

Vielleicht ist der amerikanische Arbeiter etwas mehr „wendig“ und besser „eingefühlt“ als der deutsche Durchschnittsarbeiter. Wenn der deutsche Arbeiter nach Amerika kommt, so leistet er nach dem Urteil amerikanischer Arbeitgeber zunächst etwa 8—10—15% weniger als sein amerikanischer Kollege. Aber er wird sehr bald von der allgemeinen Arbeitsmethode mitgerissen und leistet dann nicht nur dasselbe, sondern qualitativ Besseres als der amerikanische Arbeiter, was auf seine gute Vorbildung und geistige Regsamkeit zurückzuführen ist. Der deutsche gelernte Arbeiter ist daher mehr für Qualitätsarbeit gesucht — während die Grobarbeit und Massenteilarbeit in großem Umfange von Negern, dann von Polen, Russen, Italienern, Belgiern usw. ausgeführt wird.

Daß natürlich in ausgesprochenen Akkordbetrieben flott ge-

---

[1] Bei Western Electric wurden zur Zeit von Prof. Mayo der Harward-University „Ermüdungsstudien“ vorgenommen, besonders im Hinblick auf Pausen und Leistung.

[2] Ich fand diese meine Beobachtung auch in der neuesten Amerikaliteratur bestätigt; auch andere Besucher stimmten mir zu.
Der Vorsitzende des Deutschen Holzarbeiter-Verbandes berichtet, daß er in seinem Gewerbe ein Arbeitstempo vorgefunden habe, das keineswegs höher war als in seinem deutschen Berufe. „Von Neubauten, die wir uns ansahen, und aus Zeitungsdruckereien, die wir besuchten, können wir guten Gewissens dasselbe berichten, und weder die Kellner noch die Barbiere zu New York bewegen sich flinker als in Berlin. Wir sahen Reparaturwerkstätten der Eisenbahn im Landinnern, wo an Gemütlichkeit des „Arbeitstempos“, gekreuzten Beinen und Spaziergängen nach der Werkzeugstelle nichts zu wünschen übrig blieb“ (Gewerkschaftsbericht).

arbeitet wird, ist selbstverständlich. Besonders gilt dies für manche
Arten von Frauenarbeit beim Sortieren, Einpacken und dergleichen —
wo manchmal eine fabelhafte Fixigkeit und Fingerfertigkeit zu sehen
war. Aber das ist keine amerikanische Spezialität, vielmehr in jedem
deutschen Betrieb ebenso zu sehen. Das gleiche gilt wohl auch für bestimmte Maschinenarten, wie Packmaschinen usw. Zugegeben sei, daß
die weiter ausgebildete Spezialisierung und Mechanisierung an manchen
Stellen ein schnelleres Arbeitstempo bedingten. Im allgemeinen muß
jedoch wiederholt gesagt werden, daß das Arbeitstempo keineswegs das
europäische oder gar das deutsche Tempo übertrifft, so wie es in ausgesprochenen Industriezentren Deutschlands geleistet wird!

Wir können höchstens von besserer Betriebsorganisation
sprechen, welche z. B. für das Heranschaffen der notwendigen Hilfsmittel Sorge trägt und den Arbeiter selbst dadurch entlastet. Vgl.
Ford! —

Bemerkenswert ist meines Erachtens die ausgezeichnete technisch-
maschinelle Durchbildung der Arbeitsvorgänge. Die Massenproduktion und die Flüssigkeit der Betriebsmittel erlauben eine weitgehende Verwendung von Universal- und Spezialmaschinen, die halb-
oder ganz automatisch arbeiten. Dazu kommt die Einstellung vieler
Betriebe auf „Spezialitäten", welche dann auf diesem Gebiete große
Erfahrungen erwachsen läßt. Unterstützt werden diese Fortschritte
von der glänzend entwickelten und allbekannten Arbeitsmaschinen-
industrie[1]. Dazu kommt endlich der Sinn für eine gute Betriebsorganisation, unter Umständen unter Heranziehung von erfahrenen
Spezialfirmen, deren Geschäft es ist, die Betriebe zu analysieren und demgemäß zu beraten über beste Organisation, Maschinen, Arbeitstempo,
Lohnsystem (Zeitstudien), Verbesserungsmöglichkeiten usw. Hervorragend ausgebildet waren in den meisten Betrieben die Einrichtungen
der Fließ- und Bandarbeit, bzw. der Mechanisierung und
Automatisierung. Die Einstellung der Arbeiter zur Fließ- und Bandarbeit ist keineswegs ablehnend, zumal sie ein gutes Einkommen garantiert. Es spielen da auch psychologische Momente herein, die aus
der subjektiven Einstellung des amerikanischen Arbeiters zum Arbeitserlebnis entspringen und manche Hemmungen überwinden dürften,
unter denen der europäische Arbeiter leidet. Abneigung soll mehr auf
unzweckmäßiger Behandlung bzw. auf dem von manchen Betriebs-
leitern beliebten Antreiben beruhen. Über diese Einzelheiten wird im
folgenden noch mehr gesagt werden.

Was die Textil-Industrie betrifft, so habe ich leider selbst keinen
solchen Betrieb gesehen; nach persönlichen Mitteilungen ist auch dort
die Automatisierung weitgehend durchgeführt. In Neu-England bedient ein Weber bis 25 mechanische Stühle und bis 100 Automatenstühle, je nach Gewebsart und Stückbreite; er wird dabei selbstverständlich von mehreren Hilfsarbeitern unterstützt, welche die Maga-
zine füllen, zu- und abtragen, reinigen, den Mechanismus beaufsichtigen

---

[1] Die Grundsätze des amerikanischen Arbeitsmaschinenbaues lauten: preis-
wert, solid, einfach, „fool prof", d. h. jeder Dummkopf muß damit umgehen können!

usw., so daß der Weber selbst nur auf die Fadenbrüche und deren Ausbesserung zu achten hat. Dazu kommt als Voraussetzung eine gute Garnqualität, die noch durch gute Schlichte und Befeuchtung erhöht wird. — In den Südstaaten bedient ein Weber durchschnittlich 75 Automatenstühle (mit einer Arbeitsstrecke von beiderseits 30—35 m); er wird dabei von einem Jugendlichen (Kind?) unterstützt. Die Mindestleistung darf nicht unter 90% der vollen Maschinenkapazität sinken.

Man sieht nicht selten in den Betrieben Haufen von ausgemusterten Maschinen aufgeschichtet. Ein hoher Beamter des Handelsministeriums antwortete auf die Frage, ob dies nicht Verschwendung sei, folgendes: „Diese Auffassung ist falsch. Diese Haufen weggeworfener Maschinen sind eindrucksvolle Monumente des amerikanischen Fortschrittes. Man sieht sie überall, weil es die Fabrikleiter im allgemeinen vorziehen, die „junk piles" (Kehrichthaufen) außerhalb der Fabrik, anstatt in der Fabrik in Betrieb zu haben. Die „junk piles" sind Meilensteine unseres industriellen Fortschrittes, der Ausdruck unseres starken Willens, alte Traditionen, veraltete Methoden und unzeitgemäße Werkzeuge zu beseitigen!"

Ihre klassische Ausbildung erhielten diese Bestrebungen durch die Methoden der neuzeitlichen Arbeitsrationalisierung, welche mit den Namen Taylor und Ford gekennzeichnet sind — beide Namen „Marksteine", wenn auch grundverschieden nach Art und Wirkung!

Als Taylor vor etwa 25 Jahren zuerst bei den Tabor-Werken in Philadelphia sein „System" ausarbeitete und damit dieses Werk vom Zusammenbruch rettete, galt dieses System als Beginn einer neuen Ära im Wirtschaftsleben. Die Grundlagen waren technisch bestrickend und wirtschaftlich verlockend; wenn auch die Vorbereitungen langwierig und kostspielig waren (in 1 Autobetrieb z. B. über 40 000 Zeitstudien, erhebliche Vermehrung der Meister, bis zu 60% Abbau der Arbeiter), so war doch die Produktionssteigerung überraschend (hier bis 200%). Aber das Taylorsystem war grundsätzlich unphysiologisch und mußte daher zusammenbrechen; es ist biologisch unmöglich, ständig Höchstleistungen auszuführen in genau vorgeschriebenen Tempo- und Bewegungsformen, unter Ausschaltung jeder eigenen Denkarbeit und Initiative. Heute ist der Taylorismus in seiner ursprünglichen Form wohl verschwunden; bezeichnenderweise waren es die Amerikaner selbst, welche dieses System zuerst ablehnten, insbesondere auf Grund amtlicher Erhebungen, denen das Verbot der Anwendung des Taylorsystems in den Staatsbetrieben folgte (1917). Selbst in den Bethlehem-Steel Works, in denen Taylor selbst bahnbrechende Untersuchungen vornahm, war von allen diesen Organisationen nichts mehr zu sehen; ja der mich begleitende junge Ingenieur der Firma wußte von diesen Sachen gar nichts mehr.

Da trat Ford auf den Plan, der — wie wir bereits gesehen haben — im Laufe der Jahre in seinen Betrieben eine Arbeitsorganisation von unerreichter Großartigkeit schuf.

Seine arbeitswirtschaftlichen Grundsätze sind:

1. Weitestgehende Aufteilung der Arbeitsvorgänge, und zwar nicht nur in Stücke, sondern in Operationen an einzelnen Stücken, in vielen Fällen so weit gehend, daß die Arbeiter an Maschinen sich mit den Füßen keinen Millimeter zu bewegen brauchen. Die Einzelarbeiten sind so unterteilt, daß sie praktisch von

jedem, häufig schon nach Unterweisung in nur wenigen Minuten, gemacht werden können.

2. Weitestgehende Verwendung von Spezialmaschinen und Spezialwerkzeugen.

3. Besondere Transporteinrichtungen, wie Rollbahnen, endlose Transportbänder, endlose Ketten usw., die für diesen ausschließlichen Zweck erdacht und konstruiert und nur für diesen ausschließlichen Zweck zu gebrauchen sind.

4. Besondere Einrichtekolonnen für die Maschinen. Es wird also streng getrennt: der Arbeitsraum bzw. die Arbeitskolonne an der Maschine von den sogenannten „Einrichtekolonnen", welche dem Arbeitsmann die Maschine einrichten und für jede zu verrichtende Arbeit vorbereiten, so daß er nur rein mechanische von jedem ungelernten Menschen ausführbare Handbewegungen zu machen braucht. Die Einrichtekolonnen bestehen selbstverständlich aus gelernten Arbeitern. Der Arbeitsmann an der Arbeitsmaschine besorgt sich selbst gar nichts. Selbst wenn er wegen Betriebsstörungen warten muß, hilft er nicht einmal der Einrichtekolonne.

5. Ein relativ großer Werkzeug- und Maschinenpark, damit die je Tag zu leistenden Stückzahlen auf alle Fälle gesichert werden. Man geht bei Ford bis zu 50% Reserve.

6. Verwendung jeglicher Arbeitskraft und hohe Ausnutzung derselben. Bei solch starker Unterteilung der gesamten Fertigung ist es natürlich möglich, jede irgendwie geartete Arbeitskraft zu verwenden, und zwar auch Einarmige und Einfüßige. Selbst wenn diese Untergeordneten und ungelernten Arbeitskräfte, die in ungeheurer Menge verwendet werden, hohe Verdienste erzielen (beispielsweise bis zu 7 Dollar je Tag bei Ford), so leisten sie, und zwar merkwürdigerweise, ohne daß ihnen das scheinbar so richtig zum Bewußtsein kommt, tatsächlich auch im Werte von 7 Dollar nützliche Arbeit.

Die Grundlage des Fordschen Fabrikationssystems ist die Massen- und Serienproduktion bei ausgesprochenster Arbeitsteilung und ausgeprägtester Fließ- und Bandarbeit, wobei die Fragen der Fabrikation und des Transportes gleich bedeutsam sind. Im Rouge River Plant gibt es etwa 400 km Transport- bzw. Laufband; eine der längsten Conveyor Linie der Welt ist die von der Gießerei zum Motorenbau; eine andere sehr lange Linie (in über Kopfhöhe) ist die vom spring- und upset-Betrieb zum Wagenbau. Material und Werkstück werden durch Conveyor bzw. Laufband dem am Platz stehenbleibenden Arbeiter zugeführt bzw. an ihm langsam vorbeigeführt — oder der Arbeiter geht mit dem Band einige Meter mit — oder er rollt auf dem Montagewagen arbeitend weiter usw., unter Umständen unter Benutzung von Spezialwerkzeugen. Das Arbeitstempo ist durch das Tempo des Bandes bzw. Conveyors gegeben. Wir finden hier eine nahezu lückenlose Durchführung des „Arbeitsflusses" mit ununterbrochener Wanderung des Materials. Länge und Geschwindigkeit der einzelnen „Materialströme" sind derartig aufeinander abgestimmt, daß die Arbeit ununterbrochen weitergeht, aber auch der ganze Fabrikationsgang und das Arbeitstempo geregelt wird, und zwar zu einer Höchstleistung, aber ohne Hetze oder Raubbau. Man hat Ford — als er die in den Schlachthäusern Chikagos schon längst eingeführte „Bandarbeit" in großem, bis dahin unerhörtem Maßstabe in seinem Betriebe einführte — wohl unter dem Eindruck des Sinclairschen Buches „Der Sumpf" (The Jungle) — als die größte Sklavenhalterei bezeichnet. Dem Fernerstehenden erscheint eben tatsächlich das Charakteristikum des Fordismus nur das Laufband und der Conveyor zu sein. Daraus leitet er auch reflektorisch die Vorwürfe gegen das Fordsche Arbeitssystem ab: Überanstrengung,

Raubbau, Monotonie. Tatsächlich jedoch sind aber diese Vorwürfe nicht angebracht; man hört auch in Amerika nichts mehr davon.

Im Fordbetrieb besteht die ausgesprochenste Bandarbeit wohl in den Abteilungen: Zusammenbau des Motors, Zusammenbau der Karosserie, Montage des fertigen Wagens. Im Motorbau standen die Leute stellenweise in Tuchfühlung; unten läuft das Motorgehäuse, oben laufen in geradezu verwirrender Fülle verschiedene Zubringer über und untereinander, sich kreuzend. Es ist bewunderungswürdig, wie an den richtigen Arbeitsstellen im richtigen Augenblick die benötigten Einzelteile in der nötigen Anzahl zusammentreffen. Ein Blick in die Riesenhallen: Bewegung der Transportbänder oben und unten nach allen Richtungen. Die einzelnen Handgriffe sind zum Teil verblüffend einfach, die körperliche Beanspruchung minimal, oft handelt es sich nur um ganz stereotype Griffe. Etwas komplizierter schienen mir die Arbeitsbedingungen zu liegen bei der Montage der Karosserie bzw. des Wagens, wo neben dem Zusammenbau auch gleichzeitig der Anstrich (Spritzlackieren und Abbimsen), die Polsterung, die Anbringung der Garnituren usw. erfolgt, wo vielfach die verschiedenen Arbeitergruppen gleichzeitig beschäftigt sind, wo meist auch in einem guten Tempo gearbeitet wird — dies alles, während der Wagen langsam weiterrollt und die Einzelteile durch Conveyor herangebracht werden. Das Lackieren erfolgt im wesentlichen ebenfalls im Rollen, während der Wagen ein großes Blechgehäuse mit mechanischer Absaugung passiert. Natürlich hängt hier alles ab vom Arbeitstempo. Dasselbe war an allen Plätzen gut, aber doch keineswegs abnorm schnell; es war ein gutes Durchschnittstempo. Von einer Überanstrengung oder gar Ausbeutung der Arbeitskraft konnte jedenfalls bestimmt nicht gesprochen werden. Wohl verlangen manche einzelne Plätze einen besonderen Grad von Geschicklichkeit und Intelligenz (z. B. beim Motorenzusammenbau), während bei anderen etwas mehr körperliche Arbeit notwendig wird. Aber immer verliefen die Beanspruchungen im Rahmen des physiologisch Zulässigen. Ich sah nur einen einzigen Arbeitsraum, wo das Tempo und der Beanspruchungsgrad übertrieben erschien, und zwar in der Gießerei (s. oben!). Im übrigen ist es bemerkenswert, daß gerade bei der Arbeit am Band das Arbeiterangebot immer ein sehr großes ist und daß hier der Arbeiterwechsel keineswegs größer ist als sonstwo im Betrieb.

Die Geschwindigkeit des Laufbandes bzw. Conveyors ist auf Grund ausgedehnter Zeitstudien genau berechnet, da ja die einzelnen Arbeitsgänge synchron sein müssen; immerhin ist das Tempo durchaus elastisch innerhalb gewisser Zeitgrenzen; es wird vom Ingenieur oder Meister reguliert je nach der „Ausbringungszahl"; man hat z. B. gelegentlich das Band absichtlich verlangsamt mit fortschreitender Ermüdung — und etwas beschleunigt gegen Schichtende, um den Schlußimpuls auszunützen. Im Bedarfsfall kann das Band durch Druck auf einen Knopf sofort stillgestellt werden. Grundsätzlich ist die Laufzeit doch so, daß jeder mitkommt. Hultzsch, ein deutscher Student, der selbst einige Monate bei Ford als gewöhnlicher Arbeiter Y 2922 gearbeitet hat, sagt darüber: „Ich habe keinen einzigen Mann überhastet arbeiten sehen, noch bin ich selbst während der Arbeit jemals in Hast gewesen." „Sobald ich auf einem Arbeitsplatz angelernt war und mich dem Tempo des Bandes und der Linie angepaßt hatte, konnte ich in aller Ruhe meinen Handgriff ausführen, ohne irgendwie rechnen zu müssen." „Für die einzelnen Handgriffe war kein Tempo vorgesehen; es war nur zu beachten, daß die aus den Handgriffen bestehende Leistung in der richtigen Zeitspanne vollzogen war."

Schon die Tatsache der zeitlichen Verkettung aller Arbeitsoperationen, bei der eine Arbeitszeit auf die andere Rücksicht nehmen muß, sagt, daß nicht überall das Maximum gefordert wird. Ferner ist zu berücksichtigen, daß die einzelnen Fabrikationskreise durchaus nicht immer mit dem Maximum des Ausbringens arbeiten. Oft verlangt die Konjunktur, daß eine Reduktion der Arbeitsgeschwindigkeit eintritt. So ist es z. B. nichts Außergewöhnliches, daß bei der Fertigmontage der Antriebsmotor des Conveyors auf $^3/_4$ seiner Soll-Tourenzahl heruntergesteuert wird. Es gibt sogar besondere Abteilungen mit entsprechend eingestelltem Tempo für ältere Leute. Auch Blinde arbeiten am Band mit. Falls ein Arbeiter austreten muß, springen Ersatzleute ein, die sonst Reparatur- und Ergänzungsarbeiten ausführen. Eine „Hetze" ist also bei der Bandarbeit bestimmt vermeidbar, wenn auch eine fleißige Arbeit Voraussetzung ist. Jeder muß auf seinem Posten sein, und so kommt es wohl auch, daß die Arbeitsmenge eines solchen Mannes das Mehrfache dessen ist, was bei uns in Deutschland im allgemeinen ein untergeordneter Arbeiter an Arbeitsmenge leistet. Das Band, der Weiterlauf der Arbeitsstücke, die Abhängigkeit des einzelnen von seinem Nachbar zwingen zur Erledigung einer genau bestimmten Leistung in bestimmter Zeit. Man kann wohl sagen: Jeder der bei Ford 7 Dollar verdient, leistet auch für 7 Dollar Arbeit!

Der andere Einwand ist der der Monotonie infolge der immerwiederkehrenden Teilarbeit (repetition work). Die Frage der Monotonie ist ja schon oft diskutiert worden, doch ist bekanntlich die individuelle Reaktion darauf sehr verschieden. Nicht jedermann ist befähigt, diese Art von eintöniger Arbeit Tag für Tag zu ertragen; manche Leute verlassen bald wieder eine derartige Betriebsabteilung. Mancher aber zieht die monotone Arbeit sogar vor. Vor einigen Jahren wurde die Order erlassen, daß Jedermann alle 3 Monate die Arbeit wechseln müsse. Zur allgemeinen Überraschung wurde dagegen von der Mehrzahl der Arbeiter in den sogenannten „monotonous jobs" protestiert; die meisten wollten dies nicht. Es gibt eben genug Menschen und Nationalitäten, welche eine derartige mechanische, geistlose Arbeit sogar bevorzugen. Hier möchte ich wieder auf die Ausführungen von Hultzsch verweisen, der auf Grund seiner eigenen Arbeitserfahrungen sagt:

„Auf einem Arbeitsplatz an der Linie habe ich absichtlich 16 Tage gearbeitet, und zwar an einer Stelle, an der die Arbeit besonders ‚stumpfsinnig' war. Ich hatte täglich etwa 6000 Schrauben festzuziehen und 1400 Verschlußmuttern aufzusetzen. Zunächst strengte mich die Arbeit an, bis ich die Griffe so beherrschte, daß ich das Tempo in der Linie einhalten konnte. Nach und nach begann die Arbeit mir Spaß zu machen.

Es mag das eine sportliche Befriedigung sein, die sich im Anfang einstellt, später aber nachläßt. Im selben Maße, als ich rhythmisch arbeiten konnte — und zwar in dem mir eigenen Rhythmus, nicht in einem vorgeschriebenen oder künstlich hervorgerufenen —, begannen vor meinem geistigen Auge Bilder vorüberzuziehen, einzelne Gedankenketten bildeten sich, ich löste mich mehr und mehr von dem werktätigen Vollzug meiner Leistung ab. Schließlich bin ich soweit gekommen, daß ich mir am Morgen bestimmte Probleme stellte, die ich während der Schicht systematisch durchdachte.

Man wird mir entgegenhalten, daß diese Erfahrung durchaus subjektiv ist. Zweifellos ist die Annahme falsch, daß alle übrigen Leute an der Linie ebenfalls in der Lage waren, während ihrer Arbeit Gedankenketten zu bilden, geschweige denn systematisch zu denken. Ebenso falsch ist aber auch die gegenteilige Behauptung, daß die Arbeit an sich stumpfsinnig sei und ein Mann, der 15 Jahre lang denselben Handgriff ausführte, durch diese Arbeit so abgestumpft sei, daß er während der Arbeit überhaupt nicht mehr denken könnte oder wollte.

Vor allem stellte ich an den Unterhaltungen, die ich in den Arbeitspausen mit meinen Kameraden führen konnte, immer wieder fest, daß sie während der Arbeit weiterdachten . . . Auch technische Aufgaben wurden von intelligenten Leuten während der Arbeit gelöst. Ich beobachtete ferner einen Chinesen, der stets eine Grammatik in der Tasche trug und während der Arbeit englisch lernte. Ein anderer — es war ein Kommilitone von der Harvard-Universität — beschäftigte sich dauernd mit mathematischen Problemen, und andere, weniger Denkfreudige, dachten an die nächste Lohnzahlung, an den alten Fordwagen, den der Nachbar für 35 Dollar verkaufen wollte, oder an die am Vorabend gesehene Filmtragödie.

Es ist eine völlig irrige Annahme, daß die Fließarbeit als folgerichtigste Methode der repetitiven Fabrikarbeit durch ihre Monotonie notwendig zu einer ,,Entseelung' des Menschen führen müsse. Physiognomische Beobachtung führt hier zu falschen Schlüssen, da die Unbeweglichkeit der Gesichtszüge und die Starrheit des auf die Arbeit gerichteten Auges keinerlei Aufschluß darüber geben können, was der Mensch denkt.''

Weiters weist Hultzsch mit Recht auf die rhythmischen Werte hin, die auch in einer an sich monotonen Arbeitsverrichtung stecken und die eben bei richtiger Arbeitsausführung herausgeholt werden müssen und auch instinktiv ausgewertet werden. Tempo und Rhythmus sind keineswegs identisch. Taylor kannte nur ein Tempo und starre Bewegungen nach genauer Vorschrift. Bei Ford dagegen gibt es keine schriftliche Arbeitsanweisung. Ford gibt absichtlich keine absolute Bindung bezüglich der Handgriffe, des ,,kürzesten Weges in kürzester Zeit'', läßt vielmehr innerhalb der vorgeschriebenen Ausführungszeit freie Bewegung zu; die Zeitstudie bei Ford ist keine Erklügelung einer ,,Bestzeit'', sondern der Rahmen für die konstruktiven Bewegungsabläufe, die eine rhythmische Gestaltung zulassen. Auch bei der Bandarbeit ist ein solcher Rhythmus möglich, der bewirkt, daß sich die Bewegungen harmonisch unter Vermeidung alles Überflüssigen vollziehen und daß der Geist freier und unabhängiger von der mechanischen Arbeit wird, als es bei anderer Arbeitsmethode sonst vielfach der Fall sei. Diese rhythmische Kette der Arbeitsbewegungen verbindet ja nicht nur die Leistungen am Laufband, sondern überhaupt alle richtigen Arbeitsabläufe. Man sucht sich daher instinktiv den adäquaten Rhythmus, in welchem dann die einzelnen Handgriffe und Arbeitsbewegungen so bequem als möglich ausgeführt werden können. Dadurch tritt eine gewisse Kompensation der aus Monotonie und Arbeitsmühe entspringenden inneren Widerstände ein. Sehr wichtig ist daher eine bewußte rhythmische Durchbildung der Leistungsvollzüge, der Handgriffe usw.; „den richtigen Dreh finden" und damit die Gedanken loszulösen, ist das „Kunststück" bei der modernen Teilarbeit. Nicht der Conveyor oder das Laufband ist maßgebend, sondern die Art des Arbeitens, d. h. die richtig rhythmisierte Arbeit. Hultzsch sagt dazu: „Gehen wir der Sache auf den Grund, so finden wir in den Bewegungen beim Festziehen der Schrauben 21 Bewegungsphasen, die unter sich rhythmisch sind, ebenso in den Bewegungen des ‚Nebenamts‘, dem Einstecken der Schrauben in die Löcher der Motorhaube. Spannung und Entspannung, Zug- und Druckbewegungen wechseln harmonisch ab, und die wenigen Schritte zum ‚Nebenamt‘ und zurück zum nächsten Motorblock auf dem Band stellen die Pausen dar; man könnte eine Melodie dazu pfeifen oder singen, was ich auch ausgiebig getan habe. Ich war übrigens nicht der einzige, der nach eigener Musik arbeitete, sondern überall wurde ganz köstlich gepfiffen und gesungen, was aber glücklicherweise bei diesem Höllenlärm höchstens der Nebenmann hörte: mit Musik ging es noch einmal so gut" . . . „Der Fordarbeiter aber sagt: ‚Je monotoner, je lieber!‘ Er will die Gleichförmigkeit, weil ja dann die Rhythmik seiner Bewegungen nicht gestört wird. So kommt es, daß manche Arbeiter seit 20—30—56 Jahren immer das gleiche arbeiten und damit zufrieden sind."

Dazu kommt aber beim amerikanischen Arbeiter noch ein unwägbares „Etwas", das wir bei der Beurteilung der amerikanischen Arbeitsverhältnisse nie vergessen dürfen und das wir in Europa leider entbehren: der „Geist des Landes", dem es nicht nur gelingt, die Einwanderer aller Nationen — mit wenigen Ausnahmen — rasch zu assimilieren und zu amerikanisieren, sondern auch Leute zu gestalten, die unbefangen vorwärts streben, europäische Grübeleien oder Schlagworte über Bord werfen, mit natürlicher Frische an die Arbeit herantreten, sich aber auch in eine gewisse Ein- und Gleichförmigkeit des Denkens und Handelns und der ganzen Lebensführung hineinleben. Damit wird auch die Einstellung selbst zu monotoner Arbeit eine andere. Dadurch verliert sich das Gefühl des Zwanges, der Schicksalgebundenheit; und wenn auch der mögliche Weg zum Aufstieg tatsächlich nie beschritten wird, so wirkt er doch als freundlicher Ausblick. Schließlich wirkt sich noch die schon eingangs gestreifte andersartige Wertung des „Sinnes der Arbeit" aus. Der Mann sieht den werdenden Motor und das werdende Auto; er weiß, daß auch seine Arbeit darin steckt, wenn sie auch nur ein kleinstes Teilchen ausmacht. Aber er weiß, warum er arbeitet. Dieses „Interesse am Sacherfolg" wird aber durch den Produktionsablauf bei der Fließ- und Bandarbeit geweckt. „Wenn ich auch nur eine einzige Schraube festzudrehen habe, so sehe ich doch dauernd den Zusammenhang, durch den mein Handgriff zur Entstehung des Traktors zu seinem Teil beiträgt. Ich habe stets das werdende Produkt sichtbar vor Augen und überblicke einen Teil des Produktionsverlaufes, während ich arbeite. In dem amerikanischen ‚Job' liegt nicht nur der Lohnanspruch des Lohnempfängers, sondern ebenso die Verantwortung des Mitarbeiters. Letzthin steckt in jedem Fordarbeiter, auch im völlig ungeschulten Mann aus den Südstaaten, ein kleiner Ingenieur, denn jeder gibt seinen ‚Dreh' in seinen ‚Job' hinein, jeder kann durch den geringsten Verbesserungsvorschlag in einen besser bezahlten Arbeitsplatz aufrücken" (Hultzsch).

In den letzten Jahren hat noch ein weiteres, ebenfalls in den Vereinigten Staaten ausgearbeitetes System der Leistungsbestimmung und Lohnfestsetzung größeres Interesse gefunden, das sogenannte Bédaux-System, so benannt nach seinem Erfinder, dem amerikanischen Ingenieur Bédaux. Es ist hier nicht der Ort, um über die Grundsätze und Leistungen und arbeitsphysiologische Bedeutung dieses Systems weitere Ausführungen zu machen. Gerade im Hinblick auf die mir bekannte Abneigung der deutschen Arbeiterverbände gegen das Bédauxsystem habe ich mich drüben eingehender darnach erkundigt und erfuhr zu meinem Erstaunen, daß fast alle von mir besuchten Betriebe nach diesem System arbeiten und daß sowohl die Arbeitgeber als auch die Arbeitnehmer damit recht zufrieden wären. Mehr vermag ich nicht zu sagen.

Schließlich noch ein Wort über die Bestrebungen der wirtschaftlichen Rationalisierung, der Normisierung und Typisierung, und deren wirtschaftliche Auswirkungen. Ein vom derzeitigen Präsidenten Hoover im Jahre 1921 (als Handelsminister) geprägtes Schlagwort heißt: „elimination of waste", d. h. Beseitigung der Vergeudung! Es wurde berechnet, daß etwa 30% der nationalen Arbeit durch „Verschwendung" vernichtet werden; die Rohstoffvergeudung soll ebenso außerordentlich weitgehend sein, wie die Verschwendung von Artikeln des täglichen Bedarfs: Seife, Wäsche, Streichhölzern, Zigaretten usw. Autos werden jährlich im Werte von 2—3 Millionen Dollar weggeworfen. Autowracks liegen an allen passenden und unpassenden Stellen herum: in den Auto-Demontierungsbetrieben (Auto wrakers) liegen die einzelnen Teile, hoch zu Stapeln geschlichtet, aufgetürmt und warten auf Bastler, welche sich damit ein neues Auto aufbauen. Noch größer sind natürlich die regelmäßigen wirtschaftlichen Verluste durch Mode- und Konjunkturwechsel, dann durch Arbeiterwechsel, Unfall und Krankheit der Arbeiter (lost time) usw. Der Kampf gegen die Vergeudung wurde daher von vielen Seiten aufgenommen; umgekehrt sind die Begriffe der Typisierung, Normung und wirtschaftlichen (Konsum-) Rationalisierung zu Schlagworten geworden.

Über 300 Komitees beschäftigen sich mit diesen Problemen, sei es hinsichtlich einzelner Betriebe oder ganzer Industriegruppen, oder der gesamten Wirtschaft[1]. Einige Beispiele:

Arbeiten der Division of Simplified Practice.

Gegenstand	Typenzahl verringert	
	von	auf
Feilen und Raspeln.	2351	496
Drahtgeflechte für Zäune	552	69
Betten mit Sprungfedern und Matratzen	78	4
Hospitalbetten	40	1
Bettdecken und Betttücher (Größen).	78	12
Rauhe Ziegelsteine	39 ⎫	
Glatte Ziegelsteine	36 ⎬	1
Gewöhnliche Ziegelsteine	44 ⎭	
Milchgefäße	49	9
Verschlüsse dazu	29	1
Waschgeschirre aus Metall	1114	72
Hotelgeschirre, Stücke	700	160
Ausgüsse und ähnliches für Hausbedarf.	1114	72

In dem „Managements Handbook" sind von dem Vorstand der „Division of Simplified Practice" R. M. Hudson folgende Angaben über weitere Arbeiten und die dadurch erzielte Materialersparnis und ähnliches enthalten:

Särge und Beerdigungsgegenstände: Ausschaltung von Messing-, Bronze- und Kupfersärgen. Särge mit Holz- und Textilverzierungen um 85% in der Mannigfaltigkeit vermindert, alle Wolle- und Seidenverzierungen ausgeschaltet. Materialersparnis: 6000 t Eisen, 285 t Zinn, 125 t Kupfer, 40 t Messing, 33 t Bronze, 8 t Nickel, 3200 t Kohle, 312000 m Holz.

Kinderwagen: Vereinheitlichung ersparte 1700 t Eisen und 35 t Zinn.

Pflüge und Wagen für Landwirtschaft: Größe und Typen von Pflügen von 312 auf 76 vermindert, Pflanz- und Sämaschinen von 784 auf 29, Scheibeneggen von 589 auf 38, leichte Wagen von 232 auf 4, Federwagen von 32 auf 4 usw.

Zinn: Einschränkung bei Verwendung von Lötzinn, Stanniolpapier, Weißblech, Tuben usw. brachte eine Ersparnis von 8190 t Zinn.

Waschmaschinen: Von 446 Sorten auf 18 verringert. Viele Fabriken stellen nur noch 3 oder 4 Typen her.

Backgerät: Die Verbesserung — Verringerung des anhaftenden Teiges — ersparte 600000 Faß Mehl.

Hüte: Steife Stroh- und Panamahüte herabgesetzt auf 6 Formen und Maße. Bei Filzhüten für Männer die Farben von 1000 auf 9, für Frauen und Kinder auf 12 verringert.

Koffer: Jeder Fabrikant führt nur 3 Größen von Reisekoffern und 3 von Schrankkoffern. Handkoffergrößen um 50% heruntergesetzt.

Die Ergebnisse der Typisierung und Rationalisierung der letzten Jahre prägen sich höchst eindrucksvoll in nachstehenden Zahlen aus: Im Vergleich zu 1914 hatte sich z. B. die Gesamtproduktion im Jahre 1923 um 33% erhöht. Die Zahl der Arbeiter wurde jedoch dabei um 25% geringer, die Zahl des Aufsichts- und Betriebspersonals um 17%, die Arbeitszeit um 7%. Die physische Produktion ist in den letzten 5 Jahren (1922/27) jährlich um 4,3% gesteigert worden. Da der Zu-

---

[1] Besonders bedeutsam sind die Studien und Vorschläge der nachstehenden Organisationen: American Engineering Standards Committee (ähnlich dem Normenausschuß der Deutschen Industrie), Bureau of Standards (Staatsinstitut, ähnlich der physikalisch-technischen Reichsanstalt) mit über 900 Personen, zum Teil hervorragenden Wissenschaftlern und Technikern. Sonderabteilung: Division of Simplified Practice — Bureau of Specifications (bearbeitet einheitliche Lieferungsbedingungen für alle Staatlieferungen).

wachs der Beschäftigten nur 0,9% betrug, ist die Kopfleistung um rund 3,5% gestiegen. Dabei ist die Arbeitswoche von 55 auf 49,6 Stunden verkürzt worden. Gute Löhne wirken sich in erhöhtem Absatz aus. Nach einem Bericht des Internationalen Arbeitsamtes wurden von 1914 bis 1927 die Leistungen je Arbeitsstunde und je Arbeiter in den Vereinigten Staaten gesteigert:

in Schlachthäusern und Konservenfabriken . . . . um 26%
in den Rohrzuckerraffinerien . . . . um 33%
in den Papierfabriken . . . . um 40%
in den Gerbereien . . . . um 41%
in den Stahl- und Walzwerken . . . . um 46%
in den Zementfabriken . . . . um 54%
in der Müllerei . . . . um 59%
in den Petroleumraffinerien . . . . um 82%
in den Hochofenbetrieben . . . . um 103%
in dem Kraftwagenbau . . . . um 178%
in der Wagenbereifung . . . . um 292%

Einen weiteren höchst lehrreichen Einblick geben uns nachstehende (amtliche) Vergleichszahlen aus den Jahren 1899, 1914 und 1927 — wobei die Zahlen des Jahres 1899 als Standard 100 gelten:

Zahl der Arbeiter . . . . 100—156—187
    (also relativ geringe Steigerung)
Produktivität der Arbeiter . . . . 100—108—151
    (Leistungssteigerung des einzelnen Arbeiters)
Maschinenkraft je Arbeiter . . . . 100—130—200[1]
Gezahlte Lohnsumme. . . . . 100—203—536
Verwendete Kraft . . . . 100—222—356
Güterproduktion . . . . 100—169—280
Güterproduktion je Arbeiter . . . . 100—113—169
Wert (Kosten) der Rohstoffe . . . . 100—215—547
Stoff- und Lohnkosten (prime cost) . . . . 100—212—545
Kosten je Einheit . . . . 100—140—200
Verkürzung der Arbeitszeit . . . . 100— 94
Anstieg des Wochenlohns . . . . 100—216
Anteil des Lohnes am zusätzlichen Wert . . . . . . 42%—39,3%

Wir sehen in diesen nüchternen Zahlen die ungeheuerlichen Umwälzungen, welche die Rationalisierung und Mechanisierung, der technische Fortschritt und die zielbewußte Organisation zustande gebracht haben.

Natürlich gibt es nicht ausschließlich derartige erstklassig-organisierte Riesenbetriebe oder Musterfabriken, vielmehr ist wohl die Mehrzahl besonders der Mittel- und Kleinbetriebe in keiner Weise anders als in Europa oder sonst in der Welt; wohl die Hälfte der amerikanischen Industriearbeiter ist an dieser technisch-organisatorischen Umwälzung nicht wesentlich beteiligt.

Aber in dieser bewunderungswürdigen Entwicklung lag bereits der Keim für die derzeitige Krisis. Diese gewaltige Indienststellung der Maschinen hat zu der großen Arbeitslosigkeit von heute nicht wenig

---

[1] In den Vereinigten Staaten wurden in den letzten Jahren an Maschinen investiert auf je einen produktiven Arbeiter für 21 806 RM, also mehr als dreimal soviel als in Deutschland (6413 RM) oder in Frankreich (6128 RM) oder in England (6014 RM), fünfmal soviel als in Italien (4222 RM). Gründe: hohe Löhne, Mangel an gelernten Arbeitskräften, niedrige Zinsen (nach Angaben des Reichskuratoriums für Wirtschaft H. 4).

beigetragen. Das Internationale Arbeitsamt weist hierauf mit folgenden Worten hin: „Wenn das Schrittmaß der Einführung von Maschinen so rasch wird wie in den letzten Jahren, so führt es zwangsläufig zu einer Art einheimischer Arbeitslosigkeit von immer wachsendem Umfange, die sich aus der Kündigung von immer mehr durch Maschinen ersetzten Arbeitnehmern ergibt." Es sei bald angebracht, die „Rationalisierung zu rationalisieren".

Schon in den Jahren 1924—27 waren ständig mindestens 2 Millionen arbeitslos, als Folge der übertriebenen Rationalisierung, welche immer mehr Arbeitskräfte freisetzte. Die Zahl der beschäftigten Arbeiter hatte in den letzten 10 Jahren um 10% abgenommen. Der Arbeitsertrag der Fabriken stieg indes beständig; er war 1928 um 45% höher als 10 Jahre vorher (berechnet je Arbeiter). Heute ist man so weit, daß 40% der Kohlengruben mit 75% der Bergarbeiter den gesamten Kohlenbedarf der Vereinigten Staaten decken, daß die Eisen- und Stahlindustrie in 7 Monaten, die Fensterglasfabriken in 17 Wochen den ganzen Jahresbedarf befriedigen und daß eine einzige Schuhfabrik jährlich bis 325 Millionen Paar liefert, d. h. alle benötigten Schuhe decken kann, während die Fabrikationsmöglichkeiten aller Schuhfabriken 578 Millionen Paar jährlich betragen[1]. Und die neueste Ziegelformmaschine, die mit Hilfe eines einzigen Menschen zur Bedienung in 1 Stunde 49000 Ziegelsteine formen kann, bringt es fertig, daß der gesamte Bedarf statt bisher von 33000 Arbeitern durch 5000 geschafft werden kann. Ein weiteres Beispiel für Freisetzung von Arbeitskräften in einem Stahlwerk: Verminderung der Lagerarbeiter für Roheisen von 128 auf 2 — vor Flammofen: früher 40, jetzt 1 Arbeiter. — Bei Herstellung von Autofahrgestellen arbeiteten früher 2000, jetzt 200 Arbeiter bei gleicher Leistung. — Bei Kanalbau: früher 7000, jetzt 37 Arbeiter und 33 Maschinenführer tätig für gleiches Ergebnis usw. — Es wurde allgemein viel mehr produziert als der Markt aufnehmen kann; aber die Steigerung der Produktion und der Produktionsfähigkeit bedeuten noch keineswegs eine Zunahme der Nachfrage.

Erhebungen über das Schicksal freigesetzter Arbeiter bei 754 Personen aus 22 Berufen ergaben, daß schon während der „Prosperity" meist sechs und mehr Monate vergingen, bevor die ausgestellten Arbeiter neue Beschäftigung finden konnten; nur $^1/_3$ dieser Personen konnten wieder im alten Gewerbe unterkommen, ein erheblicher Teil von ihnen mußte sich mit niedrigeren Löhnen begnügen. Es zeigt sich also, daß mit der Freisetzung von Arbeitern das allgemeine Lohnniveau heruntergedrückt wird, wodurch wiederum die Wirtschaftskrise verschärft wird.

Infolge der außerordentlich umfangreichen Einrichtungen und Investierungen ist es kaum wahrscheinlich, daß die Produktion verlangsamt oder eingeschränkt wird; es bleibt daher wohl nur übrig, die Arbeitszeit zu verkürzen, um gegen die Arbeitslosigkeit anzukämpfen. Die Trade Unions fordern daher die 40stündige (5 Tage)-Woche und die

---

[1] Zur Herstellung von 1 Paar Schuhen benötigte man 1915 eine Arbeit von 1 Stunde 42 Minuten — 1925 nur noch 54 Minuten — von 1 Auto 1913 noch 1260 Stunden.

Gewährung eines längeren Urlaubs mit Lohnzahlung. Derzeit soll rund $^1/_2$ Million Arbeiter nur 40 Stunden arbeiten, unter anderen auch bei Ford und anderen Großbetrieben.

Aber nicht nur in der Industrie, sondern auch an anderen Wirtschaftsstellen ist die Mechanisierung zweifellos mehr durchgebildet als bei uns. Die Arbeiternot, bzw. die Kosten für Hilfsarbeiter zwingen die Farmer zur Mechanisierung; Landmaschinen aller Art, insbesondere Traktoren, Mähdrescher usw., elektrische Melkmaschinen (neben Silofütterung) sind heute selbstverständlich Behelfe in jeder fortgeschrittenen Farm. Die Zahl der Zugtiere ist 1918—29 von 26,4 Millionen auf 19,4 Millionen gefallen, die der Traktoren von 80000 Stück auf 853000 gestiegen. Kombinierte Mäh- und Dreschmaschinen waren 1923 = 1019 Stück, 1929 = 11221 Stück in Betrieb. Die Leistung des Landarbeiters stieg dadurch je Kopf von 1899 bis zum Jahre 1927 um 15% an (des Fabrikarbeiters in der gleichen Zeit allerdings um nahezu 50%). Durch die Konkurrenz der „mechanisierten" Großfarmen, die großen Investierungen für Maschinen usw. ist die mittlere und kleinere Landwirtschaft in eine schwierige Lage gekommen; heute gehören zur Landwirtschaft nicht nur Können und Arme, sondern mehr noch Geld und Maschinen. Und nun auch hier die Kehrseite: Eine Mäh- und Dreschmaschine verdrängt mindestens fünf landwirtschaftliche Arbeiter. Diese Maschine hat die internationale Agrarkrise, wenn nicht herbeigeführt, so doch sehr gefördert. Wie der Mähdrescher heute Anwendung findet, dafür einige Beispiele: In Kansas gab es im Jahre 1928 20000 und im Jahre 1929 25000; in Kanada 1912 zwei, im Jahre 1925 18 und im Jahre 1929 7215. Dadurch sind in Kansas 125000 und in Kanada rund 40000 landwirtschaftliche Arbeiter brotlos geworden[1].

Diese Rationalisierungsmaßnahmen und die auch in den Vereinigten Staaten bestehende Landflucht waren die Ursache, daß die landwirtschaftliche Bevölkerung in den Jahren 1920—30 um fast 3,8 Millionen Personen abnahm.

Im Haushalt liegt es ähnlich. Bis in eine breite Oberschicht der Arbeiterschaft hinein ist der Haushalt maschinisiert: Zentralheizung, Waschmaschine, Plättmaschine, Staubsauger, besonders der weitverbreitete Konsum von Konservenspeisen machen nicht nur das Dienstmädchen überflüssig, sondern engen auch den Wirtschaftskreis der Hausfrau sehr ein. In manchen Wohnungen fehlt sogar eine richtige Küche, die dann durch einen in irgendein Zimmer eingebauten kleinen Wandschrank, der eine Gaskochmaschine und einige Behälter für Geschirr und Eßbestecke birgt, ersetzt wird.

IX. Arbeitsmedizinisches — Der fabrikärztliche Dienst.

In Washington besuchte ich zuerst das Department of Public Health (Leiter Dr. Cuming, zur Zeit Stellvertreter Dr. Thomson)[2].

---

[1] Die landwirtschaftliche Produktion je Mann beträgt in den Vereinigten Staaten etwa das 2,46fache mehr als in Deutschland. Gründe: besserer Boden, besseres Klima, große Flächen, daher rationellere Arbeit und Mechanisierung.

[2] Über die Organisation des allgemeinen Gesundheitsdienstes siehe später.

Eine der 7 Abteilungen des Gesundheitsamtes befaßt sich besonders mit arbeitsmedizinischen Fragen, unter anderen auch im engen Zusammenhang mit dem Labor-Department und mit dem Bureau of Mines (Bergbauverwaltung) und dessen Laboratorium in Pittsburg; von hier werden auch Amtsärzte „ausgeliehen" an andere Zentralstellen, zur Zeit 5 Ärzte an das Bureau of Mines und 3 Ärzte an die Unfall-Versicherungsbehörde. Die Jahresaufwendungen für die arbeitsmedizinische Abteilung betragen (einschließlich Gehälter, Reisen, Literatur, Apparaturen usw., aber ohne Büro- und Druckkosten) rund 100000 Dollar. Für die Silikosis-Untersuchungen allein wurden etwa 30000 Dollar aufgewendet.

Von derzeitigen Untersuchungen wären zu nennen solche über natürliche und künstliche Belichtung (in einem besonderen „Lichthaus"), über Berufsdermatosen und ähnliche. Von den in den letzten Jahren in Druck veröffentlichten Arbeiten sind zu nennen: Im Jahre 1926: Ärztliche Untersuchungen von 10000 männlichen Industriearbeitern aus verschiedenen Industriegruppen: Rasse, Habitus, physiologisch-klinischer Status, Krankheiten und Defekte usw. — Im Jahre 1927: Zusammenfassendes Referat über die physiologischen Wirkungen abnormer Temperatur- und Feuchtigkeitsverhältnisse. — Über die Folgen der täglichen Einwirkung kleiner Abgasmengen von Autos. — Im Jahre 1927/28: Die Gesundheitsverhältnisse der Staubarbeiter, 2 Bände: Zement-, Granitindustrie (Statistik der Zementindustrie und besonders klinisch-röntgenologische Untersuchungen von 570 bzw. 53 Zementarbeitern und rund 500 Granitarbeitern). — Im Jahre 1929: Wirkung der Dämpfe von Methylbromid und -chlorid sowie von Äthylbromid und -chlorid.

Anschließend wurde die Ärztliche Stelle im Bureau of Mines (Chefarzt Dr. Sayers) besucht. Demselben sind 4 Ärzte unterstellt, die in den Haupt-Grubendistrikten tätig sind. Ihre Tätigkeit erstreckt sich hauptsächlich auf ärztliche Aufnahmeuntersuchungen der Bergleute, sodann (seit 1926) auf systematische klinische und röntgenologische Untersuchungen der Bergarbeiter im Hinblick auf die Silikosis. Soweit experimentelle Untersuchungen durchgeführt werden, steht die Mitarbeit des schon erwähnten, ausgezeichnet eingerichteten Laboratory of Mines in Pittsburg (mit etwa 20 Angestellten) zur Verfügung.

Als neuere Veröffentlichungen der ärztlichen Stelle des Bureau of Mines sind zu nennen solche über: Die physiologischen Faktoren der Ventilation in den Bergwerken — Gesundheitsschädigungen im Bergbau — Zulässige Grenzen der toxischen und schädlichen Gase bei der Bergwerks- und Tunnelventilation — Silikosis bei Bergleuten — Bleivergiftung in den Bleiminen von Utah — Ventilation in Tunnels für Fahrverkehr (Autos) — Experimentelle Studie über die Wirkung des Äthylgasolins und seine Verbrennungsprodukte (447 S.).

Anschließend folgte ein Besuch im Department of Labor-Statistics (E. Stewart). Hier werden unter anderen auch — zum Teil in Zusammenarbeit mit den vorgenannten Stellen — zahlreiche arbeitsmedizinische Sonderfragen bearbeitet; ich verweise auf die neueren Veröffentlichungen über nachstehende Fragen.

Im Jahre 1918: Preßluftwerkzeuge — 1920: Milzbrand — 1921: Teerfarben-Industrie — CO = Vergiftung — 1922: Workmans Compensation — Staubschäden in der Granitindustrie — Gewerbekrankheiten und Giftliste — 1925: Buchdrucker — 1926: Phosphornekrose — 1927: Buchdrucker — 1928: Blei (medizinisch) — 1929: Bleitodesfälle — Radiumvergiftung — Spritzmalerei — ferner Ergebnisse des letzten Unfallkongresses (Trauma und Karzinome, Gewerbekrankheiten usw.) usw.

Ich möchte aus den genannten Drucksachen und aus meiner Unterhaltung mit Herrn Stewart nachstehende Einzelheiten in aller Kürze erwähnen: Die zahlenmäßige Erfassung der gewerblichen Berufskrankheiten macht gewisse Schwierigkeiten, da die einzelnen Staaten ganz verschiedene Verordnungen haben, zum Teil sehr weitgehende, zum Teil gar keine. Die zweite Schwierigkeit liegt in der mangelhaften Diagnostik bzw. in der ungenügenden Erfahrung der Ärzte. Eine jüngst in Buffalo einberufene Konferenz beschäftigte sich besonders mit dieser letzteren Frage und der Abhilfe durch Aufklärung, Fortbildungskurse usw. — Was die Bleivergiftung betrifft, so wurden in den 3 Jahren 1925 mit 27 insgesamt 421 Todesfälle (398 männliche, 23 weibliche) bekannt, die auf Bleiwirkung zurückgeführt wurden. Darunter standen die Maler mit 216 Fällen weitaus an erster Stelle; in weitem Abstand folgten Hütten- usw. Arbeiter mit 22, Bleimetallarbeiter und Farmer mit je 13, Buchdrucker usw. mit 12 Fällen usw. Als eigentliche Todesursachen spielten besonders Nieren- und Gefäßkrankheiten sowie Gehirnkrankheiten eine Rolle. — Phosphornekrose wurde hauptsächlich bei der Herstellung von Feuerwerkskörpern in den Jahren 1916—25 = 14 Fälle (davon 13 weibliche Arbeiter) festgestellt; zwei davon endeten tödlich. Bei der Herstellung von Phosphor kamen 4 Fälle (bei Männern) zur Kenntnis. — Erhebungen über die Kohlenoxydvergiftung ergaben, daß die Stahlwerke stark beteiligt waren (26%); in 3 Stahlwerken kamen in den Jahren 1916—20 271 CO-Vergiftungen mit 13 Todesfällen vor. In den Gaswerken ereigneten sich im Jahre 1919 30 Vergiftungen (ohne Todesfall). Die Beteiligung der Motorenauspuffgase betrug etwa 10%. Was die chronische CO-Vergiftung betrifft, so wird deren Vorkommen bejaht; z. B. wiesen von 55 Garageangestellten 36 (also etwa $^2/_3$) CO spektroskopisch im Blut auf, von 47 Linotypesetzern 8. — Bei Arbeit mit pneumatischen Werkzeugen wurden häufig Neuritiden sowie spastische Anämie mit starker Kälteempfindlichkeit beobachtet. — Von Milzbrand wurden in den 8 Jahren 1910—17 222 Todesfälle bekannt, davon nur 37 aus der Landwirtschaft; die übrigen ereigneten sich bei Arbeitern mit tierischen Produkten oder Lumpen. Die folgenden $1^1/_2$ Jahre erbrachten neuerdings 36 Todesfälle. Die Zahl der nichttödlichen Milzbrandinfektionen ist nicht bekannt, sie wird auf etwa das Fünffache der Todesfälle geschätzt. — Eine eingehende Erhebung über die Gesundheitsverhältnisse der Schriftsetzer und Buchdrucker in 536 Betrieben mit 81 314 Arbeitern ergab nachstehendes: Die Unfälle haben eine geringe Bedeutung (139 Fälle je Jahr); auch der Gesundheitszustand war sehr befriedigend; Fälle von Lungentuberkulose wurden 29, von Bleivergiftung 14 festgestellt. Die Schlußfolgerungen lauteten: Bezüglich der Tuberkulose war keine bedrohliche Häufung festzustellen. Die Tuberkulose-Sterblichkeit sank von 20,9 (1912—18) auf 14,9 (1919—23); insbesondere war ein Rückgang bei den jüngeren Altersklassen zu beobachten. Die Vergiftungshäufigkeit durch Blei war weit geringer als man sich zunächst erwartet hatte. Im Jahre 1925 wurden unter 300000 Buchdruckern usw. nur 5 Todesfälle an Bleivergiftung bekannt, und diese betrafen nur Leute zwischen 54 und 62 Jahren; zum Teil erscheint die Bleiätiologie sehr fraglich! Die Zahl der alten noch tätigen Berufszugehörigen ist ziemlich beträchtlich; es wurden noch 728 Leute von über 60 Jahren mit durchschnittlich 44 Arbeitsjahren bei guter Gesundheit vorgefunden. Allerdings dürfte mit dieser Überalterung wohl auch die Steigerung der Krebs-Sterblichkeit zusammenhängen. — Hauterkrankungen waren relativ häufig, doch konnten sie nicht berufsstatistisch erfaßt werden.

Außer der genannten Zentralstelle für Arbeitsmedizin bzw. Industrial-Hygiene in Washington bestehen auch noch in einigen Staaten bei den dortigen Gesundheitsämtern ebenfalls Abteilungen für Industrial Health, die sich mit arbeitsmedizinischen Untersuchungen, Gewerbekrankheiten und ähnlichem befassen. Daneben sind in einzelnen Staaten (New York, Jersey, Connecticut, Ohio, Pennsylvania, Illinois, Michigan, Massachusetts) auch hauptamtliche Gewerbeärzte bei der Gewerbeaufsichtsbehörde vorhanden, die nach Bedarf mit dem örtlichen Gesundheitsdepartment, bzw. Abteilung für Industrial-Health zusammenarbeiten.

Wir finden also zwei getrennte Organisationen der arbeitsmedizinischen Betätigung vor: In erster Linie wissenschaftliche Forschung und Sammelerhebungen an den medizinischen Zentralstellen des Bundes, bzw. der Staaten[1]. In mehreren Staaten wird der gewerbeärztliche Dienst von den Organen der öffentlichen Gesundheitspflege mitbesorgt. „Grundsätzlich soll die Gewerbehygiene ein Teil der öffentlichen Gesundheitspflege sein" (Hayhurst). Als Beispiel möchte ich die sehr gut durchorganisierte Organisation im Staate Ohio, die ich auch persönlich kennenlernen durfte, nennen. Dort hat die Abteilung „Industrial Hygiene" des Gesundheits-Departements nachstehende Aufgaben: Ärztliche Überwachung der Betriebe, Sondererhebungen, Studium und Registrierung der Berufskrankheiten, Berufsberatung usw. Hierfür besteht nachstehende Dienstanweisung:

1. Erhebungen über Art und Ausdehnung der Erkrankungen und Vergiftungen, denen Arbeiter infolge ihrer Beschäftigung in den verschiedenen Industriezweigen ausgesetzt sind.

2. Analyse der Ergebnisse solcher Erhebungen und Berichterstattung hierüber.

3. Durchführung der Verordnung über Berufskrankheiten, wofür Ärzte benötigt werden, welche die Berufskrankheiten dem staatlichen Gesundheitsamt melden.

4. Besondere Erhebungen und Anweisungen in unvorhergesehenen Fällen (z. B. durch Kohlenoxydvergiftung bei Verwendung von Gas im häuslichen Gebrauch).

5. Registrierung der Berichte betreffs der periodischen ärztlichen Untersuchungen solcher Industriearbeiter, die unter das „Blei-Gesetz" fallen.

6. Arbeit, die die Ventilation, Beleuchtung und Sanierung der Arbeitsstätten betrifft, sowie die Beihilfe zur Ausarbeitung von Vorschriften, welche diesbezügliche Verbesserungen anstreben.

---

[1] Vgl. Hayhurst, E. R.; American J. of Public Health 15, Nr 8 (1925).

7. Beratungen und Konferenzen technischer Natur mit anderen Staatsdepartements betreffend die Gesundheit der Arbeiter bei gefährlichen Arbeitsprozessen und Betrieben.

8. Die Fürsorge um erste Hilfe, soweit sie praktisch ausführbar ist, in allen Angelegenheiten der Industriehygiene. Diese werden in 3 Klassen geteilt: a) offizielle, b) Arbeiter und Angestellte und c) andere.

9. Unterstützung in allen Angelegenheiten, welche die Gesundheit betreffen, und die ebenfalls in 3 Klassen geteilt werden: a) offizielle, b) Gesuche von Arbeitern und Angestellten und c) von anderen.

10. Mitarbeit bei der allgemeinen öffentlichen wie erzieherischen Tätigkeit.

Dazu kommen, wie gesagt, in einigen Staaten noch besondere Gewerbeärzte für den praktischen Dienst im Rahmen der Arbeitsaufsicht. Als Beispiel führe ich die Dienstesaufgaben der Gewerbeärzte des Staates New York, Department of Labor, an: Untersuchungen in Gewerbebetrieben über Lüftung, Heizung, Beleuchtung und ihren Einfluß auf die Arbeitsfähigkeit; über Arbeitszeit und Arbeitspausen, über verschiedene schädliche Arbeitsmethoden und Arbeitsprodukte, ferner das Studium der Gewerbekrankheiten. Sache der Gewerbeärzte ist es, auch die praktischen Ärzte mit der praktischen Arbeitshygiene vertraut zu machen[1]. Ich hatte Gelegenheit mit zwei dieser Gewerbeärzte zu sprechen; sie waren sehr zurückhaltend und bezeichneten diese Tätigkeit als nicht sehr befriedigend und als Quelle ständiger Reibereien. Ein Arzt war eben nach langjähriger Tätigkeit wegen derartiger persönlicher Schwierigkeiten wieder ausgetreten. — Überall das gleiche Lied, selbst in Amerika[2].

Schließlich darf nicht unerwähnt bleiben, daß auch innerhalb der Amerikanischen Gesellschaft für öffentliche Gesundheitspflege (American Public Health Association) eine Sektion für Industrielle Hygiene besteht, welche unter anderem auch eine Unterkommission zum Studium der „Gewerblichen Bleivergiftung" aufgestellt hatte. Letztere hatte z. Z. meiner Ankunft (Ende September 1929) in Minneapolis, eine Konferenz abgehalten, auf welcher über Ätiologie, Pathologie und Prophylaxe des Saturnismus Referate erstattet wurden. Übrigens hat die genannte Gesellschaft auch eine Broschüre über „Industrial Wastes" herausgegeben, in der die üblen gesundheitlichen Auswirkungen der Industrialisierung bzw. gewerblichen Arbeit dargestellt werden.

Ein weiterer Besuch galt dem amerikanischen Zentrum der arbeitsmedizinischen Forschung, dem Institut of Public-Health, Abteilung für Arbeitsmedizin, an der Medical School der Harvard-University in Boston. Hier arbeitet Prof. Drinker mit seinen Schülern; hier lehrt auch Miß Alice Hamilton. Hier finden zeitweise halbjährige Kurse statt; den Besuchern wird das Diplom als Fabrikarzt ausgehändigt. Die allgemeinen Kurse umfassen: Organisation, Gesetzgebung, Statistik, allgemeine Fabrikhygiene, Ventilation, Beleuchtung, Toxikologie, klinische Übungen, Besichtigungen usw. — Außerdem

---

[1] Vgl. Cofer: J. amer. med. Assoc. **83**, Nr 4 (1924).

[2] Die Einzwängung des arbeitsmedizinischen Dienstes in die „Gewerbeaufsicht" hat sich bisher in keinem Land der Welt bewährt. Ich verfüge nunmehr über ein umfassendes Beobachtungsmaterial über diese Frage.

gibt es Sonderkurse für Klinik der Berufskrankheiten, bakteriologische Untersuchungen und anderes mehr. Was das Institut selbst betrifft, so verfügt es zur Zeit über einen jährlichen Etat von 47000 Dollars, außerdem fließen ihm noch Spenden aus der Industrie zu. Für Spezialuntersuchungen stehen zur Verfügung ein „Klima"-Zimmer zur Herstellung aller beliebigen Temperatur- und Feuchtigkeitsgrade; 2 Kammern (mit je 2—3 Betten) für Versuche unter erhöhtem oder erniedrigtem Luftdruck; ein Staubraum usw. Die Zahl der Mitarbeiter betrug zur Zeit 14. — Von einschlägigen Publikationen aus den letzten Jahren möchte ich nennen solche über das Arbeitsklima; über Staub- und Dämpfeinhalation; über Respiratoren; über das Metalldampffieber; über Nachweis von Zink, Nickel usw. in den Organen; über den elektrischen Schock; über künstliche Atmung und anderes mehr.

Schließlich noch ein kurzes Wort zum neuen Wiederbelebungsapparat, den ich dort sah und der, soviel ich hörte, sich bewährt hat und bereits weitgehend Eingang gefunden hat. Es handelt sich um einen röhrenförmigen Metallbehälter, in welchen der Verunglückte auf einer Bahre hineingeschoben wird. Der Apparat wird dann hermetisch verschlossen und durch eine elektrische Pumpe rhythmisch im Tempo der Atmung mit Preßluft gefüllt oder evakuiert, wodurch passiv eine Beatmung stattfindet. Man verwendet den Apparat bei Atemstörungen aller Art (evtl. unter O_2 und CO_2-Zufuhr), so bei Kohlenoxydvergiftung, bei elektrischen Schädigungen, aber auch (in kleinen Modellen) zur Beatmung asphyktischer Neugeborener oder bei Lähmung der Atemmuskeln und dergleichen mehr.

Höchst bemerkenswert erschienen mir die Einrichtungen des fabrikärztlichen Dienstes, der im allgemeinen in den Vereinigten Staaten viel intensiver durchgebildet ist als in Europa — allerdings eben unter den besonderen Bedürfnissen bzw. Verhältnissen. Wohl die meisten großen und mittleren, aber auch ein Teil der kleineren Betriebe haben ständige Fabrikärzte. Eine Erhebung in rund 450 Betrieben ergab die Beteiligung von 265 hauptamtlichen und 365 nebenamtlichen Ärzten; weitere 773 Ärzte standen „nach Bedarf" zur Verfügung. Außerdem waren 13 ständige und 78 nebenamtliche Zahnärzte, 152 Krankenwärter, 93 Nurses mit 617 Helferinnen zur Verfügung. Die Tätigkeit der hauptamtlichen Fabrikärzte, von denen in den Großbetrieben einer als „medizinischer Direktor" dem Betriebsdirektorium angehört und meist einen sehr maßgebenden Einfluß hat, umfaßt: Aufnahmeuntersuchung der neu eintretenden Arbeiter, periodische Untersuchung der besonders gefährdeten Arbeiter, Untersuchung und Beratung der sich freiwillig meldenden Arbeiter, Versorgung der Verletzten bzw. der an anerkannten Gewerbekrankheiten Leidenden oder der im Betriebe leicht Erkrankten (aber keine Hausbehandlung!), Begutachtung der Verletzten oder an Berufskrankheit Erkrankten, besonders im Rahmen der „Selbstversicherung", Nachbehandlung der Verletzten, hygienische Überwachung des Betriebes, Organisation des Rettungswesens, Beratung und Belehrung der Arbeitgeber und Arbeitnehmer in Wort und Schrift, betreffend Lebensführung, Gesundheitsschutz, Zahnpflege (besonders im Hinblick auf die Zusammenhänge zwischen Zahnleiden und Allgemeinerkrankungen) usw.

In den Kleinbetrieben sind die Fabrikärzte nebenamtlich tätig, für einige Stunden im Tag; sie sind aber täglich zu bestimmten Stunden anwesend. Manche Ärzte betreiben diese Tätigkeit als Lebensstellung, indem sie täglich in 2—3 Betrieben als „Fabrikarzt“ tätig sind. Ihre Tätigkeit erstreckt sich hauptsächlich auf Aufnahme- und Zwischenuntersuchungen, Versorgung der Verletzten und Leichtkranken, Überwachung des Betriebes, Beratung und Belehrung. — Von den Fabrikärzten wird täglich ein Arztbericht an die Direktion abgegeben.

Für die Dienstausübung stehen den Fabrikärzten entsprechende Büros, Untersuchungsräume, Laboratorien usw. mit Hilfspersonal, Sanitätsmännern, Nurses, Laborantinnen usw. zur Verfügung. Die nötigen Apparate und Instrumente, Bücher usw. stellt der Betrieb. In den größeren Betrieben sind außer dem üblichen Instrumentarium (auch für Spezialisten) regelmäßig Röntgenapparate, Höhensonne, Diathermie, Heißluft, gelegentlich auch elektrische und medizinische Bäder, medikomechanische Apparate und dergleichen, bei Bedarf auch Sauerstoffapparate zur Wiederbelebung zu finden. Die Einrichtungen waren im allgemeinen als sehr gut zu bezeichnen. Nähere Einzelheiten sind den nachstehenden eigenen Feststellungen zu entnehmen. Der Fabrikarzt arbeitet auch mit dem Aufnahmebüro zusammen; was die allgemein übliche ärztliche Aufnahmeuntersuchung betrifft, so ist hierfür meist ein mehr oder weniger umfangreiches Formblatt vorhanden mit Rubriken: Personalien; allgemeiner Status einschließlich Augen, Zähne usw.; Organbefunde einschließlich Röntgenbefund; Bruchpforten; Spirometerwerte; Blutdruck; Urin; evtl. Wassermann; Extremitäten; Nerven. Es gibt auch Sonderformblätter für Augen-, für innere Fälle, für Verdauungsstörungen, für chirurgische Fälle usw. Die Einzustellenden werden in der Regel in vier Klassen eingeteilt: In Klasse I kommen die vollkommen Gesunden, in Klasse II die mit vorübergehenden Krankheiten nicht ansteckender Art und schlechten Zähnen, in Klasse III die mit chronischer Krankheit nicht ansteckender Art oder Abszessen Behafteten und in Klasse IV die Kranken mit fortgeschrittener Tuberkulose oder ansteckender oder Geschlechtskrankheit oder mit äußeren Wunden. Die zur Klasse I und II gehörigen Arbeiter werden ohne Bedenken eingestellt. Die Arbeiter der Klasse II werden vom Arzt dauernd beobachtet, bis die Krankheit erloschen ist. Die der Klasse III werden nur eingestellt, wenn vom technischen Direktor die Einstellung z. B. wegen Mangels bestimmter Handwerker, verlangt wird. Sie unterliegen dauernd der ärztlichen Beobachtung. Arbeiter aus Klasse IV werden nicht eingestellt. Über jeden Arbeiter wird eine Personalkarte geführt, auf die das Ergebnis der Aufnahmeuntersuchung eingetragen wird.

Manche Betriebe stellen für bestimmte Betriebsabteilungen besondere Anforderungen und legen demgemäß besondere Fragen vor. Beispielsweise stellte die Firma Eastman-Kodak Fragen betreffend bestimmte Eignung: für leichte, mittlere, schwere Arbeit — für Arbeit im Stehen, Sitzen, Gehen — für Arbeit in reiner Luft, im

Freien, im Staub — bei Tages- oder künstlichem Licht — bei abnormer Temperatur (heiß, kalt) — für Tag- oder Nachtarbeit oder Wechsel. — Hier lagen auch Spezialformblätter vor für Blei-, Chrom-, Benzolarbeiter und für das Kantinenpersonal (NB!). — Bei Abwesenheit von der Arbeit erfolgt eine Hauskontrolle durch Nurses, die darüber an das Personalbüro berichten; fehlt der Mann wegen leichter Unpäßlichkeit, so erhält er ein Einladungsschreiben zum Besuch der ärztlichen Sprechstunde; ist er bettlägerig krank, so wird ihm evtl. nahegelegt, einen Arzt kommen zu lassen.

Die Ärzte der Standard Oil Co. hatten eine Anweisung für Untersuchung, ein Sonderformblatt für Tuberkuloseverdacht — für Unfälle — für Angestellte — für das Personal der Auslandsstationen.

Wie erwähnt, werden von manchen Fabrikärzten Merkblätter usw. herausgegeben und an die Arbeiter verteilt. So hat Eastman-Kodak allgemeine Ernährungsregeln, dann Sonder-Diätanweisungen für „Dicke" und „Dünne", bei „Obstipation" herausgegeben.

National-Lead Co. verteilt ein „Bleimerkblatt".

Standard-Oil Co. gibt heraus: „Hygienische Anweisungen für die Ferien" (humoristisch illustriert; frische Luft; Sonne; Milch; Ernährung; Warnung vor dem giftigen Efeu; Wunden usw. Splitter, Risse, Hundebiß; Autoabgase; Schutzbrillen; Insekten usw.) — „Über Diphtherie und Schutzimpfung."

Bemerkenswert erschien mir auch die praktische Mitwirkung des Fabrikarztes bei der Unfallschutzpropaganda: Wenn der Verletzte verbunden ist und sich erholt hat, bespricht der Arzt mit ihm den Unfallhergang und anschließend auch die mögliche Vorbeugung. Man will damit zunächst einmal das Unfallereignis an sich möglichst frisch feststellen, dann aber erwartet man, daß sich die Belehrung über die Vorbeugung unter dem Eindruck des eben erlittenen Unfalls besonders nachhaltig einprägt. Zu diesem Zweck sind in der Verbandsstube und im Warteraum Photos und sonstige Abbildungen von Unfallumständen, Werkzeuge, welche Unfälle gemacht hatten, zerbrochene Schutzbrillen, Schutzplakate usw. aufgehängt, um als Demonstrationsmaterial zu dienen.

Von Einzelheiten aus den besuchten Betrieben möchte ich unter anderem noch kurz nennen:

Western Electric Co., Kearny: 16 Ärzte tätig, je 3 Stunden täglich; 1 Arzt ist ständig, auch nachts anwesend. Dazu entsprechende Zahl von Heilgehilfen und Nurses. Täglich etwa 500—600 Behandlungen. Aufnahmeuntersuchung nach Formblatt. Bleiarbeiter werden monatlich untersucht. — Klinisches und bakteriologisches Laboratorium; Einrichtung für physikalische Therapie; diese stehen auch den „behandelnden Ärzten" zur Verfügung.

General Electric Co. Werk Lynn. 3 Ärzte, einer ständig anwesend. Augenarzt nach Bedarf. 7 Heilgehilfen bzw. Nurses. Aufnahmeuntersuchungen. Täglich etwa 200 Behandlungen. Besondere Frauenambulanz mit großem Ruheraum; außerdem 17 kleine ladies-rest-rooms mit Liegebetten, Armstühlen, illustrierten Zeitschriften usw.

General Electric Co., Hauptbetrieb Schenectady. 7 Ärzte, 1 Ärztin, Dentist, Heilgehilfen und Nurses; spezialärztliches Röntgenzimmer, physikalische Therapie. Aufnahmeuntersuchung. Täglich etwa 600—800 Behandlungen. Die

Koelsch, Arbeitsmed. Studien.   8

Leute am Sandstrahlgebläse werden dreimonatlich, die Bleileute sechsmonatlich untersucht.

Eastman-Kodak Co., Rochester. 4 Ärzte, davon einer ständig im Betrieb. Periodische Untersuchungen der sogenannten Giftarbeiter alle 6 Monate; im Verdachtsfall sofort bzw. monatlich. — Röntgenzimmer, physikalische Therapie.

Standard-Oil-Co. (Zentrale). 4 hauptamtliche Ärzte, weitere Ärzte in den einzelnen Betrieben mit achtstündigem Dienst. Aufnahme- und einjährliche periodische Untersuchungen. Behandlungen im Betrieb Bayonne täglich etwa 50—100, im Betrieb Elizabeth täglich etwa 200. Im letzteren Betrieb auch Operations- und Röntgenraum, physikalische Therapie usw. Benzinvergiftungen sollen nicht vorkommen; auch Fälle von spezifischen Hautkrankheiten durch Rohöl oder Paraffin sollen angeblich unbekannt sein.

Ford Detroit, Rouge River Plant. 7 angestellte Ärzte (im Turnus 4 für Tagesdienst, 2 für Abend- und 1 für Nachtdienst, 1 für Hauskontrolle). Etwa 100 Heilgehilfen. Etwa 3000 Behandlungen täglich, abgesehen von den 12 Verbandstellen im Betrieb. — Aufnahmeuntersuchung, für „Giftarbeiter" (Chrombäder, Spritzlackierer usw.) und periodische Untersuchung alle 6 Monate. Zahnarzt (nur für Nothilfe). Zentralapotheke. Besonderer Raum für Fußbehandlung und für die verschiedenen Spezialärzte. Operationsräume, aseptisch und septisch. Laboratorium; physikalische Therapie. Liegeräume mit 24 Betten. — Das große Ford-Hospital ist eine Stiftung für die Allgemeinheit, nicht für die Arbeiterschaft.

National Lead Co., Betrieb in Chicago. Die Arbeiter erhalten Arbeitskleider und Mützen, sowie einen Atemschützer (der aber nicht immer getragen wurde). 2 Abteilungen, für jede Abteilung 1 Arzt angestellt; dazu Hilfspersonal. Aufnahmeuntersuchung; Nachuntersuchung alle 6 Monate vorgeschrieben; tatsächlich wird die ganze Belegschaft laufend überwacht. Monatliche Wägung jedes Bleiarbeiters, Gewichtsabnahme gilt als verdächtig. Blutuntersuchungen soweit erforderlich; als charakteristisches Frühzeichen wird die „Brustbeklemmung" (oppression) genannt. Bei erwiesener Bleiaufnahme Arbeitswechsel. Milchabgabe. Therapeutisch hat sich Calcium lactium bewährt. Auch bei Negern ist das Bleikolorit deutlich erkennbar. Richtige Bleierkrankungen sollen infolge der Überwachung und sofortigen Arbeitswechsels so gut wie nicht vorkommen. Leichteste Fälle konnte ich unter den beschäftigten Arbeitern allerdings selbst feststellen.

Swift & Co., Chicago. 7 Ärzte angestellt (die auch bezüglich der Nahrungsmittelhygiene mitwirken). Ärztliche Aufnahmeuntersuchung.

Timken Roller Bearing Co., Columbus. Arzt täglich 1 Stunde im Betrieb; 2 Nurses ständig anwesend. Besondere Untersuchungen über Öldermatitis und deren Prophylaxe; Ölekzeme sollen häufiger vorkommen.

Glashütte in Columbus. Arzt täglich 2 Stunden im Betrieb; Nurse 9 Stunden. Täglich 35—40 Behandlungen. Hier fand ich einen alten Apparat für künstliche Beatmung mittels einer Luftpumpe vor.

Carnegie-Steel-Works in Pittsburg-Homsteadt. 3 Ärzte, 3 Nurses mit je 8 Stunden Dienst. Über 100 Behandlungen im Tage. Aufnahmeuntersuchung (hierbei werden auch Geschlechtskranke abgelehnt). Nachuntersuchung nach Erkrankungen, die länger als 30 Tage dauerten; Kranführer und Walzwerkführer werden alle 6 Monate ärztlich untersucht. Ferner wird (nach Vorschrift im Staate Pennsylvanien) das Kantinenpersonal einmal jährlich untersucht. Operationsräume; Röntgenzimmer; Ruheraum; Sauerstoffapparate; 2 Pulmotore (Dräger).

Bethlehem-Steel-Works in Bethlehem. 2 Ärzte, 4 Sanitäter in der Ambulanz. Behandlung etwa 200 im Tage (außer den Verbandstellen im Betrieb). Zwei weitere Ärzte, die im wesentlichen vom Betrieb bezahlt werden, sind im Städtischen Hospital tätig. Operations- und Ruheräume; Röntgenraum; physikalische Therapie. Atmungsapparate.

In den beiden großen Stahlwerken spielen die Hitzekrämpfe eine besondere Rolle. In den Bethlehem-Stahlwerken ereigneten sich z. B. im Sommer 1929 etwa 50 Fälle, davon 17 schwere und 1 tödlicher. Was das Krankheitsbild betrifft, so handelt es sich hier nicht etwa um den Status convulsivus des Hitzschlages, sondern um eine Erkrankung sui generis, deren Ursache allerdings noch nicht geklärt ist, vermutlich um eine Autointoxikation durch Ernährungsfehler, Alkohol (?), Salzverarmung des Organismus oder dergleichen. Jedenfalls ist ausgesprochene Fleischkost oder Trinken von zu viel Eiswasser nicht daran Schuld (Versuche im Bureau of Mines). Als Prophylaxe dienen gute Ventilation, künstliche Frischluftzufuhr, Anbringung von Duschen in der Nähe der Arbeitsplätze zwecks gelegentlicher Abkühlung, Trinken von „gesalzenem Dünnbier". Therapeutisch haben sich bewährt kühle Bäder, innerlich Natrium- oder Magnesiumsulfat, Glukose oder Dextrose, insbesondere intravenös Glukose.

Die Auffassungen über die Pathologie und Prophylaxe der Bleivergiftung sind wohl die gleichen wie bei uns. Der organisierte fabrikärztliche Dienst ermöglicht eine bessere laufende Überwachung und damit eine bessere Vorbeugung. Schwere Fälle von Bleischädigung sollen daher wenigstens in den besuchten Betrieben nicht mehr vorkommen. In einem Fall fand ich sehr ablehnende Auffassungen über die ursächlichen Beziehungen zwischen Bleiarbeit und Nephritis bzw. Schrumpfniere und Gefäßveränderungen; mir erschien diese Ablehnung als viel zu weitgehend.

Abschließend muß gesagt werden, daß die Organisation des fabrikärztlichen Dienstes einen recht günstigen Eindruck machte und zweifellos bemerkenswerte Vorteile zu geben verspricht für Arbeitgeber und Arbeitnehmer, insbesondere aber auch für die allgemeine Betriebshygiene. Die tägliche Anwesenheit des Arztes im Betriebe, die regelmäßige tägliche Überwachung des Betriebes durch den vom Vertrauen des Arbeitgebers und Arbeitnehmers getragenen Arzt, die dauernde persönliche Kenntnis des Arztes von den Betriebsvorgängen, die eingehenden ärztlichen Untersuchungen — diese und andere Momente lassen mir das System des amerikanischen Fabrikarztes als sehr bemerkenswert erscheinen. Nicht zuletzt erleichtert besonders in kleinen Betrieben die persönliche Bekanntschaft des Arztes mit jedem Arbeiter die Durchführung einer nachhaltigen Belehrung und Gesundheitsfürsorge.

Abgesehen von dieser medizinischen Betätigung geht aber vielfach der fabrikärztliche Dienst noch viel weiter. In manchen Betrieben ist der (hauptamtliche) „medizinische Direktor" zugleich auch der Sozialbeamte des Betriebes, das Bindeglied zwischen Belegschaft und Direktion. Er erteilt Ratschläge (nicht Behandlung!) bei Erkrankungen von Familienmitgliedern der Arbeiter, empfiehlt einen geeigneten Arzt oder ein Krankenhaus zur Operation, oder ein Genesungsheim, macht ein billiges Honorar hierfür aus, er gibt Ratschläge in Familien- und Eheangelegenheiten, bei Strafverfolgung, Hauskauf usw.[1]. Er beteiligt sich an der hygienischen Aufklärung und an der Unfallschutz-Propaganda.

Die Fabrikärzte sind in der American Association of industrial

---

[1] Rudolf Virchow schrieb im Jahre 1848 in seiner (gemeinsam mit R. Leubuscher herausgegebenen) Zeitschrift „Medizinische Reform": „Die Ärzte sind die natürlichen Anwälte der Armen, und die soziale Frage fällt zu einem erheblichen Teil unter ihre Jurisdiktion."

physicians and surgeons zusammengefaßt, welche auch gewisse Richtlinien über den arbeitsmedizinischen Dienst, über Formblätter usw. herausgegeben hat. Über Organisation, Aufgaben und Erfahrungen, über die Beziehungen zwischen Fabrikarzt und behandelnden Arzt, über seine Stellung zwischen Unternehmer und Arbeiter usw. liegt eine reiche Literatur vor, besonders im Journal of Industrial Hygiene, im Americ. Journal of Public Health, in The Industrial Doctor. Ich möchte an dieser Stelle einige markante Gedankengänge aus dieser Literatur und aus persönlichen Äußerungen wiedergeben. Man verlangt z. B. als Leiter des fabrikärztlichen Dienstes einen jüngeren, nicht über 35 Jahre alten, gut ausgebildeten Arzt mit Führerqualitäten, der seine ganze Tätigkeit seinem Betriebe zu widmen hat (Slater). Zwecks bequemer laufender Kontrolle sollen Schautafeln aufgestellt werden, auf welchen jeder einzelne Arbeitsplatz angegeben ist; die einzelnen Erkrankungen werden mit verschiedenfarbigen Nadeln markiert (Bunn). Die ärztlichen periodischen Untersuchungen sollen nicht zu oft sich wiederholen; zweckmäßiger erscheint die Gesundheitskarte für jeden Arbeiter mit laufenden Ergänzungen, die den Arbeiter ständig begleitet (Myers). Wiederholt wird der Gewinn durch eine gute arbeitsmedizinische Überwachung zahlenmäßig nachgewiesen, auch für den kleinen Betrieb.

Schließlich sei bemerkt, daß auch der Amerikanische Ärztebund (American College of Surgeons) eine arbeitsmedizinische Sektion hat, welche sich mit Traumatic Surgerie und Berufskrankheiten befaßt. Auf der während meines Aufenthaltes in Chikago stattfindenden Tagung wurden nachstehende einschlägige Referate erstattet: Über Bedeutung und Ausbildung des Fabrikarztes — über die Gesundheitsuntersuchungen in der Industrie — über Organisation des fabrikärztlichen Dienstes — über den Transport von Unfallverletzten — über ärztlichen Gruppendienst in kleinen Betrieben — über Wiederbelebung — über Ausbildung in der Unfallmedizin — Arbeitseignung und Arbeitsmedizin usw.

Auch für die kaufmännischen Betriebe, für die Waren- und Versandhäuser, Banken, Versicherungen usw. wird ein organisierter ärztlicher Dienst gefordert und ist auch bereits in größerem Umfange eingeführt. Bezüglich des ärztlichen Dienstes und der Gesundheitspropaganda der Lebensversicherungsgesellschaften vgl. S. 136.

X. Unfälle und Unfallverhütung.

Zum Zwecke der Unfallverhütung besteht schon seit etwa 1905 eine organisierte Bewegung unter besonderer Betonung der psychologischen und wirtschaftlichen Beziehungen, die „Safety First"-Bewegung. Träger sind das National Safety Council, das American Engineering Standards Committee, die Versicherungsgesellschaften, Unternehmerverbände, amtliche Stellen, die Industrial Accident Boards usw. Die Unfallverhütung im täglichen Leben und im Betrieb ist heute wohl eine große Volksbewegung geworden.

Von maßgebender Bedeutung als Zentralstelle ist das National Safety Council in Chicago, gegründet 1913 auf Anregung der Association of Iron & Electrical Engineers, mit weit über 5000 Mitgliedern (Regierungs- und Kommunalstellen, Unternehmungen, Eisenbahn- und Bergwerksgesellschaften, Versicherungsgesellschaften, Hochschulen usw. und Einzelpersonen). Die Industrie ist mit über 150 Industriegruppen mit mehr als 8000 Werken und 10 Millionen Arbeitern vertreten. Im Zentralbüro in Chicago sind etwa 60 Personen angestellt. Das Arbeitsgebiet umfaßt verschiedene Abteilungen und 24 Sondersektionen. Der Council ist die Zentralstelle für Unfallverhütung, für Auskunft und Beratung; ihm sind etwa 60 Außenstellen angeschlossen. Er veranstaltet Tagungen, Kurse, stellt Unfallfilme und Warnungsplakate her, gibt als regelmäßiges Organ „The National Safety News", ferner Unfallkalender, Sonderberichte, Propagandablätter, Radiovorträge, Pressenotizen usw. heraus; ein weiteres Arbeitsgebiet ist die Organisation der 1. Hilfe und des Rettungswesens. Bibliothek, Filmarchiv, Lichtbilderserien usw. stehen zur Verfügung.

An dieser Stelle interessiert hauptsächlich der Arbeiterschutz in den gewerblichen Betrieben. Als erste staatliche Arbeiterschutz-Verordnung kann wohl der Factory Safety Code des Staates Massachusetts vom Jahre 1877 genannt werden, dem ähnliche Verordnungen seitens anderer Staaten folgten. Die Regelung ist natürlich in den einzelnen Staaten verschieden durchgeführt; meist sind die Verhütungsvorschriften nach Beschäftigungsarten bzw. -gefahren gesondert zusammengefaßt; so bestehen Sondervorschriften für Arbeit an Pressen und Stanzen, beim Transport mit Sprengstoffen, Elektrizität, Transmissionen und dergleichen mehr. Ein Maschinenschutzgesetz besteht nur in wenigen Staaten; es sind also noch in erheblichem Umfange auch ungeschützte Maschinen im Handel. Die Überwachung obliegt den staatlichen Aufsichtsbeamten. Meist haben die staatlichen Arbeitsämter kleine Schausammlungen von Unfallbildern und sonstigen einschlägigen Gegenständen in ihren Diensträumen; das Safety-Museum beim Arbeitsamt New York wurde bereits genannt (S. 40).

Zu den staatlichen Unfallverhütungsvorschriften kommen noch die der privaten Versicherungsgesellschaften. Auch die privaten Versicherungsgesellschaften üben eine Kontrolle aus durch ihre Engineering-Departments bzw. technischen Aufsichtsbeamten, deren Tätigkeit für wertvoller gehalten wird als die der staatlichen Arbeitsinspektoren, da sie die größere Fachkenntnis besitzen, meist auch eine bessere Vorbildung haben. Bei Meinungsverschiedenheiten dringen meist die Vorschläge dieser privaten technischen Aufsichtsbeamten durch. In Chicago hatte ich ein zufälliges Zusammentreffen mit einem Vertreter des Insurance Department Hamlin & Co. aus New York. Es handelt sich hier um eine Privatgesellschaft, welche gegen Bezahlung den gesamten Unfallschutz in Fabriken übernimmt, die Betriebe inspiziert, Schutzmaßnahmen anordnet, Plakate aushängt, Arbeiter belehrt, Konferenzen für Werkmeister und Betriebsleiter abhält, einzelne Unfälle analysiert usw. Diese technischen Aufsichtsbeamten sind in den Betrieben gar nicht ungern gesehen; denn die Unfallverhütung gilt drüben als eine wirtschaftliche Angelegenheit, zumal die Prämienfestsetzung nach der Mitarbeit der Betriebsleitung und nach

der Befolgung der Schutzvorschriften abgestuft wird (merit-rating).
Wenn der Aufsichtsbeamte Mängel feststellt, so wird nicht — wie bei
uns — die Beseitigung der Mängel unter Strafandrohung vorgeschrieben, vielmehr wird bei Beseitigung der Gefahrenquelle der Jahresbeitrag entsprechend herabgesetzt — zweifellos ein psychologisch
wirkungsvolleres Verfahren; so wird die verständnisvolle Unfallvorbeugung direkt in Geld umgewertet und damit dem wirtschaftlich eingestellten Unternehmer ohne weiteres begreiflich[1]. So kommt es auch,
daß drüben ein großes Interesse besteht für die Selbstüberwachung
der Betriebe, für deren Durchführung ebenfalls Prämiennachlässe gewährt werden.

Von Unfallbildern wird weitgehender Gebrauch gemacht; die Zentralstelle für die Herausgabe der Bilder ist der schon erwähnte National
Safety Council, doch haben auch große Konzerne eigene Bilderserien
herausgebracht. Die Bilder sind meist sehr realistisch, doch leicht verständlich, zum Teil dem Ideenkreis der verschiedenen weniger hochstehenden Nationalitäten angepaßt. Was die Wertschätzung des Unfallbildes betrifft, so wird regelmäßiger Wechsel innerhalb 8—14 Tagen
gefordert. Der prophylaktische Wert wurde mir gegenüber nicht allzuhoch eingeschätzt; vielleicht würden etwa 3—5% der Unfälle dadurch
verhütet.

In allen besuchten Betrieben wurde dem Unfallschutz besondere Fürsorge gewidmet. Die öffentliche Meinung hat es zuwege gebracht, daß
kein Arbeitgeber mehr heute diese Frage ignorieren darf; zu diesen „moralischen Verpflichtungen" kommen aber auch noch die schon erwähnten
wirtschaftlichen Auswirkungen. Vom Arbeitgeber wirkt dann die Propaganda weiter auf den Arbeitnehmer. In den besuchten Großbetrieben
bestand eine weitgehende „Selbstüberwachung", geleitet von einem
Sicherheitsdirektor oder -Ingenieur (bei Ford z. B. sind 8 Sicherheitsingenieure aufgestellt). Die Aufgaben sind im wesentlichen: Überwachung aller Betriebsvorgänge und Betriebseinrichtungen sowie deren
Sicherung, Einführung neuer Sicherheitsmethoden oder -Vorrichtungen,
Registrierung und genaue Analyse jedes Unfalles, Abhaltung von Safety-
Meetings und Belehrung, Aushängen der Unfallbilder und sonstiger
Propagandamittel und ähnliches mehr. Außerdem besteht in großen
Betrieben meist noch eine Sicherheits-Zentral-Kommission, die
sich aus maßgebenden Vertretern der Betriebsleitung, der Arbeiterschaft
und dem Sicherheitsingenieur zusammensetzt. Natürlich sind auch
Betriebsleiter und Meister verantwortlich für die Unfallhäufigkeit ihres
Betriebes; sie haben insbesondere ihre Arbeiter „in ruhiger Form" entsprechend zu unterweisen und zu ermahnen und den Unfallingenieur
zu unterstützen. Meist finden allmonatlich besondere Meisterbesprechungen statt. In der Unfallverhütung nachlässige Meister werden abgesetzt. Umgekehrt erhalten Meister, deren Abteilung relativ unfallfrei blieb, Geldprämien.

Die leitende Auffassung ist hierbei, daß die Unfälle weniger durch

---

[1] Der amerikanische Aufsichtsbeamte bringt einen geldlichen Vorteil mit —
der europäische Beamte dagegen meist Unannehmlichkeiten und Geldausgaben!

Mängel der Betriebseinrichtungen, als vielmehr durch persönliche Unwissenheit, Unachtsamkeit, Fahrlässigkeit und dergleichen entstehen; der einzelne Arbeiter kann daher zur Unfallverhütung viel mehr beitragen, als noch so strenge und umfangreiche Vorschriften dies vermögen. Beispielsweise waren bei einem besuchten elektrotechnischen Großbetriebe die Maschinenunfälle bis auf 5% heruntergegangen, es bestand hier also kaum mehr eine Aussicht auf weitere Verminderung durch Schutzvorrichtungen; dagegen konnten die allgemeinen Unfälle durch Belehrung noch um 30% vermindert werden. Neben dieser Beachtung des individuellen Unfallfaktors treten noch andere psychologische Momente in den Vordergrund; bei Nichtbenutzung von Schutzeinrichtungen muß zuerst dem Grund nachgegangen werden; meist stellt sich dann heraus, daß das betreffende Schutzmittel irgendwie unzweckmäßig oder hinderlich ist; solche Mängel müssen dann mit dem betreffenden Arbeiter zusammen behoben werden[1]. Auch eine relativ geringe Unfallentschädigung kann unter Umständen unfallverhütend wirken, da ja bei hoher Unfallrente der innere Anlaß zur Vorsicht wegfalle usw. Eine unfallfördernde Wirkung der Akkordarbeit (piece work) wird nicht anerkannt. Besonders die neueintretenden Arbeiter müssen entsprechend unterrichtet werden, zumal sie gerade in den ersten Tagen noch „hörig" sind. In den Aufnahmeräumen kann man lesen: „Wir dulden in unserem Werk nur Arbeiter, die auf ihre und ihrer Mitarbeiter Sicherheit bedacht sind!" — oder: „Wir dulden keine Unachtsamkeit!" — Der Neueingetretene wird besonders auf die typischen Unfallsgefahren des Betriebs hingewiesen; sie werden eingehend mündlich unterrichtet, erhalten oft auch noch schriftliche Anweisungen in Form einer illustrierten Drucksache, in welcher die wichtigsten Unfallschutzregeln, erläutert durch charakteristische Abbildungen, zusammengestellt sind. Aber auch bei den übrigen Arbeitern wird das Interesse durch regelmäßige Vorträge mit Diskussion, Kinovorführungen, Rettungsübungen usw. wach gehalten. Unter Umständen wird in einem Betrieb (besonders wenn sich einmal die Zahl der Unfälle gehäuft hat) eine „Unfallkriegswoche" arrangiert, mit Anschlag der gedruckten Kriegserklärung und sonstiger Proklamationen, Übungen, Siegesfeier usw.[2].

Unfallverhütungsvorschriften (Codes) liegen außerdem noch vor vom National Safety Council und vom American Engineering Standards-

---

[1] Als weiteres Beispiel des psychologisch begründeten Unfallschutzes sei eine Einrichtung der General Electric Co. genannt: Man hat in den Frauenabteilungen mehrere Fernsprechzellen aufgestellt, damit die Frauen sich unter Umständen telephonisch mit ihren Familienangehörigen verständigen oder mit Bekannten aussprechen können. Dadurch wurde die Arbeitsleistung ruhiger und aufmerksamer und das Unfallrisiko vermindert, da ja die Arbeiterinnen ihre Sorgen oder sonstigen Angelegenheiten nunmehr sogleich erledigen konnten und nicht mehr stundenlang bis zum Arbeitsschluß im Kopf herumtragen mußten.

[2] Neuerdings beginnt schon die Schule mit systematischem Unterricht in der Unfallvorbeugung; dabei wird nachdrücklich die eigene Verantwortlichkeit betont. Schulaufsätze befassen sich mit Fragen der Safety. — Gelegentlich werden leerstehende Schaufenster gemietet und für Ausstellung einer Safety-Propaganda verwendet; oder es werden Autokarawanen mit schreienden Unfallschutz- und Gesundheitspropagandabildern in den Straßen herumgeschickt u. ä. m.

Committee, sowohl allgemeiner Art als auch für einzelne Berufsgruppen. Ihr Inhalt ähnelt weitgehend den bei uns erlassenen Vorschriften.

Im Allgemeinen ist die Unfallziffer in den Kleinbetrieben wesentlich höher als in den Großbetrieben. Besonders ist der Arbeiterwechsel als Gefahrenquelle berüchtigt. Nach der Statistik eines großen Stahlwerkes beläuft sich die Zahl der Verletzten während 1 000 000 Arbeitsstunden wie folgt:

<pre>
Bei einer Beschäftigung von 6 Monaten oder weniger 37,1
                         über 6 Monate bis 1 Jahr 34,8
                           „   1— 3 Jahre 28,9
                           „   3— 5   „   14,1
                           „   5—10   „   6,6
                           „ 10—15   „   2,8
</pre>

In der Metallindustrie wurden folgende Durchschnittszahlen je Tag gefunden:

	1. Tag	2.—7. Tag	2.—4. Woche	2.—6. Monat	7.—12. Monat
Handpressen: männl. . . .	77	13	3	0,78	0,21
weibl. . . .	252	33	4	0,71	0,26
Andere Arbeiten: männl. .	89	25	8	3	1
weibl.. .	42	12	2	0,69	32

Im Jahre 1923 betrafen 70% aller zur Erwerbsunfähigkeit führenden Unfälle Neueingestellte, die weniger als ein Jahr im Betriebe beschäftigt waren. Aus der Zahl geht der außerordentliche nachteilige Einfluß des Arbeiterwechsels auf die Unfallzahlen hervor und man versucht dem entgegenzuwirken[1].

Die „lost time" hat nicht nur bei der Krankheitsverhütung, sondern auch für die Unfallbekämpfung Bedeutung. Die Unfälle werden demgemäß registriert als minor — lost time — fatal accidents, wobei unter minor accidents die ganz harmlosen, unter lost time accidents die mit Unterbrechung der Arbeitsfähigkeit einhergehenden Unfälle bezeichnet werden; die fatal accidents sind die sofort oder später tödlichen. Es wird genau Buch geführt über die durch Unfälle in jeder Betriebsabteilung verlorene Arbeitszeit. In einem großen Stahlwerk war ein besonderer Beamter bestellt, um die lost time zu kontrollieren (time keeper). Die Betriebe haben natürlich das größte Interesse, gut abzuschneiden und sich gegenseitig den Rang abzulaufen. Dabei wird aber die beim Verbandanlegen und Verbandwechsel verwendete Zeit nicht angerechnet, um keine Verletzung zu vernachlässigen. Daß die Werkszeitungen regelmäßig auch in den Dienst der Unfallpropaganda gestellt werden, ist naheliegend. Große Betriebe geben unter anderen auch regelmäßig „Unfallblättchen" hinaus; so fand ich bei der Carnegie Steel Co. die „Safety Tribune", welche Berichte über die letzten Unfallziffern, über Hergang wichtiger Unfälle, über Schutzmaßnahmen, dann Merksprüche, Auszeichnungen usw. enthält. Das Blatt wird vierteljährig in einer Auflage von 2500 Exemplaren verteilt. Auch die Lohntüten werden — wie bei uns — zur Unfallschutzpropaganda verwendet. Weiters sind

---

[1] Nach Alvensleben: Zbl. Gewerbehyg. **1926**, 295.

öfters am „Schwarzen Brett“ Gegenstände ausgestellt, welche einen Unfall hervorgerufen haben (defekte Werkzeuge usw.) oder einen solchen verhütet haben (Schutzbrille, Anschnallgurt usw.); auch Photographien von Personen sind ausgestellt, welche einen Unfall verhütet oder jemanden aus einer Gefahr gerettet haben. Ich sah auch in einem Betrieb eine Schausammlung von Unfallschutzmitteln, wie Brillen, Atemschützer, Handschuhe, Schuhe usw.

Schließlich ist es auch gelungen, weitgehend die Mitwirkung der Arbeiterschaft heranzuziehen, indem man die Sport- und Rekordfreude des Amerikaners auch auf die Unfallverminderung auswirken ließ — sei es in Form von Arbeitersicherheitskommissionen, sei es durch Weckung des Interesses jedes einzelnen Mannes, durch Wort und Bild, insbesondere durch den „Rekord“. Zweckmäßige Vorschläge (im allgemeinen waren bis 90% brauchbar) werden belohnt mit Prämien von einigen Dollar. In manchen Betrieben findet sich am Eingang, von weitem schon sichtbar, eine große Tafel, auf welcher täglich die in den einzelnen Betriebsabteilungen vorgekommenen Unfälle oder die durch Unfall verlorenen Zeiten registriert werden — entweder in Zahlen oder durch Fähnchen markiert, oder bildlich als Säulen oder in Form von Thermometerskalen und dergleichen mehr. Ähnliche Schautafeln finden sich unter Umständen auch in den einzelnen Betrieben oder Krankenstuben. Dadurch soll ebenfalls der „Rekordeifer“ der einzelnen Abteilungen und der einzelnen Belegschaften angespornt werden. Unter den Sicherheitskommissionen und Betriebsabteilungen werden ferner Wettbewerbe veranstaltet; diejenige Gruppe, welche im Laufe des Monats oder Jahres die wenigsten Unfälle hatte, wird prämiert mit Geldprämie, Ausstecken einer Fahne (evtl. mit Aufschrift „no accident“) oder Brennen einer farbigen Lampe vor den betreffenden Betriebsräumen, öffentlicher Bekanntgabe usw. In einem Betrieb erhielt die Abteilung mit geringster Unfallziffer von der Firma die Beiträge zur Krankenversicherung usw. für 1—2 Wochen bezahlt. Die Betriebsabteilungen bzw. Werke eines Konzerns konkurrieren gegenseitig; das Werk mit den günstigsten Unfallrekords bekommt feierlich eine Trophäe in Form einer silbernen Statue oder sonst eines Kunstgegenstandes überreicht, der in der Eingangshalle des Werkes öffentlich aufgestellt wird usw. Auch. öffentliche Feiern, Bewirtungen der Rekordgruppe mit ehrenden Ansprachen usw. finden statt; selbstverständlich wird über all dieses in der Werkzeitung ausführlichst berichtet. Bei Bethlehem Steel Co. findet z. B. jährlich ein Wettbewerb der einzelnen Abteilungen und der einzelnen Werke statt; die allerbeste Abteilung des Gesamtwerkes bekommt eine „Trophäe“ (Wanderbecher), die im betreffenden Werk aufbewahrt wird. Die Gesamtbelegschaft aller Werke ist in 25 teams eingeteilt; jedes dieser teams hat sechs speziell in „safety und 1. Hilfe“ ausgebildete Leute. Die Leute des gewinnenden teams müssen bei der „Trophäenverteilung“ eine Rettungsübung vorführen und erhalten dafür je Mann 60 Dollar.

Was nun meine eigenen Beobachtungen über den Unfallschutz im praktischen Betrieb betrifft, so fand ich zunächst allenthalben in den

Betriebsräumen usw. Unfallverhütungsbilder angebracht, je nach der Belegschaft unter Umständen mit Text in $^1/_2$ Dutzend verschiedenen Sprachen. Die weitgehende Mechanisierung der Transporteinrichtungen schien mir auch für die Unfallminderung von Einfluß zu sein. Soweit ich die einzelnen Schutzeinrichtungen an Maschinen usw. beurteilen kann, waren sie allenthalben ordnungsgemäß vorhanden, und zwar in ähnlicher Ausführung wie bei uns: Zahnräder eingekapselt, Riemen bis Mannhöhe geschützt, Stanzen und Pressen gesichert mit Doppelhandhebeln oder Doppelkontaktknöpfen, Fingerabweisern und ähnliches mehr, an Schleifscheiben außer der Schutzhaube gegen Zerspringen auch festmontierte Schutzglasscheiben als Augenschutz; häufig fand ich die Gänge zwischen den Maschinen durch weiße Farbstriche abgegrenzt; diese Sicherheitszonen durften nur für den Verkehr, nicht aber für Lagerung vor Gegenständen benutzt werden. Auf den Fabrikhöfen fiel der Verkehrsschutz besonders auf. Man vermeidet peinlich, unter einer schwebenden Last durchzugehen; die Arbeiter warnen sich gegenseitig. In einem Betrieb waren die Bleibarrenträger mit Stahlschutzkappen über dem Fußrücken gegen Fußquetschungen geschützt; ähnliche Schuhe werden von der „Safety First Shoe Co." in Boston hergestellt. Gießereiarbeiter fand ich mit Ledergamaschen und Fußrückenkappen sowie massiven Lederschuhen ausgerüstet usw. An den Schmirgelscheiben wurden stets Schutzbrillen getragen. Arbeiter mit Sehfehlern erhalten Schutzbrillen mit einem vom Augenarzt angegebenen Glas; überhaupt wird jede Schutzbrille jedem Arbeiter besonders verpaßt. Auch die Maßnahmen für 1. Hilfe, Bereitstellung von Sauerstoffgeräten usw. waren allenthalben ordnungsgemäß, zum Teil mustergültig vorbereitet. Dagegen schien mir, als ob bei Bauten (Hochbauten, Wolkenkratzern) gelegentlich mit außerordentlicher Waghalsigkeit gearbeitet wird. — Relativ hoch scheinen die Zahlen der elektrischen Unfälle zu sein. Bei der Belegschaft der elektrischen Abteilung der Eisen- und Stahlindustrie betrug die Zahl der tödlichen Unfälle durch Elektrizität immer noch 2,2—2,8%, also mehr als doppelt soviel wie in Deutschland.

Die Erfolge der systematischen Unfallbekämpfung sind im allgemeinen recht erfreulich. In manchen Großbetrieben sind die Unfälle in den letzten Jahren erheblich — bis 50% und mehr — zurückgegangen[1]. Im Büro der Carnegie Steel Co. Pittsburg erhielt ich z.B. nachstehende Angaben:

Jahr	1919	1920	1925	1926	1928
Unfälle („lost time — u. fatal accidents")	1784	1802	671	367	175

Der besonders bemerkenswerte Abfall vom Jahre 1925 auf 1926 wird auf die in dieser Zeit eingeleitete systematische Propaganda zurück-

---

[1] Bei der wirtschaftlichen Berechnung der Unfälle werden im allgemeinen 7 Teilposten in Rechnung gestellt: 1. verlorene Arbeitszeit des Verletzten und der Mitarbeiter (durch Hilfeleistung, Ablenkung) — 2. verlorene Arbeitszeit des Meisters — 3. des Betriebsleiters (Hilfeleistung, Berichterstattung, Zeugenvernehmung) — 4. Arzt- und Krankenhauskosten, Rente — 5. Beschädigung von Werkzeugen, Maschinen, Materialien — 6. Störungen im Gesamtbetrieb — 7. Leistungsminderung des „geheilten" Arbeiters.

geführt. 86% aller Unfälle waren dort auf 12 vermeidbare Ursachen zurückzuführen; 14% beruhten auf unvermeidbaren Zufälligkeiten; von allen Unfällen waren 31% (28% bei Erwachsenen, 3% bei Jugendlichen) selbstverschuldet. Dort wurden in 10 Jahren für Unfallschutz 9,75 Millionen Dollar ausgegeben, andererseits aber dadurch 14,6 Millionen Dollar erspart. Im Jahre 1925 betrug der Verlust durch Unfälle pro 100 t Roheisen noch 62,5 Tage, 1926 nur mehr 30 Tage, 1927 nur mehr $^1/_2$ Tag.

Die Prohibition hat auf das Unfallrisiko ohne Zweifel einen sehr günstigen Einfluß ausgeübt, wie mir mehrfach versichert wurde. Dies konnte mir unter anderen in dem genannten großen Stahlwerk nach dem Tag-, Wochen- und Gesamtergebnis der Unfallstatistik nachgewiesen werden.

XI. Bergbau.

Den Abschluß unserer Rundreise bildete ein Besuch des Anthrazitkohlengebietes um Scranton. Die 3 Bezirke Wyomir, Lehigt und Schuykill (ersterer am meisten abgebaut, letzterer noch wenig erschlossen) liefern Hartkohle bester Art; 6 große Grubengesellschaften und zahlreiche Kleinbesitzer beschäftigen hier insgesamt etwa 150000 Bergleute, Angehörige fast aller Nationen Europas.

Zunächst einige Worte über den amerikanischen Bergbau im allgemeinen. Die Regelung und Überwachung des Bergbaues ist zunächst die Sache der Regierungen der einzelnen Staaten, von denen die meisten besondere Berggesetze erlassen haben, welche neben Bergpolizeivorschriften zum Schutze von Leben und Gesundheit der Bergleute auch die Aufgaben der staatlichen Bergbehörden bzw. Auswahl und Vorbildung der Bergaufsichtsbeamten in allen Einzelheiten festlegen. Außerdem besteht eine Zentralstelle bei der Bundesregierung in Washington (beim Handelsministerium), das Bureau of Mines. Dieses ist die Zentralstelle für statistisch-wirtschaftliche Fragen, für Beratung und sanitäre Überwachung, insbesondere für das Grubensicherheitswesen. In Pittsburg hat diese Abteilung eine Versuchsstation eingerichtet, die alle Fragen der Grubensicherheit und Bergbauhygiene, aber auch technisch-wirtschaftliche Fragen des Bergbaues (Kohlenanalysen, Kohlenveredlung usw.) mit einem großen Stab von Fachleuten wissenschaftlich untersucht und das Untersuchungsergebnis den Staatenregierungen und Unternehmer- und Arbeiterorganisationen zugänglich macht. Ein Versuchsbergwerk in der Nähe Pittsburgs gibt Gelegenheit, die Laboratoriumsresultate auch in der Praxis auszuprobieren. Die Zweigstellen des Bureaus unterhalten Lehr-Eisenbahnwagen, mit denen Instrukteure in die einzelnen Bergbauorte fahren und dort den Bergleuten die Neuerungen an praktischen Beispielen vorführen und Unterricht im Grubenrettungswesen erteilen. Letzteres ist gut organisiert; neben Apparaten einheimischer Herstellung finden sich auch häufig Dräger-Apparate und der Drägersche Pulmotor. Es bestehen überall besonders ausgesuchte und geübte „Rettungsmannschaften“. Außerdem ist ein großer Teil der Belegschaft in der Handhabung der Apparate ausgebildet. Die Bereithaltung von Krankenstuben ist Vorschrift; Betriebe mit über 20 Arbeitern müssen ein Krankenauto und mindestens 2 Tragbahren bereithalten. Verantwortlich auch für die Rettungseinrichtungen ist der Betriebsführer. Das Gesteinsstaubverfahren ist bekannt und wird dort, wo eine Schlagwettergefahr besteht, auch angewendet.

Unfälle: Obwohl Gewinnung und Förderung der Kohle in den Vereinigten Staaten sich unter viel günstigeren Bedingungen vollzieht als in Deutschland — vorwiegend Stollenbau, weniger Schächte, gutes Gestein, Weiträumigkeit der Abbaue, geringe Schlagwettergefahr usw. — sind die tödlichen Unfälle doch wesentlich höher als in Deutschland oder Großbritannien. Während z. B. der preußische Bergbau jährlich auf je 1000 Vollarbeiter etwa 2 Todesfälle verzeichnet, weist der amerikanische Bergbau 4—4,5 Todesfälle auf (etwa über 2000 Todesfälle je Jahr!). Trotz der „Safety first"-Bewegung ist eine Verminderung bisher nicht festzustellen. Als Unfallursache kommen hauptsächlich in Frage: Stein- und Kohlenfall, Streckenförderung, Gas- und Kohlenstaubexplosionen, Schießarbeit, Elektrizität — mit Übertreffungen in den Vereinigten Staaten um das Doppelte und mehr. Die Gründe hierfür sind: zum Teil veraltete bergpolizeiliche Vorschriften, mangelhafte Überwachung, Mischmasch der Belegschaft mit mangelhafter Kenntnis des Englischen, Arbeit mit Schwarzpulver und offenem Licht usw. Die Unfallziffern zeigen erhebliche Schwankungen in den einzelnen Staaten, und zwar zwischen 2 und 14 auf je 1000 Mann Belegschaft (Durchschnitt 4—5 °/₀₀).

Die Mechanisierung ist auch im amerikanischen Bergbau weitgehend durchgebildet. Man hat berechnet, daß infolge durchgängiger Mechanisierung die augenblickliche Gesamt-Steinkohlenproduktion statt von 640000 Mann von nur 150000—200000 Mann gefördert werden kann.

Ich hatte Gelegenheit, die Anlagen der größten Minengesellschaft dieses Bezirkes, der Hudson Coal Co. (gegründet 1885, rund 20000 Arbeiter) zu besichtigen und dort eine Grubenfahrt zu machen. Die Teufen betragen 60—450 m. Flöze sind bis 70 cm mächtig, werden bis 50 cm abgebaut. Grubengase sind hier kaum vorhanden, so daß mit offenen Acetylenlampen gearbeitet werden kann; die Leute rauchen bei der Arbeit; daher ist auch das Gesteinstaubverfahren nicht eingeführt. Dagegen gibt es viel Wasser. Das Nebengestein ist gut, so daß nur wenig gezimmert werden braucht; Berg- und Spülversatz. Die Belegschaft der befahrenen Grube war 1200 Mann stark, wovon 800—900 unter Tag tätig waren in 3 Schichten je 8 Stunden ohne Ein- und Ausfahrt. Gute Wetterführung; reichlich mechanische Hilfsmittel: Bohrmaschinen, Schrämmaschinen, Scrubber, Schüttelrinne usw. Die Hunte sind beträchtlich größer als bei uns. Förderung erst mit Maultieren, dann mit elektrischer Lokomotive. — Die Übertageinrichtungen (Verlese-, Umkleideraum, Waschkauen usw.) entsprechen vollkommen den bei uns üblichen. — Moderne ganz neu erbaute Aufbereitungsanlage mit insgesamt 100 Mann Belegschaft, 50 je Schicht von 12 Stunden. Der Betrieb arbeitet mit $1\frac{1}{2}$—2% Ausschuß, also sehr rationell.

Ein besonderes Department befaßt sich mit Unfallverhütung und

Rettungswesen, geleitet von 1 Ingenieur und 3 Inspektoren. Eine aktive Mitwirkung der Arbeiterschaft ist nicht vorgesehen, doch können die Leute Vorschläge machen, die evtl. prämiert werden. Die Rettungskolonne setzt sich aus 66 Mann zusammen; außerdem sind noch etwa 300 Mann im Gebrauch von Sauerstoffapparaten unterrichtet. Für Übungszwecke steht Übungsraum und Rauchkammer zur Verfügung.

Was den ärztlichen Dienst betrifft, so ist ein Chefarzt hauptamtlich angestellt, dem hauptsächlich die allgemeine Organisation und die Begutachtung der verletzten oder erkrankten Bergleute obliegt. Der praktische Dienst wird von nebenamtlich angestellten Ärzten geleistet; jede Grube hat ihren Arzt mit Assistenten. Eine ärztliche Aufnahmeuntersuchung erfolgt hier nicht; nur die Maschinisten an der Fahrtmaschine werden zweimal jährlich untersucht (auf Anordnung der Firma, ohne gesetzliche Verpflichtung). Für Augenverletzungen ist ein Augenarzt aufgestellt. — Entsprechende Verbandräume mit Zubehör sind über Tag eingerichtet; Krankenauto steht bereit. Unter Tag finden sich Verbandstoffkasten und Tragbahren im Maschinenraum, daneben ist ein als „Hospital" bezeichneter Raum mit Tischen, Liegestuhl, Tragbahre usw. — Nystagmus ist dort nicht bekannt; Fälle von Ankylostomiasis kommen nur ganz selten und sporadisch vor.

Die Bergarbeiter sind gegen Unfall nach staatlichen Normen versichert. Die Behandlung der Verletzten erfolgte bei genannter Gesellschaft freiwillig über die gesetzliche Verpflichtung von 30 Tagen hinaus. Gegen Krankheit und Invalidität bzw. Leben sind sie im allgemeinen freiwillig durch Gruppenversicherung versichert, dabei werden die Beiträge ausschließlich von den Arbeitgebern bezahlt. Diese Art der Versicherung war jedoch in dem besichtigten Betrieb nicht eingeführt.

Gewinnbeteiligung oder Aktienbesitz ist im Bergbau nicht eingeführt. Die Arbeiter sind hier in der Mehrzahl „organisiert"; als Tariflöhne (die auch für die Nichtorganisierten gelten) wurden mir genannt: gelernte Arbeiter etwa 9 Dollar je Tag — ungelernte Arbeiter etwa 4,62 Dollar je Tag — Helfer etwa 7,50 Dollar je Tag. Die Jahreseinkommen betragen demnach 1500—2200 Dollar (bis maximal 4000 Dollar ausnahmsweise). Die Lebenshaltung in Scranton erfordert für eine fünfköpfige Familie mindestens 1500 Dollar; es kann demnach unter Umständen ein kleiner Überschuß verbleiben.

Vielleicht interessieren an dieser Stelle noch einige Ausschnitte aus den Erhebungen der amtlichen „Kohlenkommission", welche im Jahre 1922/23 stattfanden. Diese Kommission hat eingehende Untersuchungen über die Familienverhältnisse angestellt, welche sich auf 1094 Gemeinwesen und 15500 Kohlengrubenarbeiter erstreckten. Die knappen Löhne der Familienväter zwingen auch die weiblichen Familienangehörigen zum Mitverdienen; so kommt es, daß etwa 20% der Frauen und Töchter Verdienst suchen, sei es durch Abvermieten von Zimmern oder durch Übernahme von Wäsche- oder Putzarbeit, oder durch selbständige Tätigkeit in Fabriken und Büros. Von den Töchtern über 15 Jahren sind rund 33% erwerbstätig.

Etwa $^1/_3$ der Minenarbeiter bewohnten Eigenhäuser; etwa $^2/_3$ dagegen

Mietwohnungen, die entweder Bergwerksgesellschaften oder dritten Personen gehörten. In Wohnungen der Bergwerksgesellschaften lebten rund 39%. Eine Werkswohnung kostet je Jahr 50—60 Dollar; eine Mietwohnung dagegen etwa dreimal soviel! Miete, Beleuchtung und Beheizung sind in den Werkswohnungen überdurchschnittlich billig, doch sollen dieselben wegen der ,,Abhängigkeit" nicht sehr beliebt sein. Die Wohnbedingungen der Bergwerksgesellschaften sehen vor, daß der Arbeiter nur das Recht des Ein- und Ausganges für sich und seine unmittelbaren Familienangehörigen hat, daß er nur mit Einwilligung der Gesellschaft und nur ihr zusagende fremde Personen aufnehmen darf sowie, daß er in seinem Hause ohne Einwilligung der Gesellschaft keine Kostgänger und Untermieter aufnimmt, die nicht im Bergwerk der Gesellschaft arbeiten; außerdem gewährt er der eigenen Gesellschaft das Recht des Zutrittes zu seinem Hause für Besichtigungszwecke während einiger Stunden am Tage oder in der Nacht. Bei Austritt aus dem Betrieb sind die werkseigenen Wohnungen zu räumen. Es muß jedoch betont werden, daß Klagen über sehr rigoroses Vorgehen der Gesellschaften nicht vorgebracht wurden. — Im allgemeinen wurden die Wohnungen in den Grubenbezirken als nicht sehr komfortabel bezeichnet. Von den über 80000 von der Kommission besuchten Wohnungen hatten nur ungefähr 20% fließendes Wasser, ungefähr 3% Bad oder Brause und weniger als 1% im Hause gelegene Aborte. — Die Städte der Bergwerkszentren besitzen im geringen Maße öffentliche Parks, Leseräume, Bibliotheken, Erholungsräume und andere Annehmlichkeiten, die der ansässigen Bevölkerung Abwechslung bieten können.

XII. Angestellte und Angestelltenbetriebe.

Über die soziale und hygienische Lage der Angestellten vermittelten sowohl Besuche in den Büros der vorgenannten Konzerne und Fabriken, als auch besondere Besichtigungen in Angestelltenbetrieben einige Kenntnisse.

Die Arbeitsräume sind hygienisch einwandfrei, meist ausgezeichnet beleuchtet (oft fand ich am hellen Tag die elektrischen Lampen eingeschaltet); im allgemeinen aber sind sie einfach und schmucklos. In vielen Büros fand ich elektrische Heizung mit automatischer Einstellung auf eine bestimmte Temperatur, in einem Betrieb sogar automatisches Öffnen der Fensterklappen bei Überwärmung. Sprinkler sind überall vorhanden. Eiswasser-Zapfstellen fehlen in keinem Raum; manche Betriebe überreichen jedem Angestellten beim Eintritt ein Trinkglas. Auch Waschgelegenheiten und Spiegel sind in vielen Arbeitsräumen eingebaut[1].

---

[1] Nachdem das New Yorker Institut für Arbeitsphysiologie ermittelt hatte, daß 7% der Arbeitszeit ihrer Angestellten in großen Geschäftsbetrieben durch Händewaschen verlorengingen, haben verschiedene solcher Betriebe ihren Angestellten verboten, die Hände mehr als zweimal während der Arbeitszeit zu waschen. Dagegen haben nun sowohl die Verbände der Angestellten wie — der Seifenfabrikanten protestiert, mit der Erklärung, daß nichts so sehr die Arbeitslust steigere als das Händewaschen.

Für Abteilungsleiter finden sich meist Glasboxen, von allen Seiten einzusehen, eingebaut. Konferenzen in der typischen amerikanischen Erholungsstellung (im rückgeschlagenen Armsessel liegend, mit Füßen auf dem Tisch, in Hemdärmeln und mit Pfeife im Mund), sind für europäische Augen ungewohnt.

Bemerkenswert war in einigen Fällen die Ausgestaltung der Ruheräume besonders für weibliche Büroangestellte (lady rest room), die an Komfort und Eleganz einer Hoteldiele wenig nachstanden: mit Armstühlen, Ruhelagern, großen Spiegeln, Blumenschmuck usw. — zur Benutzung in den Pausen, aber auch zu kurzer Erholung bei „Bedürfnis". — Ich sah ferner elegant eingerichtete Lesezimmer und Bibliotheksräume, Trockenräume für nasse Kleider (bei Regen), Turnräume (mit Gymnastikunterricht), mit zugehörigen Umkleideräumen und Duschen, Dachgärten mit Blumenschmuck zur Erholung usw.

Die Dienstzeit der Angestellten beträgt im allgemeinen 6—8 Stunden täglich, die Mittagspause 1 Stunde — sonstige kurze Zwischenpausen sind zwar nicht vorgesehen, doch dem Belieben des einzelnen weitgehend anheimgegeben. In einem großen Warenhaus z. B. konnten die Verkäuferinnen sich während der ruhigen Geschäftsstunden für etwa 10 Minuten entfernen, um evtl. im Rauchzimmer eine Zigarette zu rauchen! —

Die Gehälter der Angestellten sind im Vergleich zu denen der qualifizierten Arbeiter relativ bescheiden und zeigten in letzter Zeit eher eine rückläufige

Jahr	Lohn in Dollar	Nominallohn-Index
1914 (Juli)	19,18	100,0
1915 (Dezember). .	18,91	98,6
1918 (Oktober) . .	24,11	125,7
1921 (Oktober) . .	31,27	163,0
1923 (Oktober) . .	32,56	169,8
1925 (Oktober) . .	34,49	179,8

Tendenz. Nach einer amtlichen Aufstellung wurden im Staate New York vorstehende Summen je Woche gezahlt.

Im Staate Massachusetts verdienten wöchentlich (von allen Angestellten, den höheren sowie den niederen):

Somit verdienen ein Viertel aller Männer und 70% aller Frauen unter 25 Dollar, d. h. weniger als das allerniedrigste Existenzminimum und im Durchschnitt weniger als ein angelernter Durchschnittsarbeiter.

Dollar	von den Männern %	von den Frauen %	von der Gesamtzahl %
bis zu 16	6,4	13,7	11,0
16—20	7,3	24,7	18,3
20—25	11,7	32,0	24,6
25—30	14,7	18,8	17,3
30—40	27,7	8,8	15,7
40—50	13,9	1,5	6,0
über 50	18,3	0,5	7,0

Maschinenschreiber und -schreiberinnen verdienen 14—25 Dollar, Stenotypistinnen und ältere Stenographen 20—30 Dollar, Sekretäre, die zugleich Stenographen sind, 25—35 Dollar usw. Die Sekretärin einer Klinik erhielt ein Jahresgehalt von 4000 Dollar, wie sie mir mitteilte.

Eine ledige Büroangestellte, die von ihrer Familie getrennt wohnt, vermag kaum für ihre 18 Dollar in der Woche zu existieren, da sie in Brooklin für das Zimmer allein 5 Dollar zahlt. Hat sie ein Zimmer in Bronx, so kostet es 6 Dollar und in Manhattan 7 Dollar. Die Ernährung kommt auf 7 Dollar in der Woche zu stehen, die Kleidung ungefähr auf 2 Dollar, wobei ihr nur 20 Cent in der Woche für Zeitungen, 15 Cent für andere Lektüre, 40 Cent für ärztliche Behandlung (mangels einer Krankenversicherung), 15 Cent für Süßigkeiten verbleiben, 50 Cent wird sie für ihre Ferien zurücklegen. Ein Mädchen, das in ihrer Familie lebt, wird die gleichen wichtigen Lebensbedürfnisse mit 12—13 Dollar je Woche decken. Es darf aber keineswegs verschwiegen werden, daß zu dieser nackten Lohnzahlung der Angestellten bei den meisten größeren Betrieben noch eine Fülle von weiteren Vorteilen und Annehmlichkeiten hinzukommt, welche die genannten Lohnsummen doch in einem wesentlich günstigen Licht erscheinen lassen. Als Beispiel möchte ich nachstehend meine Beobachtung aus zwei von mir besuchten Betrieben mit zahlreichen Angestellten anführen.

Relativ hoch scheinen mir die Löhne der Dienstmädchen, bzw. der Hausangestellten. Eine bekannte Familie in der Umgebung von Boston, bei der ich zu Gast war, bezahlt ihrer schwarzen Köchin 68 Dollar je Monat, dazu alles frei und Geschenke — eine verwandte Familie in New York zahlt einem deutschen Dienstmädchen 80 Dollar je Monat, dazu alles frei und Geschenke.

Das Warenhaus Lord & Taylor (in New York; Fifth Avenue) beschäftigt rund 2000 Angestellte, davon etwa 1400 weibliche. Die Hälfte aller Angestellten ist beim Verkauf beschäftigt. Arbeitszeit: von $^3/_4$9 Uhr bis $^1/_2$6 Uhr; 1 Stunde Mittagspause. Lohn der Verkäuferin im Mittel 30 Dollar je Woche. Bei Kauf im Geschäft wird auf Kleidung 20%, sonst 10% Skonto gewährt. Urlaub: 2 Wochen je Jahr mit Lohnzahlung. Außerdem gibt es Dienstbefreiung bis zu 3 Tagen für persönliche Angelegenheiten. Bei Krankheit wird der Lohn bis zu 12 Tagen von der Firma weiterbezahlt. Außerdem besteht eine Hilfskasse mit Beiträgen der Angestellten (50 Cents je Monat); davon werden Unterstützungen von 10 Dollar je Woche für höchstens 8 Wochen je Jahr (also 80 Dollar maximal) fortlaufend oder geteilt ausbezahlt. In besonderen Fällen, bei sehr langen Erkrankungen oder bei Operationen gibt die Firma weitgehende freiwillige Unterstützungen. Für alte gediente Angestellte sind Pensionen ausgesetzt. Die Mittagsmahlzeit wird zum Selbstkostenpreis verabreicht. Kränkliche bekommen 1—2mal täglich Milch, bei Bedürftigkeit unentgeltlich; in 1 Jahr werden etwa 12 bis 13000 Glas Milch verabreicht; für Kränkliche wird auch nach Anordnung des Hausarztes Diätküche gekocht und unentgeltlich abgegeben. Bei Aufenthalt in einem Sanatorium werden besonders billige Preise ausbedungen.

Der ärztliche Dienst wird von 3 Ärzten bzw. Ärztinnen versehen, denen ein Heilgehilfe und 2 Nurses zur Seite stehen. Der Arzt hält täglich 1 Stunde, die Ärztinnen 2 Stunden Sprechstunde. Alle Neueintretenden werden ärztlich untersucht. Schwächliche oder Kränkliche bleiben in ständiger ärztlicher Überwachung. Jeder Angestellte kann sich in der Sprechstunde unentgeltlich behandeln lassen. Ein zahnärztliches Atelier ist täglich von 9—1 Uhr geöffnet; die Behandlung erfolgt zu billigsten „Hauspreisen". — Ein Chiropedist (für Hand- und Fußpflege) ist den ganzen Tag über anwesend; für den „Fall" wird 25 Cents bezahlt. Selbstverständlich sind die notwendigen Räume, wie Untersuchungszimmer, Operationszimmer, Liegeräume, Wartezimmer usw. in erstklassiger Ausstattung vorhanden.

Hospital-Report	1929		
	Juni	Juli	August
Personen	1555	1317	1232
Neuaufnahmen	93	116	80
Behandlungen insgesamt	2423	2221	2124
Davon			
Medizinische Behandlungen . .	1413	1237	1336
Chirurgische Behandlungen . . .	511	578	448
Krankheitsfälle	406	290	260
Mit Krankheitstagen	714	510	439
Davon vergütet	435	224	293

Zahnbehandlung: Im September 1929 37 Personen mit 196 Behandlungen
Fußbehandlung: Im September 1929 138 Personen.

Auf Jahr und Kopf treffen durchschnittlich 2,5 Konsultationen; die jährliche Gesamtzahl der Beratungen beträgt etwa 27000. Auch sonst noch gibt es verschiedene Annehmlichkeiten. Außer sehr gut ausgestatteten Erholungsräumen (mit Liegestühlen, Armlehnstühlen, Kino, Dachgarten, Rauchzimmer usw.) steht eine Bibliothek mit Lesezimmer (1200 Bände, 30 Zeitschriften) zur Verfügung. Eine Stelle besorgt Theaterbilletts zu Vorzugspreisen und vermittelt billigen Ferienaufenthalt. Auf „Sparen" wird besonderer Wert gelegt; Spareinlagen werden zu 8% verzinst; zur Erleichterung des Wirtschaftens erhalten die Mädchen ein Formblatt für das „weekly budget". In besonderen Notfällen können besondere Unterstützungen oder Vorschüsse gewährt werden. Schließlich besteht eine Beratungsstelle für alle möglichen rechtlichen und wirtschaftlichen Angelegenheiten, die fleißig in Anspruch genommen wird. Die Leitung aller gesundheitlichen und sozialen Einrichtungen liegt in den Händen einer Sozialbeamtin (Mrs. Grandstaff), einer ebenso sympathischen wie gewandten Dame.

Ich hatte weiters Gelegenheit, den Bürobetrieb der Prudential Life Insurance Co. in Newark (New Jersey) eingehender kennenzulernen, die zweitgrößte Versicherungsgesellschaft der Vereinigten Staaten (mit 30 Millionen Policen im Wert von rund 10 Milliarden Dollar). Die Gesellschaft beschäftigt insgesamt über 26000 Beamte und Angestellte, im Hauptbüro etwa 8000, davon etwa 5000 weibliche. Das Verwaltungsgebäude ist ein gewaltiger, das Straßenbild beherrschender Bau in englischer Gotik, mit ebenso eleganten wie geschmackvollen Treppenhäusern, Hallen, Empfangsräumen, großem gotischen Festsaal usw. Der Dienst dauert von $^1/_2$9 Uhr bis 4 Uhr mit 1 Stunde Mittagspause und vormittags und nachmittags je 5 Minuten Schnaufpause; Samstags bis 12 Uhr. Die Monatsbezüge der ledigen Büroangestellten betrugen 50—100 Dollar, der verheirateten bis 160 Dollar, doch erhielt das Gesamtpersonal (8000 Personen) unentgeltlich täglich ein qualitativ und quantitativ ausgezeichnetes Mittagessen mit Getränken, bei Abendarbeit auch freies Nachtessen mit Getränken. Das Gehalt ist auch hier „individuell" je nach Leistung und wird durch eine Gehaltskommission bestimmt. Besonders tüchtige Beamte können bis 3—4000 Dollar je Jahr bekommen. Weiters gibt es bezahlten Urlaub (im 1. Dienstjahr je Monat Dienst 1 Tag Urlaub, nach einjähriger Dienstzeit 14 Tage, später mehr, vgl. unten!). Die in den Urlaub fallenden Sonn- und Feiertage werden nicht mitgerechnet. Dazu kommen Zuschläge für pünktliches Kommen oder exaktes Arbeiten; wer 3 Monate lang nicht zu spät kommt, oder nicht mehr als 5 gröbere Versehen begeht, bekommt dafür einen Tag Urlaub mehr — also je Jahr evtl. 4 Tage mehr. Für den alljährlich stattfindenden Sporttag und Gesellschaftsausflug werden noch $^1/_2$ bzw. 1 Tag freigegeben. Ein „Reisebüro" gibt Auskunft und vermittelt billigen Ferienaufenthalt oder Reisen. — Schon nach 5 Jahren gehört der Angestellte zur „Old Guard", die mit Abzeichen, Geschenken, Ferienzuschlägen geehrt wird; z. B. erhält ein Angestellter nach 20 Dienstjahren ein mit Brillanten besetztes Medaillon, 25 Dollar Geschenk und 2 Wochen Ferienzuschlag. Von da ab erfolgt alle weitere 5 Jahre die Verleihung eines weiteren, immer wertvolleren Medaillons und je 50 Dollar Geschenk. — Nach 25 Dienstjahren tritt die Pensionsberechtigung in Kraft; die Pension beträgt $1^1/_2\%$ des Durchschnittsgehalts der letzten 5 Jahre mal Anzahl der Dienstjahre, im Minimum 900 Dollar je Jahr, im Maximum etwa 3225 Dollar je Jahr. Auch die Kosten der Pensionskasse werden vollkommen von der Gesellschaft getragen! — Dazu kommt die kostenlose Versicherung für totale Invalidität oder Tod in Form einer einmaligen Auszahlung, die je nach Dienstzeit zwischen 500 bis 2000 Dollar schwankt. Endlich ist der freiwillige Anschluß an die Gruppenversicherung möglich, je nach Stellung bis zur Höhe von 10 000 Dollar. Die Prämie beträgt je Monat 50 Cents je 1000 Dollar. Dergestalt sind über 26 000 Angestellte mit zusammen mehr als 100 Millionen Dollar versichert! — Dazu kommt die gesundheitliche Fürsorge: Ärzte und Pflegerinnen sind ständig im Hause anwesend. Jeder Neuaufgenommene wird gründlich untersucht, ebenso auch nach Wiedereintritt nach längerer Krankheit. Weiters wird eine jährliche gründliche Untersuchung dringend empfohlen und kostenlos durchgeführt. Erkrankungen, die ambulant behandelt werden können, werden von den Ärzten der Gesellschaft unentgeltlich behandelt; auch Zahnarzt und Augenarzt stehen zur Verfügung. Entsprechende Behandlungsräume und Ruheräume für männliches und weibliches Personal sind vorhanden; ferner Krankenschwestern, welche bei Bedarf auch Hauspflege übernehmen. Die Überwachung aller sozialhygienischen Einrichtungen obliegt einer Sozialpflegerin. Bei Bedarf wird auch Krankenkost oder Sanatoriumsaufenthalt genehmigt. Bei längerdauernden Erkrankungen wird Krankengeld gewährt, und zwar auf Kosten der Gesellschaft ohne eigene Beiträge. Das Krankengeld ist abgestuft nach Dienstalter; z. B. wird bezahlt nach 10 Dienstjahren: für die Dauer von 11 Wochen volles Gehalt, dann für 18 Monate 40% des Gehaltes — nach 25 Dienstjahren: für die Dauer von 26 Wochen volles, für 50 Monate 40% des Gehalts.

Für Leibesübungen steht eine große Turnhalle (mit Gymnastik-unterricht) zur Verfügung, daneben Umkleide- und Duscheräume, erst-klassig eingerichtet. Weitere Vorteile sind z. B. der Sportverein mit einem Jahresbeitrag für männliche Mitglieder von 1 Dollar, für weibliche von $1/_2$ Dollar. Die Mitgliederkarte ermöglicht einen Rabatt beim Ein-kauf in verschiedenen Geschäften, so daß sich dadurch die geringen Beiträge mehr als bezahlt machen. — Es besteht ein Orchester- und Gesangsverein, die gelegentlich in der Mittagspause oder abends Veran-staltungen abhalten. Ferner finden gelegentlich Ausstellungen bzw. Konkurrenzen von Handarbeiten, Gartenerzeugnissen mit Prämierung statt. Eine Zeitschrift wird monatlich verteilt. Für Rechtsbelehrung steht eine besondere Auskunftsstelle zur Verfügung. Ein Einkaufsbüro liefert alle möglichen Waren und Gebrauchsgegenstände zu Engros-Preisen.

Ähnliche Einrichtungen konnte ich auch gelegentlich eines (leider nur kurzen) Besuches bei der Metropolitan Life Insurance Co. in New York kennenlernen. Auch hier gab es mustergültige Arbeits-räume und Wohlfahrtseinrichtungen, weitestgehende Gehalts- und Ver-sicherungsvorteile, Förderung und Unterstützung für alle Lebenslagen — ganz ähnlich den oben geschilderten Verhältnissen.

Abschließend noch ein kurzes Wort über die Y. M. C. A. (Young Men Christian Association), die „Vereinigung christlicher junger Männer", welcher in der Hauptsache Büro- und kaufmännische Ange-stellte, aber auch viele bessere Arbeiter angehören. Dieser Verein zählt in den Vereinigten Staaten über 1 Million Mitglieder; er verfügt über mehr als 200 Millionen Dollar Vermögen, besitzt in allen größeren Städten prächtige erstklassig eingerichtete Häuser mit Klubräumen, Bibliothek, Speise- und Wohnräumen usw., ferner Sommerlager, Sportplätze, Er-holungsheime usw. Er unterhält Arbeitsvermittlung, Fortbildungs-kurse, Versicherungen usw. — Für weibliche Angestellte besteht eine ähnliche Vereinigung.

XIII. Medizinische Angelegenheiten — Ernährung — Prohibition.

Die Zentralstelle für alle staatsmedizinischen Angelegenheiten ist das Department of Public Health in Washington (Leiter Dr. Cuming, damals Stellvertreter Dr. Thomson). Das genannte Gesundheitsamt ist auch heute noch eine Abteilung des Schatzamts (Treasury-Department), wie schon bei seiner Gründung im Jahre 1798. Damals hatte nämlich die dem Schatzamt unterstellte Hafenbehörde zunächst einen beson-deren Gesundheitsdienst eingerichtet, aus dem sich mit der Zeit das heutige Gesundheitsamt entwickelte. Heute können wir diese Zu-ständigkeit wohl nur als Symbol auffassen: „Der gesunde Mensch ist der größte Schatz der Nation!" Damit könnten wir wohl auch heute diese historisch-begründete Ressortfrage ausreichend rechtfertigen. Der Public Health Service umfaßt 7 Departments (unter anderen über Bevölkerungsbewegung, Medizinalstatistik, Infektionskrankheiten im

In- und Ausland, Geschlechtskrankheiten, öffentliche Hygiene, Krankenanstalten, Schulhygiene, Heilpersonal, Fürsorge usw., ferner, wie bereits
oben erwähnt, auch industrielle Hygiene). Ich erhielt dort unter anderem
auch wertvolle Angaben über die allgemeinen Gesundheitsverhältnisse.
Es ist natürlich schwer, ja unmöglich, mit einigen kurzen Worten ein
Urteil über die öffentliche Gesundheit abzugeben, zumal in einem Lande
derartiger Größe und Gegensätzlichkeit. Ich darf an dieser Stelle nur
bemerken, daß die Rekruten-Musterung für den Weltkrieg einige Über-
raschungen hinsichtlich des gesundheitlichen Durchschnitts der Gemusterten ergaben. Im allgemeinen dürfen 80% der Neugeborenen als
von Geburt aus gesund bezeichnet werden; von den gemusterten Männern
waren aber über 80% körperlich unter der Norm, davon etwa 30% direkt
untauglich — und das in einem Lande mit guter Kinderpflege, wenig
Armut, reichlicher Nahrung, günstigem Klima. Als Ursachen dieser wenig
betrüblichen Feststellungen werden genannt: Mangel an Luft und Licht
in den Großstädten, unzweckmäßige Ernährung, Unwissenheit in gesundheitlichen Dingen und ähnliches mehr, vielleicht auch das „Kinderelend“. Eigentlich müßte man annehmen, daß das amerikanische Kind,
der verhätschelte Liebling der öffentlichen Meinung, ein paradiesisches
Leben führe, daß es nur zu lächeln braucht, um seiner Zukunft sicher
zu sein, daß in diesem Amerika, dem Lande der Philanthropen, die
Kinderwohlfahrtspflege ihren Höhepunkt erreicht habe und daß nicht
nur das Kind der Millionäre, sondern auch das Kind der „Slums“ die
Segnungen des Zeitalters des Kindes genießen könne. In der Wirklichkeit
liegen die Verhältnisse leider nicht so rosig. Durch die Romane eines
Upton Sinclair, Sinclair Lewis, Theodor Dreiser und anderen ist uns das
tatsächliche Elend geschildert worden. Die Ursache liegt nicht nur in
der weitest ausgedehnten, zum Teil noch mangelhaft geschützten Kinderarbeit, sondern noch mehr in den Besonderheiten des Bevölkerungs-
aufbaues, in der Zusammenballung der Einwanderer aus kulturell-tief-
stehenden Völkern in den Elendsquartieren der Großstädte, mit Mängeln
der Pflege, der Reinlichkeit, der Ernährung, der Seuchenbekämpfung.
Alle zehn Jahre einmal tagt in Washington eine sogenannte Kinder-
schutzkonferenz. Sie untersucht, was in der vergangenen Dekade
für das Wohl der Kinder getan wurde und was noch zu tun übrigbleibt.
Die letzte dieser „Konferenzen des Weißen Hauses für Gesundheit und
Schutz des Kindes“, die unter dem Vorsitz des Präsidenten Hoover
selbst stattfand und von mehr als 1100 Sachverständigen besucht war,
ergab keine sehr erfreulichen Ausblicke. Der offizielle Bericht besagt,
daß von den 45 Millionen Jugendlicher unter 18 Jahren, die man in den
Vereinigten Staaten zählt, etwa 10 Millionen unter normal sind. In
seiner Eröffnungsansprache entwarf Präsident Hoover ein sehr düsteres
Bild über das Kinderelend in Amerika. An die sechs Millionen Kinder
sind unterernährt, 1 360 000 leiden an Sprach- und Gehörfehlern, etwa
eine Million ist mehr oder weniger herzleidend, 875 000 werden als schwer
erziehbar oder verbrecherisch bezeichnet, 450 000 als geistig zurück-
geblieben; 382 000 sind tuberkulös, etwa 300 000 krüppelhaft, 64 000 auf
einem oder beiden Augen blind. Mit besonderem Nachdruck betonte der

Präsident, daß noch trauriger als diese Feststellungen die Tatsache ist, daß 80% dieser kranken und gefährdeten Kinder ohne geeignete Pflege sind.

Natürlich bestehen verschiedene Vereinigungen zur Bekämpfung der geschilderten Mißstände und Fürsorge. Eine der führenden Vereinigungen ist wohl die aus dem Zusammenschluß der maßgebenden Personen und mehrerer schon bestehender interessierter Vereinigungen entstandene American Health Association, welche in verschiedenen Unterabteilungen alle Fragen der öffentlichen und privaten Gesundheitspflege behandelt.

Originell erschien mir unter anderen die Hygienische Vereinigung der 5. Avenue, in deren Mitte ich zu Gast sein durfte, eine Vereinigung der führenden Geschäftsleute dieser Hauptgeschäftsstraße, welche allmonatlich zusammenkommt, um über die Fragen der Reinlichkeit, Beleuchtung, Angestelltenfürsorge usw. in ihrer Gegend zu beraten.

Daß für Zahn- und Mundpflege allenthalben lebhafteste Propaganda gemacht wird, ist bekannt. Ich fand derartige Plakate und Flugblätter recht häufig. Der „Oralsepsis" und den Eiterpfröpfen in den Tonsillen wird eine meines Erachtens vielleicht übertriebene Bedeutung für die verschiedensten Erkrankungen des Körpers beigelegt. Als Beispiel für die Propaganda möchte ich den Feldzug der Illustrierten Zeitschrift „Liberty" nennen, welche eine Spezialnummer mit $2^1/_4$ Millionen Exemplaren der Mundpflege widmete.

Eine Besprechung mit einem Förderer der American Heart-Association brachte mir Einblicke in die Bestrebungen dieser Gesellschaft. Ausgehend von der Tatsache, daß die Herzkrankheiten bei Jungen und Alten sich außerordentlich vermehrt haben, daß jährlich von je 100 000 Lebenden etwa 250 an Herzkrankheiten sterben, daß sich in mehreren Staaten bei einem Zuwachs der Bevölkerung um $1/_3$ die Zahl der Herzkranken dort mehr als verdoppelt hat, will die genannte Gesellschaft, die aus Ärzten und Laien zusammengesetzt ist, weitestgehende Aufklärung schaffen über Umfang und Wesen der Herzkrankheiten, ihre Ursachen und Verhütungsmaßnahmen. Diesem Zwecke dienen Vorträge, Drucksachen (z. B. über: Allgemeine Vorbeugung; Schule und Herz; Lues und Herz; Rheuma und Herz; Heirat, Schwangerschaft und Herzleiden; Arteriosklerose und Hypertonie usw.). In Philadelphia bestand auch ein Erholungsheim für herzkranke Arbeiter; mein Besuch dort war leider nicht mehr möglich, da es einige Zeit vorher wieder aufgehoben worden war; über die Gründe konnte ich nichts erfahren[1].

Ich besuchte weiter das H. Phipps-Institut (Stiftung) in Philadelphia, ein modern eingerichtetes Institut zur Bekämpfung der Tuberkulose, welches der Pensilvania Universität angegliedert ist. Es arbeitet im Sinne unserer Tuberkulose-Fürsorgestellen. Einige der dort tätigen Ärzte hatten sich auch besonders mit Fragen der beruflichen

---

[1] Die herzkranken Arbeiter sollten hier nicht nur spezialistisch untersucht und beraten werden, sondern auch nach Arbeitsschluß und besonders über Wochenende entsprechend behandelt werden, z. B. mittels Kohlensäure- und elektrischen Bädern, Ruhe- oder dosierter Übungskur, Diät usw.

Staubschädigungen bzw. Staublungenerkrankungen und Tuberkulose befaßt.

In Buffalo bot sich mir Gelegenheit zum Besuch des Staatlichen Krebsinstituts (Eigentum des Staates New York, gegründet 1898; Leiter: Dr. Simson). Der seit 2 Jahren errichtete Neubau umfaßt eine pathologisch-anatomische, klinische (30 Betten), radiologische, bakteriologische, physikalische und chemische Abteilung sowie eine Spezialbibliothek und Kartothek. Auswärts befindet sich eine tierexperimentelle Abteilung. Bisher sind 2 Gramm Radium vorhanden; der Erwerb von weiteren 2 Gramm ist beabsichtigt. Die Behandlung erfolgt hauptsächlich mit Emanation, die in feinsten Glas- bzw. Goldröhrchen in den Tumor eingestochen wird (Spickmethode). Registriert sind dort bisher 8000 Ca-Fälle. Das Material beträgt je Jahr etwa 1500 Fälle aus dem ganzen Staat New York (mit Ausnahme der Stadt New York). Außerdem werden jährlich etwa 10000 Fälle von Probeexzisionen kostenlos untersucht, die von den Ärzten eingeschickt werden. Die Kosten des Instituts betragen je Jahr 150—200000 Dollar.

Wir unterhielten uns dort eingehend über die Frage „Krebs und Beruf"; trotz des großen Materials lagen dort eigene Beobachtungen über Berufskrebs nicht vor.

Abschließend sei noch kurz erwähnt ein Besuch der Medizinischen Abteilung des National-Museums in Washington; hier findet sich eine umfangreiche Darstellung der Medizingeschichte, des Gesundheitswesens, der Hygiene, der Pharmazie in Bildern, Tafeln, Modellen und sonstigen Gegenständen. — In der Nähe befindet sich das Gebäude der Medizinischen Bibliothek mit einer umfangreichen pathologisch-anatomischen und kriegsmedizinischen, endlich auch medizinal-historischen Sammlung[1]. — Im Museum des Amerikanischen Roten Kreuzes, in einem der prächtigen klassischen Marmorpalais, an denen Washington so reich ist, ist die Entwicklung des Amerikanischen Roten Kreuzes und seine Tätigkeit in Schrift, Bildern, Modellen, Dioramen usw. dargestellt. Selbstverständlich ist dem Weltkrieg ein breitester Raum gewidmet; im anschließenden Hof ist ein Schützengraben mit Verbandstation usw. in natürlichen Größenverhältnissen dargestellt.

Mit amerikanischen Ärzten konnte ich schon auf dem Dampfer einige Beziehungen anknüpfen, ich lernte natürlich auch bei meinen Besuchen und Besichtigungen manche Kollegen kennen. Die Zahl der Ärzte in der Union wird geschätzt auf rund 150000, die Zahl der Kurpfuscher auf rund 20000. Das ergibt auf je 10000 Einwohner 15 Ärzte und 2 Kurpfuscher. (In Deutschland kommen auf je 10000 Einwohner nur rund 7 Ärzte, die Zahl der Kurpfuscher läßt sich nicht abschätzen, ist aber sicherlich erheblich höher.) Nach Folks wurden in den Vereinigten Staaten insgesamt für ärztliche Behandlung ohne poliklinische und Krankenhausbehandlung im Jahre aufgewendet

---

[1] Auch das von Gilbreth, einem Schüler Taylors, geschaffene „Ermüdungs-Museum", gegründet im Jahre 1913 in Providence, Rhode Island, im Jahre 1917 dem Museum in Washington geschenkt, ist dort in der Medizinischen Abteilung untergebracht.

3 129 000 000 RM. An die Kurpfuscher gingen rund 500 000 000 RM. Im Durchschnitt entfielen demnach auf den einzelnen Arzt rund 20 000 RM., auf den einzelnen Kurpfuscher aber 25 000 RM. Der Kurpfuscher scheint also in Amerika wirtschaftlich besser dazustehen als der ordnungsgemäß durch mehrjähriges Hochschulstudium ausgebildete Arzt. Im allgemeinen hat ja der Arzt drüben auch zu kämpfen, wenn er auch bei einigermaßen mittlerer Praxis wesentlich mehr verdient als der deutsche Arzt. Gut eingeführte Fachärzte verdienen glänzend. Sehr häufig findet man in den Großstädten das kollektive Office: mehrere Fachärzte mieten zusammen mehrere Räume nebeneinander mit gemeinsamen Warte-, Untersuchungs- und Therapieräumen, gemeinsamem Hilfspersonal und dergleichen. Als Miete für einen Raum in guter Lage werden je Monat 80—100 Dollar bezahlt. Annoncieren ist drüben auch für den Arzt selbstverständlich; in der Facharztfrage gibt es weder Kontrolle noch Einschränkungen[1]. Bemerkenswert für die ärztlichen Besucher sind die „Operationsanzeiger", welche dem fremden Arzt im Hotel auf Wunsch frühmorgens überreicht werden, aus denen er ersehen kann, wo, wann und was alles tagsüber operiert wird. Das Zusehen bei Operationen ist, selbst wenn es sich um einen Privatpatienten handelt, jedem Arzt jederzeit gestattet. Übrigens ist es ja üblich, daß unter Umständen auch die ganze Verwandtschaft des Operierten bei der Operation zuschaut.

Zufällig fand während meines Aufenthaltes in Chikago im gleichen Hause (Steevens Hotel) der diesjährige Amerikanische Ärztetag statt: Clinical Congreß American College of Surgeons. Derselbe dauerte die ganze Woche; er war verbunden mit einer interessanten Ausstellung über Ärzte- und Krankenhausbedarf, Instrumente, Heilmittel, Röntgen- und Lichtapparate, Desinfektionsapparate, Krankenhausbau und -einrichtungen usw. Ausgestellt waren unter anderen auch drahtlos übertragene Röntgenogramme und Elektrokardiogramme. Der Besuch war meines Erachtens ein sehr reger. Die einzelnen Sektionen hielten ihre Sitzungen und Demonstrationen teils in den verschiedenen Räumen des Hotels, teils in den verschiedenen Krankenhäusern von Chicago.

Der Amerikaner ist im allgemeinen sehr auf seine Gesundheit bedacht; sie bedeutet für ihn doch das wichtigste Kapital; denn gesund sein heißt auch arbeiten können. Diese Sorge um die Gesundheit zeigt sich besonders in der „Vorbeugung"; ihr kommen auch die Life Extension Associations entgegen, d. h. Ärztegemeinschaften verschiedener Fächer, welche den Gesunden systematisch mit allen klinisch-diagnostischen Hilfsmitteln untersuchen, beraten und belehren. Gebühr je Jahr 25 Dollar. Evtl. findet nach einiger Zeit eine Nachuntersuchung statt. Eine Behandlung erfolgt zunächst nicht, doch ist diese meist (gegen Sonderbezahlung) möglich. — In New York befindet sich auch das „Lebensverlängerungs-Institut" (Life Extension Institute) von Prof. Fisk, dessen Name auch in der deutschen

---

[1] Entzug der Praxis ganz oder auf Zeit seitens der Behörde wegen standesunwürdigen Verhaltens kommt vor und wird amtlich in der Presse mitgeteilt.

sozialmedizinischen Literatur wohl bekannt ist. — Diese Ideen der vorbeugenden Medizin werden besonders in den führenden Lebensversicherungsgesellschaften mit Nachdruck in die Praxis umgesetzt. Diese großen Lebensversicherungsgesellschaften haben eigene ärztliche Abteilungen mit Laboratorien für alle klinisch-diagnostischen Untersuchungen, besonders von Urin, Blut, Serum usw. Man zieht es vor, möglichst alle einschlägigen Untersuchungen der Versicherungsbewerber im eigenen Laboratorium vorzunehmen und läßt sich das Material zuschicken. So besteht z. B. das ärztlich-diagnostische Department der Prudential Life Insurance Co. aus 3 Ärzten, 2 Chemikern, 10 Laboranten, 4 Hilfsarbeitern und 12 Bürobeamten; mehrere modernst eingerichtete Laboratorien stehen zur Verfügung. Diese Lebensversicherungsgesellschaften widmen aber auch ein besonderes Augenmerk der Prophylaxe, d. h. der Vorbeugung von Erkrankungen und der Gesundheitspropaganda; unter anderen lassen sich die Versicherungsgesellschaften „Körperinventuren" (Herzbefund, Atemkurve, Blutdruck, Blutbild, Magen- und Harnbefund usw.) ihrer Versicherten schicken, um notwendigenfalles sofort eine Behandlung einzuleiten. Diesen Zwecken dient z. B. bei der Metropolitan eine besondere Propagandaabteilung, welche periodische ärztliche Untersuchungen der Versicherten zu verbilligten Gebühren bzw. kostenlos veranlaßt, aufklärende Broschüren und Flugblätter, Plakate verfaßt und unentgeltlich vertreibt, Filme herstellt und vertreibt, Vorträge veranstaltet usw.

Aus der Fülle der zum Teil reizend mit Bildern ausgestatteten und glänzend abgefaßten Drucksachen möchte ich nachstehende Broschüren und Flugblätter anführen: Gesundheit, Glück und langes Leben — Kunst und Gesundheit — Gesundheits-Heroen: Biographien u. a. von Pasteur, Jenner, Florence Nightingall — Wie lebe ich lang? — Gesundheits-ABC (für Kinder) — Die Erfolge der Hygiene — Erste Hilfe im Haus — Baby-Buch (die Geschichte meines 1. Jahres) — Kinderpflege — Impfung — Ist dein Kind heute sicher? (gegen Unfälle) — Nur Erkältung oder? — Das Sonnenlicht — Schulhygiene — Hauskost — Kochbuch — Die Milch — Dyskinesie (Darmträgheit) — Gute Zähne — Herzkrankheiten — Blutdruck — Tuberkulose — Gesunde Augen — Fußpflege — Diphtherie — Kinderlähmung usw.

In gleicher Richtung der Prophylaxe liegen auch verschiedene Maßnahmen der Diätetik; so fand ich auf verschiedenen Speisekarten den Kalorien- und Vitamingehalt bei den einzelnen Gerichten verzeichnet; in einem Restaurant fand ich neben dem Eingang Diätzettel aufgelegt für Fettleibige und Magere, für Diabetiker, Magenleidende usw. Für langsames Essen und intensives Kauen wird Propaganda gemacht[1].

Zur Frage der Ernährung wäre zu sagen, daß man im allgemeinen gut und reichlich ißt, wenn auch vielfach sehr hastig, in den Speiselokalen oft mit dem Hut auf dem Kopf. „Quick lunch, quick service" gelten als Empfehlung für das Lokal. Daß das unvermeidliche und in ansehnlichen Mengen konsumierte Eiswasser gerade sehr gut für den

---

[1] Originell ist der Wegweiser für die Ernährung von Dr. Sheridan C. Waite: „Food Pilot", der 114 Nahrungsmittel nach Gruppen aufführt mit guten oder schlechten Kombinationen ihrer Verträglichkeit oder biologischen Wirksamkeit.

Magen ist, möchte ich nach eigenen Erfahrungen nicht behaupten. Butter gehört zu jedem Essen auch in den Arbeiterkreisen; ebenso gibt es in jedem Haushalt reichlich Früchte und Obstkuchen. Als eine vernünftige Diät für die Volksernährung in den Vereinigten Staaten gilt nachstehende von Sherman aufgestellte Regel: Von den Ausgaben für die Nahrung soll der Posten für Milch ein Drittel, für Gemüse, Kartoffeln und Obst ein weiteres Drittel ausmachen, während die Posten für Fleisch aller Art, Eier, Käse, Butter, Getreideprodukte und Süßigkeiten zusammen sich in das letzte Drittel teilen müssen[1].

Was die Einzelheiten der Ernährung der Arbeiterschaft betrifft, so hatte schon der Hamburger Physiologe Kestner bemerkenswerte Hinweise gegeben: Die Bevorzugung der wenig voluminösen Fleisch- und Gemüse- bzw. Obstnahrung bei körperlich weniger schwerer, aber dabei mehr geistig anspannender und im Sitzen oder Stehen ausgeübter Maschinenarbeit — an Stelle der voluminösen Mehl- und Fettkost, wie sie früher bei der körperlich ermüdenden Grobarbeit üblich war.

Eingehende neuere Einblicke verdanken wir den schon genannten Erhebungen des Bureau of Labor Statistics v. J. 1929 (im Vergleich mit den dort genannten deutschen Untersuchungen). Was den Energiegehalt der Nahrung betrifft, so betrug die Tagesration des Amerikaners 3230 Kalorien mit 96,9 g Eiweiß, des Deutschen 2800 Kalorien mit 81,7 g Eiweiß (vermutlich sind die Differenzen noch viel größer zugunsten des Amerikaners; hier sind die Berechnungsmethoden nicht identisch). Die Amerikaner haben einen bedeutend höheren Konsum an allen hochwertigen Nahrungsmitteln, wie Fleisch, Geflügel, Schinken, Milch, Butter, Eier, Weizengebäck, Gemüse, Obst. Die Kost ist hier weitaus besser, gehaltvoller, eiweiß- und vitaminreicher. Die Deutschen dagegen nähren sich von geringwertigen und billigeren Nahrungsmitteln, wie Hackfleisch, Wurst, Margarine, Magerkäse, Kartoffeln, Mischobst. Die Kost ist minderwertiger, eiweiß- und vitaminärmer. Die Gründe für diese Unterschiede zugunsten des Amerikaners liegen nicht in der besseren Entlohnung, sondern in den preiswerteren Nahrungsmitteln in den Vereinigten Staaten; besonders die hochwertigen eiweißhaltigen sind in den Vereinigten Staaten erheblich billiger. Dadurch ist es dem Amerikaner leichter, sich gehaltvoll und ausreichend zu ernähren! Dies ist aber von großer volkswirtschaftlicher Bedeutung; denn bei niedrigen Lebensmittelpreisen ist eine bessere Ernährung möglich, damit auch eine bessere Vorbeugung gegen Krankheiten, eine bessere Leistung, ein geringerer Arbeitsausfall. Umgekehrt führen hohe Preise zur Lohnsteigerung, zur Erhöhung der Produktion, zur Erschwerung der Konkurrenzfähigkeit[2].

---

[1] Ragnar Berg hat diesen Faustregeln für den täglichen Gebrauch die Form gegeben: Iß etwa siebenmal soviel Kartoffeln wie Brot, Getreideprodukte und Hülsenfrüchte und siebenmal soviel Gemüse und Obst wie Fleisch aller Art.

[2] v. Tyszka fordert daher für Deutschland eine Steigerung der Produktionskraft der Landwirtschaft, aber nicht durch Subventionen und Zölle, sondern durch Umstellung: Abbau der Getreidezölle und des Körnerbaues, dagegen Förderung von Viehzucht, Geflügelzucht, des Gemüse- und Obstbaues u. ä. Vgl. v. Tyszka: Die Ernährungsverhältnisse deutscher und amerikanischer Arbeiter. Klin. Wschr. **3**, 124 (1931).

Es wäre eine Lücke meines Reiseberichtes, wenn nicht auch kurz das Problem der „Prohibition" gestreift würde.

Mit dem National Prohibition Act vom 16. Jan. 1920 haben die Amerikaner das (18.) Amendement zu ihrer Bundesverfassung angenommen und in die Verfassungsurkunde aufgenommen, welches die Herstellung, den Verkauf oder Transport sowie die Ein- und Ausfuhr von alkoholischen Getränken (mit einem Alkoholgehalt von mehr als $^1/_2$%) verbietet. Das Ausführungsgesetz basiert auf einem Entwurf des Abgeordneten A. Volstead. Schon früher hat es einzelne „trockene Staaten" gegeben: Maine 1858, Kansas 1881, bald nachher noch viele andere, so daß um die Jahrhundertwende schon etwa ein Dutzend Staaten „trocken" waren. In zahlreichen anderen Staaten war ferner das „Gemeindebestimmungsrecht" eingeführt. Im Jahre 1917 hatten Senat und Repräsentantenhaus den Verfassungszusatz angenommen, es fehlte aber zunächst noch die notwendige Zustimmung von $^3/_4$ aller Einzelstaaten (36 von 48 Staaten). Am 1. Juli 1919 war das sogenannte Kriegszeitverbot in Kraft getreten, welches dann durch das endgültige Verbot abgelöst wurde. Es ist natürlich nicht leicht, sich über die Auswirkungen dieses Gesetzes ein Urteil zu bilden, zumal da der Parteien Gunst oder Mißgunst meist gefärbte Stimmungsberichte an die Öffentlichkeit bringt. Die Auswirkungen der Prohibition sind auch heute noch stark umstritten. Die Angaben von ernsten Amerikanern selbst sind wohl noch geteilt, wenn auch die Mehrzahl für das Gesetz sein dürfte; man muß sich dabei vor Augen halten, daß ja „trockene Staaten" schon seit Jahren bestanden und daß dort die Bevölkerung schon an die Abstinenz weitgehend gewöhnt war — während natürlich bei den erst 1920 zwangsweise trockengelegten Staaten besonders des Ostens, welche auch die Hauptmasse der Neueinwanderer aufnahm, die Abneigung gegen das Gesetz begreiflicher ist, und heute noch sich auswirkt. Der Gouverneur von Kansas z. B. (das seit 1881 „trocken" ist) spricht von einer bedeutenden Hebung der wirtschaftlichen Wohlfahrt, der allgemeinen Ernährung, der gesellschaftlichen Lebensbedingungen, der Moral der Bevölkerung, von einer Abnahme der Verbrechen, einer Leerung der Gefängnisse, von einem Verschwinden der Armut und des sozialen Elendes. Er konnte seine Gesamtauffassung dahin zusammenfassen, die Stimmung sei heute nahezu einmütig für die Prohibition. Von ähnlicher Erfahrung berichtet der Gouverneur von Mississippi und der von Nord-Karolina (beide Staaten seit 1909 trocken). Letzterer schreibt: „Die Frage der Prohibition ist in Nord-Karolina keine Frage, über die man verschiedener Meinung sein könnte: Es gab hier viele hervorragende Persönlichkeiten, die früher dagegen gewesen sind; sie alle sind jetzt von der Weisheit und der Wirkung des Gesetzes überzeugt." Aber auch Staaten mit noch viel jüngerer Erfahrung berichten bereits über erstaunliche Wirkungen. So schreibt der Gouverneur von Utah (seit 1. August 1917 trocken): „Der straffällige Teil unserer Bürgerschaft hat sich verringert. Das Volk ist glücklicher. Es wird jetzt mehr Geld für ordentliche Zwecke ausgegeben. Die Rechnungen werden jetzt besser bezahlt. Von der Arbeiterschaft wird jetzt mehr Hausrat erworben. Und wenn man über

die Angelegenheit heute ein Referendum veranstalten würde, so glaube
ich, Utah würde sich so einstimmig für die Prohibition erklären, wie das
in einem Staate überhaupt möglich ist." Noch enthusiastischer klingen
manche Äußerungen aus neuester Zeit. Vom Direktor der Handels-
hochschule in Brooklyn wird die Ansicht berichtet: „Überhaupt ist das
Alkoholverbot der größte Kulturfortschritt, der in tausend Jahren er-
rungen worden ist." Der Leiter eines Bergwerks schreibt: „Ich bin
selbst kein Enthaltsamer gewesen, aber ich bin vollkommen überzeugt,
daß für unseren Landstrich das Verbot die größte Wohltat ist, die ich
je während meiner ganzen industriellen Laufbahn miterlebt habe."
Eine amerikanische Zeitung, die „Neshville Tennessean" bricht in den
pathetischen Ruf aus: „Amerika wird trocken bleiben, bis der letzte
Ton der Trompete des Engels Gabriel verklungen sein wird."

Seitens der Ärzteschaft wird ein günstiger Einfluß auf die Volksgesundheit angegeben; insbesondere sollen die Krankheits- und Sterbe-
ziffern der „Alkoholkrankheiten", wie Herz- und Nierenleiden, Leber-
zirrhose, Geisteskrankeiten ganz erheblich abgenommen haben. Dr.
Bevan, der Herausgeber der Zeitschrift der Amerikanischen Gesellschaft der Ärzte (in der 81 000 Mitglieder zusammengefaßt sind) sagt,
er halte das Alkoholverbot für das Größte, was sich je in Amerika ereignet habe. Ganz besonders sollen sich die Vorteile der Prohibition auf
privatwirtschaftlichem und kulturellem Gebiete ausgewirkt haben: Die
Mitteilungen lauten allgemein dahin, daß im Gefolge des Verbotes der
Wohlstand des Volkes zunehme, die Sparkasseneinlagen rasch ansteigen,
die Arbeitsleistungen wachsen, Arbeitsversäumnisse (blauer Montag)
und Betriebsunfälle viel seltener werden. Die Industrie hat im Lande
des Taylorsystems erkannt, daß der nüchterne Arbeiter in der Zeit-
einheit mehr und bessere Arbeit leistet als der trinkende; sie unterstützt
deshalb das Verbot schon aus rein geschäftsmännischen Gründen. Die
Armenlasten der Gemeinden sinken, der Umsatz vieler Geschäfte (Kleidung, Nahrungsmittel) steigt infolge Hebung der Kaufkraft der breiten
Volksmassen, es werden mehr Bücher gekauft, mehr Zeitschriften ge-
lesen, es wird mehr Sport als früher getrieben. Das Familienleben ist
besser geworden, die Kinder sind besser gekleidet und sehen gepflegter
aus, die Männer haben den Gang in die Kneipe verlernt, die Betrunken-
heit ist aus dem öffentlichen Leben verschwunden. Die Prostitution
ist zurückgegangen, Ehebrüche und Ehescheidungen sind seltener geworden. Die Lohnschecks werden nicht mehr in den Wirtschaften ein-
gelöst. Die Verhaftungen wegen Trunkenheit haben sogar in den großen
Städten des Ostens, wo der Widerstand gegen das Gesetz noch am größten ist, ganz bedeutend abgenommen. Die amerikanische Presse bringt
darüber viel kasuistisches Material.

Nach verschiedenen amerikanischen Quellen sollen die befürchteten
wirtschaftlichen Schäden nicht eingetreten sein; die großen Alkohol-
konzerne hatten es verstanden, sich rechtzeitig auf andere Erwerbs-
und Fabrikationsarten umzustellen.

Bemerkenswerterweise flossen die größten Mittel zur Propaganda
vom Rockefeller-Institut, wozu allerdings bemerkt wurde, daß die

Gründe nicht nur ideeller, sondern sogar sehr materieller Art gewesen sein sollen. Das diesem Institut nahestehende Großkapital erwartete sich vom Alkoholverbot eine allgemeine Verbilligung der Lebenshaltung der Arbeiterschaft und damit auch die Möglichkeit des Lohnabbaues, dazu aber eine vermehrte Leistung. Ein Teil dieser Erwartungen ist wohl eingetreten; denn zweifellos ist es richtig, daß die weitverbreitete Trunksucht (Rundentrinken konzentrierter Alkoholika) wesentlich eingeschränkt wurde, daß die Sicherheit des Verkehrs (Auto!) zugenommen hat, daß auch Betriebsunfälle durch Trunkenheit fast verschwunden sind. Dazu kommen als wirtschaftliche Vorteile: Ersparnisse, Hebung der Arbeitskraft und der Intelligenz. Die hochentwickelte Rationalisierung der Arbeit mit ihren körperlichen und seelischen Höchstleistungen ist ohne Nüchternheit nicht möglich.

Persönlich erachte ich die polizeilich-erzwungene vollkommene Alkoholabstinenz eines Volkes als psychologisch und biologisch falsch. Das Bedürfnis nach einem leichten Narkotikum, welches über die zahlreichen Unlustempfindungen des Alltages hinweghilft, ist so tief in der menschlichen Natur verankert, daß wir es bei allen Völkern und zu allen Zeiten nachweisen können. Die Frage ist nur, wie einem Mißbrauch entgegengetreten werden kann. Wird ein bestimmtes Narkotikum (bzw. Genußmittel) verboten, so wendet sich der Mensch eben anderen zu; dabei fragt sich nur, welches das bekömmlichere ist. Beispielsweise wurden 1927/28 auf Grund des Gesetzes gegen den Mißbrauch der Narkotika 4850 Prozesse geführt und 4738 Urteile gesprochen. Die verhängten Geldstrafen belaufen sich auf 184214 Dollar und die Gefängnisstrafen auf insgesamt 8786 Jahre. Die Zahl der durch schlechte Alkoholika (Methylalkohol und dergleichen) jährlich zu Tode kommenden Personen wurde mir für die Vereinigten Staaten mit etwa 20000, für New York allein mit 300—400 angegeben. Sogar eine neue Krankheit hat die Prohibition entstehen lassen, die Jake-Paralysis, die Gliederlähmung nach Genuß minderwertiger Ingwerschnäpse. Diese Krankheit hat im Jahre 1930 rund 15000 Opfer gefordert. Sie ist verursacht nicht durch den Ingwer selbst, sondern durch Beimengungen von Trikresyl zu den Ingwergetränken. Daß überdies die allgemeine Moral durch die Prohibition einen schweren Schaden erlitten hat, ist ja so allbekannt, daß darüber weiter nichts mehr zu sagen ist. Die gesetzliche Durchführung des Alkoholverbotes in den Vereinigten Staaten von Nordamerika kostet über $11\frac{1}{2}$ Millionen Dollar, wogegen an Strafgeldern 7 Millionen eingelaufen sind. In fast 16000 Fällen sind Strafen von durchschnittlich je 120 Tagen verhängt worden. Es wurden im Jahre 1928 über 16000 geheime Brennereien und fast 19000 Brennapparate mit Beschlag belegt[1].

---

[1] Eine eingehende Studie von G. Schmölders über die Frage „Prohibition und Volksgesundheit in USA." findet sich im Arch. soz. Hyg. 5, 317ff. (1930) (mit Literatur). Verfasser kommt zu nachstehenden Schlußfolgerungen: „Faßt man die Ergebnisse dieser statistischen Untersuchung in wenigen Worten zusammen, so ergibt sich eine unzweifelhaft ungünstige Auswirkung der Prohibition auf die Gesundheit des amerikanischen Volkes. Die Prohibition hat ein Wiederansteigen der Sterblichkeit nach 1920, von welchen Ursachen dieses auch immer

Es wäre daher grundfalsch zu glauben, daß der Alkoholkonsum in den Vereinigten Staaten nunmehr vollkommen abgeschafft wäre — im Gegenteil; wer Geld und gewisse Beziehungen hat, kann Alkohol bekommen soviel er will; die einzige Sorge dabei ist nur die, etwas „Gutes" zu bekommen. Meine amerikanischen Freunde bemühten sich lebhaft und erfolgreich, mir die vorgeschriebene Abstinenz durch private Bewirtung mit Alkoholizis jeder Art erträglich zu gestalten. Im übrigen gibt es für den „Wissenden" Lokale genug — sie führen den reizenden Namen „speak easy" — wo er konzentrierte Alkoholika jeder Art oder ganz anständiges Bier vom Faß oder in Flaschen bekommen kann. Zu allem Überfluß gibt es in Apotheken „Schlummerliköre", d. h. stattliche Flaschen besten Likörs mit Zusatz von Spuren eines harmlosen Schlafmittels, die von Kennern geschätzt sind usw. Allerdings ist der Preis aller dieser Alkoholika entsprechend hoch, so daß für die große Masse der Bevölkerung der Konsum anständiger und gesundheitsunschädlicher Alkoholika so teuer und so schwierig geworden ist, daß diese praktisch abstinent leben oder riskieren muß, sich durch minderwertiges Zeug zu vergiften. Zugelassen ist von alkoholischen Getränken bekanntlich nur das Near-Beer mit $1/_2$% Alkohol, unserem Kriegsbier vergleichbar, welches, wenn es gut frisch ist, bei Durst ganz gut schmeckt, aber zum „Kneipen" absolut untauglich ist.

Einen gewaltigen Eindruck bekam ich von den Baulichkeiten und Einrichtungen der Universitäten bzw. „Hochschulen" in New York, Washington, Chicago, Columbus, Buffalo, Philadelphia, Rochester, Pitts-

---

veranlaßt sein mag, nicht verhindern können, ebensowenig wie sie den Alkoholismus als solchen irgendwie nachhaltig einzudämmen in der Lage war. Vielmehr hat heute der statistisch feststellbare Alkoholismus nach allen Anzeichen nicht nur in den großen Städten, sondern im ganzen Lande das Vorprohibitionsniveau im Gegensatz zu den meisten anderen Ländern mit weniger radikaler Gesetzgebung wieder erreicht, wobei von den volksgesundheitlich so übel anmutenden Vergiftungen durch Holzalkohol usw., die in zahlreichen Fällen zu Erblindung und dauerndem Siechtum geführt haben, ganz abgesehen werden soll; die mühsam gewonnenen Erfolge auf dem Gebiete der Fernhaltung der Farbigen vom Alkohol sind wieder zunichte gemacht worden, und vieles spricht dafür, daß heute gerade die jüngeren Altersklassen der Trunkenheit in höherem Grade anheimgefallen sind als vor der Prohibition, die die besonderen Schranken, die Sitte und Gesetze gegen den Alkoholmißbrauch der Jugendlichen aufgerichtet hatten, mit ihrem alle gleichmachenden Verbot niedergerissen hat.

Dieses niederschmetternde Ergebnis der Prohibition als volksgesundheitlicher Maßnahme fällt nicht den Ärzten der Vereinigten Staaten zur Last, von denen manche rechtzeitig, viele neuerdings ihre warnende Stimme gegen den blinden Fanatismus der Gesetzgeber erhoben haben. Das Fiasko des Verbots in volksgesundheitlicher Beziehung bedeutet andererseits für die antiprohibitionistische Bewegung nur eine geringe Unterstützung, da die Mentalität der gesetzgebenden Körperschaften und der hinter ihnen stehenden, insbesondere der kirchlichen Kreise andere Argumente gegen das Alkoholverbot erfordert als trockene Statistiken, mögen ihre Zahlen auch eine noch so erschütternde Sprache sprechen. Das „Experiment", wie Präsident Hoover die Prohibition genannt hat, ist daher wohl vom volksgesundheitlichen Standpunkt aus nach den bisherigen Erfahrungen als mißlungen anzusehen; dessenungeachtet aber wird es zunächst fortgesetzt werden, solange nicht die von vielen anderen Gesichtspunkten beherrschte öffentliche Meinung, die sich gerade in letzter Zeit deutlicher zu regen beginnt, endgültig seine Beendigung verlangen wird."

burg, den Technischen Hochschulen in Boston und Pittsburg usw.,
insbesondere von der Harvard-University in Boston-Cambridge und von
der zugehörigen Medizinschule in Boston. Es würde an dieser Stelle
zu weit führen, ausführliche Schilderungen meiner Eindrücke und Beobachtungen wiederzugeben. Wenn auch bekanntlich nicht alle dieser
Hochschulen unseren deutschen Universitäten und Technischen Hochschulen gleichwertig sind[1], so geben doch auch die kleineren Anstalten
prächtige Bilder durch ihre Gesamtanlage in freier Parklandschaft,
durch die bauliche Eigenart der Institutsgebäude, Museen, Wohnhäuser
bzw. Dormitorys der Studenten, Sportplätze, Waffenhallen für die
militärische Ausbildung der Studenten (!) usw.

XIV. Schlußwort.

Zu rasch war die Zeit meiner Studienfahrt abgelaufen. Ich durfte
vieles und Interessantes sehen, genoß herzlichste und weitgehende
Gastfreundschaft, knüpfte Beziehungen an, die heute noch nachwirken.
Daß die Reise kein absolutes Vergnügen war, daß ich von Früh bis
Nacht bei der „Arbeit" war und viele Nächte im Pullman abfuhr, wird
man mir glauben dürfen. Ich schied mit herzlichem Dank an meine
Freunde und Gastgeber und an meinen vortrefflichen Reisebegleiter,
mit dankbarer Bewunderung für das mächtige, reiche, eigenartige Land.
Unwillkürlich drängt sich natürlich der Vergleich mit unseren europäischen und insbesondere deutschen Verhältnissen auf. Um es gleich
vorweg zu nehmen: ein solcher Vergleich ist nicht möglich, da ja die
Voraussetzungen grundverschieden sind. Der Naturreichtum des riesigen Landes, die Kapitalanhäufung, der große Binnenmarkt und die
wirtschaftliche Beherrschung eines ganzen Erdteils, die auf Massen-
erzeugung beruhende intensive technische Durchbildung der Arbeitsmethoden, die aus den Begriffen „Cooperation" und „Service" entspringenden Ideengänge der Gemeinschaftsarbeit für Betrieb, Volk und
Staat, endlich die unangreifbare politische Weltstellung — alle diese
Momente geben den Vereinigten Staaten eine derartige außerordentliche
Stellung, wie sie kein europäisches Volk innehat oder erreichen kann,
am wenigsten Deutschland. Immerhin können uns die in den Vereinigten Staaten geltenden Lebens- und Arbeitsauffassungen einige
Lehren geben. Das was wir von „drüben" lernen können, betrifft weniger
die Technik und Rationalisierung der Arbeit oder das Arbeitstempo
oder die Sozialversicherung; das alles können wir genau so gut und haben
es vielleicht noch besser. Was wir lernen sollen ist: Der Geist der
Dienstleistung für die Gesamtheit, der das allgemeine Wohl
vor das Privatinteresse stellt — die Gemeinschaftarbeit
und Werkverbundenheit zwischen Arbeitgeber und Arbeitnehmer, welche auf gegenseitiger Achtung und im gegen-

---

[1] Die Zahl der „Hochschulen" in den Vereinigten Staaten beträgt etwa 350
mit etwa 450000 Studierenden. Eine große Anzahl dieser Hochschulen sind aber
nichts anderes als gehobene Mittel- und Fachschulen, die ihre Gründung ehr-
geizigen Stadtverwaltungen oder Stiftungen verdanken.

seitigen Vertrauen beruht — die Wertschätzung der Persönlichkeit nach Leistung und Sein, nicht nach Titel und Diplom — der politische Takt, der keine Klassen und keinen Klassenhaß kennt, sondern nur Gesellschaftsstufen und „Amerikaner" — das Vertrauen auf die eigene Kraft, welches die Staatsbevormundung und öffentliche Unterstützung ablehnt, welches aber maßgebendst einen wirtschaftlichen Erfolg und einen sozialen Aufstieg begründet. In diesen Dingen ist uns Amerika über; dieses Eindrucks wird sich niemand erwehren, der mit offenen Augen und ohne Scheuklappen irgendwelcher Art auch nur kurze Zeit „drüben" seine Beobachtungen machen durfte. Diese Eigentümlichkeiten sind auch der Grund, daß der Eingewanderte schon nach kurzer Zeit seine europäischen Schlagworte und seine Kasten- und Klassenseele vergißt und — wenn er es wirtschaftlich auch nur einigermaßen erträglich trifft — rasch amerikanisiert wird.

Natürlich findet man drüben auch „Schatten": zweifellos ist in dem unerbittlichen Wettkampf um Erfolg und Geld die Kultur, vielleicht auch die Seele bisher zu kurz gekommen. Für die große Masse sind Geisteswissenschaften, Literatur, kultiviertes Theater leere Begriffe; die Durchschnittsbildung ist wohl denkbar niedrig, wie schon ein Blick in die verbreiteten Zeitschriften und Zeitungen zeigt; Revue, Kino, Radio sind die wichtigsten Kulturvermittler für die Massen — während die prächtigen Librarys, die hervorragenden Museen doch nur von einem kleinen Teil des „Volkes" besucht werden. Dazu kommt die Disharmonie der Stadtbilder, das Fehlen der historischen Tradition, der bei dem riesigen Verkehr unvermeidliche Lärm und Schmutz, die Hast des täglichen Lebens usw.

So kehrt man denn gerne wieder zurück nach seinem alten Europa und in sein schönes Deutschland, in die Heimat mit ihrer alten Kultur, ihrer gepflegten Landschaft, ihren harmonischen Städtebildern, ihren reichen Anregungen kulturhistorischer, wissenschaftlicher und künstlerischer Art, welche uns die Sucht nach Erfolg und Verdienst zur rechten Zeit vergessen lassen. Bei aller Anerkennung der amerikanischen Methoden und Erfolge kann man sich doch des Gedankens nicht erwehren, daß dieser ausgesprochene Utilitarismus unfehlbar zu einer „Verarmung der Seele" führen muß.

„Man sagt, daß Planeten, wie Saturn, die Gebilde ihrer eigenen Schöpfung wieder verschlingen, und es könnte sein, daß sich das gleiche bei den Umwälzungen vollziehen wird, die Industrialisierung und Mechanisierung im modernen Leben hervorbrachten. Menschliche Erfindungskraft droht nicht die eigenen Kinder, die eigenen Schöpfungen, sondern die Menschheit selbst zu vernichten" (Keyserling).

Zweiter Teil

Süd-Afrika.

Die internationale Silikosiskonferenz in Johannesburg.

I. Organisation — Programm — Reise.

Die Silikosis, d. h. die durch Einatmung von kieselsäurehaltigem Staub verursachte spezifische Lungenerkrankung mit ihren bemerkenswerten ätiologischen Eigentümlichkeiten, klinischen Erscheinungen und versicherungsrechtlichen Auswirkungen steht seit einigen Jahren im Mittelpunkte des arbeitsmedizinischen Interesses. Nicht zuletzt hatte sich auch das Internationale Arbeitsamt dieses Problems angenommen, teils durch Initiative seiner eigenen Hygieneabteilung, teils auf Anregung des Internationalen Gewerkschaftsbundes und anderer Interessentenkreise. Verschiedene interne Beratungen in Genf sowie die Konferenz in Lyon 1929 hatten bereits zu internationalen Aussprachen über die Silikosisfragen geführt. Das besondere Interesse, welches die Transvaal-Chamber of Mines in Johannesburg (Südafrika) und die ihr angeschlossenen wissenschaftlichen Organisationen an der Silikosis haben, veranlaßte diese Körperschaft zu Verhandlungen mit dem Internationalen Arbeitsamt zwecks Veranstaltung einer Aussprache internationaler Sachverständiger in Johannesburg. Im Hinblick auf die Wahl gerade dieses etwas weltfernen Ortes sei dem Nichtfachmann gesagt, daß gerade das Randminengebiet um Johannesburg derjenige Platz in der Welt ist, an dem das meiste und ergiebigste Beobachtungsmaterial über die Silikose vorliegt, wo die grundlegendsten Untersuchungen über Entstehung, Wesen und Auswirkungen dieses Leidens gemacht wurden, wo insbesondere auch mustergültige Maßnahmen zur Sanierung und Entschädigung getroffen sind.

Diese Konferenz einiger geladener internationaler Sachverständiger fand in Johannesburg in der Zeit vom 13. bis 27. August 1930 statt. Die beträchtlichen Kosten (mit Ausnahme der Aufwendungen für einige Regierungsvertreter) waren in bemerkenswerter Großzügigkeit von der Chamber of Mines, dem Zweckverband der Südafrikanischen Minenindustrie, übernommen worden.

Die Veranstaltung der Konferenz lag in den Händen des Völkerbundes bzw. des Internationalen Arbeitsamts, vertreten durch Herrn Phelan, den Direktor der diplomatischen Abteilung des Internationalen Arbeitsamtes, und Prof. Dr. Carozzi, den Leiter der Hygieneabteilung des Internationalen Arbeitsamtes. Ein weiterer Funktionär des genannten Amtes war zum Studium der Eingeborenenarbeit mitgekommen. Die Sachverständigen waren aus 8 Ländern gekommen: aus Deutschland: A. Böhme und F. Koelsch; aus England: A. W. Fischer, A. J. Hall, E. H. Kettle, E. L. Middleton; aus Holland: W. R. H. Kranenburg; aus Italien: G. Loriga; aus den Vereinigten Staaten von Nordamerika: L. U. Gardner und A. E. Russell; aus Kanada: G. Cunningham; aus Australien: Ch. Badham, W. E. George, K. R. Moore; endlich aus der Südafrikanischen Union: A. B. Toit, A. E. Girdwood, L. C. Irvine, S. Lister, A. Mavrogordato, A. M. Moll, A. J. Orenstein, H. Pirow, F. G. A. Roberts, W. Stewart. Der Berichterstatter nahm als Sachverständiger und Mitglied der Hygienekommission des Internationalen Arbeitsamtes an der Konferenz teil. Der Internationale Arbeitgeberverband (Sitz Brüssel) war durch seinen Geschäftsführer, die Chamber of Mines durch mehrere Mitglieder vertreten. Der Vorsitz der Konferenz wurde Dr. L. G. Irvine, dem Direktor des Miners' Phthisis Medical Bureau, übertragen. Die Eröffnung der Konferenz fand in der Stadthalle von Johannesburg durch einen Minister als Vertreter der Regierung und durch den Oberbürgermeister statt.

Die Verhandlungen, welche 2 Wochen in Anspruch nahmen, waren geschlossen und vertraulich; an die Presse wurden gelegentlich Berichte hinausgegeben:

Zur Einführung und als Diskussionsunterlage wurde ein Druckband Referate (englisch), enthaltend die wissenschaftlichen und statistischen Erfahrungen über die Silikosis in den Randgoldminen sowie Sammelberichte über das Silikosisproblem in den verschiedenen Ländern, außerdem noch verschiedene andere wertvolle Drucksachen überreicht. Unterkommissionen wurden aufgestellt betreffs „Geschäftsführung" — Ätiologie und Prophylaxe — Klinik, Pathologie, Diagnostik — Prognostik und Versicherung[1]. Die Unterkommissionen hatten den Auftrag, aus der vorgelegten Literatur und aus den Verhandlungen die Schlußfolgerungen zu ziehen und diese dem Plenum zur Diskussion zu unterbreiten; die Beratungen hierüber nahmen die letzten 3 Tage in Anspruch. Außer den Verhandlungen wurden noch — zum Teil in den Abendstunden — verschiedene einschlägige Vorträge und Demonstrationen von Röntgenogrammen, mikroskopischen Präparaten usw. abgehalten[2]. Weitere Programmpunkte waren eine Festsitzung des Ärztlichen Vereins mit Vorträgen über charakteristische Unfälle im Bergbau, die Besichtigung des South African Institut for Medical Research, des Miners' Phthisis Medical Bureau, der Besuch einer Goldmine und der zugehörigen Aufbereitungsanlagen, die Besichtigung des Staubuntersuchungsbureaus, des Depots of the Witwatersrand Native Labour Association, eines großen Compounds (Native Lager) und des Native Hospital, der Besuch im Sanatorium Springkell, die Vorführung von Nativetänzen

---

[1] Der Berichterstatter wurde in die letztgenannte Unterkommission gewählt.

[2] Der Berichterstatter hielt einen durch Röntgenogramm-Diapositive erläuterten Vortrag über die Wirkung verschiedener mineralischer Staubarten auf die Lungen nach den Beobachtungen in Bayern (nach den gemeinsam mit Obermedizinalrat Dr. Kaestle-München, ausgeführten umfangreichen Untersuchungen).

usw. Dankbar sei auch der großen Gastlichkeit der Behörden, der wissenschaftlichen und industriellen Vertretungen, der Kollegen usw. gedacht, welche den Konferenzteilnehmern bei festlichem Mahl oder bei zwanglosen Gartenpartien die Mühen der Sitzungen vergessen ließen.

So gestaltete sich die Konferenz zu einem zwar anstrengenden, aber doch hochinteressanten Erlebnis. Die wissenschaftlichen und praktischen Ergebnisse dürften wohl den aufgewendeten Mühen und Kosten entsprechen. Die Verhandlungen werden in absehbarer Zeit im Druck zugänglich gemacht werden.

Die nachstehenden Ausführungen wollen eine gedrängte Übersicht geben über die speziellen wissenschaftlichen und praktischen Beobachtungen in der Silikosisfrage, über die in Südafrika getroffenen Sanierungs- und Entschädigungsmaßnahmen, über die soziologischen Eigentümlichkeiten von Land und Leuten, über das Problem des „schwarzen Arbeiters" usw. Als Unterlagen dienten zum Teil die Konferenzdrucksachen, zum Teil mündliche Mitteilungen und persönliche Beobachtungen.

Die Ausreise erfolgte Ende Juli 1930 ab Southampton, wo sich die Konferenzteilnehmer (mit Ausnahme der Australier) zusammenfanden, mit dem Eildampfer der Union Castle Line. Eine 17tägige Seefahrt, nur unterbrochen durch einen halbtägigen Aufenthalt in Madeira und durch die nahe Sicht des Cap Verde, aber in den beiden letzten Tagen kräftig gewürzt durch einen ausgiebigen antarktischen Sturm, brachte uns nach Südafrika. Eisig blies noch der Wind über den Tafelberg herüber, hoch gingen noch die Wellen, als wir in den Hafen von Kapstadt einliefen. Von hier brachte uns der Expreßzug in 31stündiger, bequemer Fahrt erst durch das blühende Ackerland, durch die Obst- und Weingebiete des Küstenlandes, dann durch wilde Gebirgslandschaften hin zum Talabschluß des Hex-River-Gebirges, in großen Kehren hinauf auf das südafrikanische Hochplateau (1200 m), in endloser Fahrt durch die Wüste des Großen Karoo. Eine Oase in der trostlosen Landschaft: Kimberley, die Diamantenstadt. Endlich wird das Bild abwechslungsreicher; wir überschreiten den Vaal, fahren durch fruchtbares Ackerland mit freundlichen Siedlungen. Die ersten Minen erscheinen; eben als die Sonne rotgolden am Horizont verschwindet, fahren wir in Johannesburg ein.

Die Südafrikanische Union, gegründet am 31. Mai 1910, umfaßt die Gebiete Kapprovinz, Natal, Oranje und Transvaal mit einem Gesamtumfang von 1222379 qkm[1]. Geographisch und wirtschaftlich gehören dazu noch die Britischen Reservationen Betschuana-, Basuto- und Swaziland, Südrhodesien und das derzeitige Mandatsgebiet Deutsch-Südwestafrika. Die Gesamtbevölkerung der Union betrug 1929 insgesamt 7,9 Millionen, davon rund 1,77 Millionen Weiße, europäischer Abstammung, 6 Millionen Farbige und Mischlinge. Der Verhältnis von Weiß zu Schwarz ist in der Union 1:3,5 (in Natal 1:9). Die größten Städte sind Johannesburg mit 330000 Einwohnern (davon 44% Farbige), Kapstadt mit 265000 Einwohnern (49% Farbige), Durban mit 116000

---

[1] also $2^1/_2$ mal größer als Deutschland.

Einwohnern (48% Farbige), Pretoria mit 75000 Einwohnern (39% Farbige), Port Elizabeth mit 63000 Einwohnern (47% Farbige). Als Muttersprache sprechen Englisch (besonders in den Städten) etwa 22%, nur Afrikaans (altholländisch) etwa 25%; etwa die Hälfte spricht beide Sprachen. Die politische Hauptstadt ist Pretoria; das Parlament und der Gouverneur residieren halbjährlich abwechselnd in Pretoria und Kapstadt. Das wirtschaftliche Zentrum ist Johannesburg.

Das Gebiet der Südafrikanischen Union ist vorwiegend Hochland; zwei Fünftel liegen über 1200 m über dem Meeresspiegel; es erstreckt sich vom 22. bis 35. Grad südlicher Breite; es enthält fast tropische, subtropische und kühlere Klimazonen je nach geographischer Breite, Höhenlage, See- oder Wüstennähe. Landwirtschaft und Viehzucht sind die Grundlagen der Wirtschaft; es gibt rund 95000 europäische Farmen mit rund 98 Millionen Morgen[1]. Die wesentlichen Erzeugnisse stammen aus der Landwirtschaft: Mais, Zucker, Früchte, Fleisch, Häute, Wolle. Einzigartig ist der außerordentliche Mineralreichtum des Landes, welcher einen ausgedehnten Bergbau entwickeln ließ: Kohle, Eisenerze, Gold, Silber, Platin, Blei, Kupfer, Zinn, Osmiridium, Chromerze, Manganerze, Corund, Spat, Glimmer, Asbest, Talkum, Salz, Diamanten werden zum Teil in erheblichem Umfange abgebaut. Die Golderzeugung betrug im Jahre 1928 10354264 Unzen (53% der Goldweltproduktion); die bisherige Gesamterzeugung hat bereits 20 Milliarden Reichsmark überschritten. Die Diamantengewinnung betrug 1928 4373000 Karat im Werte von 340 Millionen Reichsmark. Die Förderung des gesamten Bergbaus hatte 1928 einen Gesamtwert von etwa 1350 Millionen Reichsmark; beschäftigt waren im Bergbau (1928) rund 361000 Personen. Die Industrie ist von geringerer Bedeutung; sie hat sich erst seit dem Weltkriege, als Südafrika auf sich selbst angewiesen war, in beschränktem Maße entwickelt. Die Hauptprodukte sind: Mühlenprodukte, Nahrungsmittel aller Art, Tabak und Zigaretten, Süßwaren, Schuhe und andere Lederwaren, Hausrat, Zement, Seife, Kerzen, Zündhölzer, Sprengstoffe und einige andere Chemikalien. Die Industrie beschäftigt zusammen mit den Verkehrseinrichtungen, Licht- und Kraftwerken, Baugewerbe usw. rund 200000 Arbeiter und Angestellte.

Die Ausfuhr 1928 hatte einen Wert von 96,5 Millionen Pfund Sterling (= 1962 Millionen RM.), die Einfuhr von rund 79,1 Millionen Pfund (= 1610 Millionen RM.); Deutschland war an der Einfuhr mit über 200 Millionen RM., an der Ausfuhr mit 119 Millionen RM. beteiligt. Die Zahlen haben sich seither noch wesentlich erhöht.

II. Johannesburg.

Der offizielle Führer beginnt: Johannesburg. a sunshine-city, built on gold — a miracle of empire — one of the wonder cities of the world. Vor 40 Jahren ödes Feld mit einigen kümmerlichen Farmen — jetzt eine Stadt mit etwa 330000 Einwohnern, mit einer Bannmeile ebenso groß wie die von London oder Berlin — die größte Stadt Südafrikas.

---

[1] 1 Morgen = etwa 85,6 Ar.

Die Stadt ist heute der wirtschaftliche Mittelpunkt der südafrikanischen Union, deren Entwicklung dem ganzen Lande seinen Auftrieb
gegeben hat. Sie liegt 1750 m über dem Meere, auf etwas hügeligem
Terrain, daher auch die „14-Hügelstadt" benannt, an der Wasser-
scheide zwischen Atlantischen Ozean (Vaal) und Indischen Ozean (Lim-
popo, Krokodilfluß) inmitten des größten Goldfeldes der Welt.

Das Goldvorkommen wurde im Jahre 1884 entdeckt, der Abbau
setzte 1885/86 ein. Mit der Freigabe des Schürfrechtes im Jahre 1886
setzten die ersten Siedlungen ein; schon im folgenden Jahre hatten sich
über 3000 Menschen hier angesiedelt. Aus dem Goldsucherlager mit
Zelten und Wellblechbaracken entstand eine Stadt, erst — wie üblich —
im grotesken Entwicklungsstil; seit Beginn dieses Jahrhunderts jedoch
mehrten sich die anspruchsvollen öffentlichen und privaten Bauten,
so daß heute das Zentrum ein ziemlich einheitliches großstädtisches
Bild darbietet.

Allerdings sind die Bilder der einzelnen Stadtteile und ihrer näheren
Umgebung grundverschieden. Johannesburg zeigt uns, bildlich gesagt,
4 Gesichter: Das Zentrum bildet die Geschäftsstadt mit Rathaus, Post,
Gerichtsgebäude, Börse, mit großen 6—10stöckigen Waren- und Büro-
häusern, Hotels, Teestuben usw. In den Hauptgeschäftsstraßen mit
überdachten Gehsteigen liegt buchstäblich ein Laden neben dem anderen:
Warenhäuser, Konfektionsgeschäfte, Bars und Teestuben, dazwischen
die unvermeidlichen Kinos usw. Diese City hat unverkennbaren ameri-
kanischen Einschlag. Hier herrscht tagsüber lebhaftester Verkehr der
Autos und Straßenbahnen (mit Oberdeck), hier drängen sich die Weißen
und Farbigen aller Schattierungen von Schaufenster zu Schaufenster.
Etwas außerhalb nach Norden zu, jenseits der Bahnlinie, des Joubert-
Parks und des Sportplatzes liegen die Universität, das Medical Research
Institut, die Medizinschule, das große Krankenhaus usw.

Noch weiter nach Norden auf reizendem hügeligen Terrain ziehen sich
weitausgedehnt die Wohnviertel hin, meist Einfamilienhäuser mit
Gärtchen im Bungalowstil, seltener Wohnblöcke (Flats) oder Mansions
(Boarding-Houses). Hier gegen Norden liegen auch der reizende Zoo
innerhalb riesiger Parkanlagen, der Automobilklub im Mimosenwald,
Sportplätze usw. Diese weitläufige Siedlung macht eben die Bannmeile
so ausgedehnt.

Ganz andere Bilder finden wir im Süden bzw. Südosten und Süd-
westen. Hier — wenige Schritte außerhalb der City — beginnen die be-
scheidenen Wohnungen der ärmeren Bevölkerung, die Wohnviertel der
Chinesen und Inder, die Locations der schwarzen Einwohner. Zunächst
werden die Behausungen primitiver, die Straßen unsauberer, die Bevölkerung „schwärzer". Armselige Verkaufsbuden, indische Stores,
chinesische Klubhäuser, jüdische Bethäuser geben zusammen mit den
ärmlichen weißen, schwarzen und gelben Menschen eine fremdländische
Akzentuierung. Dann wird das Straßenbild „kolonial" in des Wortes
übelstem Sinne, je mehr wir uns den Locations, den Wohnquartieren der
domestizierten Schwarzen nähern. Teils in Wohnkasernen (die hauptsächlich von den schwarzen Arbeitern der Regierungs- oder Stadtbehör-

den, der Eisenbahn oder der Großfirmen bewohnt sind), teils in Bretter-
oder Strohhütten, in Buden aus Wellblech oder ausgeklopften Benzin-
tanks haust hier eine farbige Masse in drangvoller Enge. Ein Rundgang besonders in den Abendstunden gibt hier höchst interessante
Bilder; nach alter Buschgewohnheit rauchen vor jeder Behausung
die offenen Feuer, um welche sich alt und jung, mehr oder minder
primitiv bekleidet, lagert; in aufgesetzten alten Blechkanistern kocht
das kärgliche Mahl; daneben wird gewaschen oder Toilette gemacht.
Hühner, Enten, Ziegen mischen sich unter die schwarzen Leiber. Hier
in diesen Slums, in den Yards (Innenhöfe) sind auch die Stätten des
Verbrechens und des Lasters.

Das 4. Gesicht endlich zeigt sich im Minengebiet, welches unmittelbar südlich der Stadt durchzieht, mit seinen riesigen weiß-gelben Halden,
den ragenden Schächten, Pochwerken und Extraktionstanks, den verstreuten Eukalyptuswäldern, den Compounds der schwarzen Wanderarbeiter. Darüber wird später noch ausführlich zu sprechen sein.

Die ansässige Gesamtbevölkerung von Johannesburg zählt heute —
wie schon erwähnt, — etwa 330000 Personen. Unter den Weißen, deren
Zahl etwa 175000 beträgt, stehen diejenigen englischer Abstammung weitaus im Vordergrunde; sie beherrschen die Banken, Minen, Großgeschäfte
usw.; das afrikanische (burische) Element tritt hier zurück. Wir finden
hier noch die reich gewordenen Familien der ersten Prospektoren und
Goldgräber, der ersten Makler und Spekulanten; manche fahren heute
in ihrem Luxusauto an der Stelle vorbei, wo sie ihr erstes Zelt aufge-
schlagen oder eigenhändig ihre erste Gräberei begonnen hatten. Damals,
zwischen 1888—1890 wurde mit allem Geschäft gemacht, was eben
„ging"; damals verdiente ein Makler (broker) in Goldshares innerhalb
einer halben Stunde 40000 Pfund Sterling (800000 Mark). Das deutsche
Element und das deutsche Kapital hatten an der Entwicklung der
Goldminen erheblichen Anteil; 75% der Goldproduktion lag früher in
deutschen Händen, besonders deutscher Juden; Namen wie Albu aus
Berlin, Beit und Elkans aus Hamburg, Hirschhorn aus Offenbach,
Wernher aus Darmstadt, Oppenheimer aus Friedberg, Dinkelsbühler
aus Fürth u. a. sind mit der Entwicklung von Johannesburg aufs engste
verbunden. Johannesburg ist auch heute noch eine stark jüdische
Stadt, in der das „Jiddisch" nicht selten zu hören ist; besonders die
zahlreichen Ramsch- und Auktionsgeschäfte, die Natives-Stores befinden sich in jüdischen Händen. Mehrere Synagogen, besonders die
große neuerbaute in nächster Nähe des Joubert-Parks zeugen von der
Ausdehnung des jüdischen Elements. Die Zahl der in Johannesburg
ansässigen Deutschen und Deutschösterreicher dürfte heute wohl 2000
betragen.

Eine besondere soziologisch-bemerkenswerte Gruppe bilden die sogenannten „poor whites" oder „arme blanken" (auch „poor blancs"
genannt), die verarmten Weißen, die wirtschaftlich oder sozial Schiff-
bruch gelitten haben. Sie leben natürlich nicht nur in Johannesburg,
sondern überall, besonders in den Städten verstreut. Ihre Gesamtzahl
beträgt etwa 150000, also etwa 10% der gesamten weißen Bevölkerung;

wohl der größte Teil fällt auf Johannesburg. Die Entstehung dieser Bevölkerungsschicht geht hauptsächlich auf das alt-burische Patriarchalsystem zurück mit seiner fortgesetzten Erbteilung des ländlichen Grundbesitzes, wodurch schließlich so sinnlos kleine Erbteile entstanden, daß sie wirtschaftlich nicht mehr haltbar waren. Die Erben mußten eben, wenn sie selbst nicht in der Lage waren, benachbartes Land dazu zu kaufen, ihren kleinen Besitz veräußern, sie wurden „besitzlos". Dazu kamen solche, die durch Trägheit, Gleichgültigkeit, Kriminalität usw. wirtschaftlich heruntergekommen waren. Aus den Besitzern wurden nun Bywoner (Beiwohner), weiße Proletarier, welche zunächst noch bei ihren Landsleuten als Verwalter, Vorarbeiter, Pächter Unterkommen fanden, schließlich aber — infolge Agrarkrisen usw. — nicht mehr unterkommen konnten und nun entweder als vagabundierende Zigeuner im Land herumziehen, oder aber in die Städte ziehen und dort in den Slums ein fragwürdiges Dasein führen. Zum Berufsverbrechertum stellen sie einen wesentlichen Anteil. Die meisten derselben sind physisch und moralisch degeneriert; nach ärztlichen Feststellungen sind 30—40% geistig minderwertig. — Nun wäre wohl unter europäischen Verhältnissen dieses Problem nicht so schwierig; aber nach afrikanischen Auffassungen, die besonders in Südafrika schärfstens gepflegt werden, darf der Weiße aus Rasse-Prestigegründen „niedere Arbeiten", die sonst von Schwarzen verrichtet werden, z. B. Straßen kehren, Gepäck tragen, Taglöhnerarbeit im Bergbau usw. grundsätzlich nicht übernehmen. Er hat gewisse Verpflichtungen gegenüber dem civilised standard, er hat eine grundsätzliche Abneigung gegen alles, was nach „Kaffir work" (Negerarbeit) aussieht[1]. Dazu kommt, daß vielen dieser Deklassierten auch der richtige Arbeitswille verlorengegangen ist. Schließlich spielt auch die Lohnfrage herein; denn mit den Negerlöhnen können auch solche Weiße nicht konkurrieren. Seit dem Burenkrieg hat dieses Problem immer mehr Bedeutung erlangt; aber bis heute ist eine Lösung noch nicht gelungen. Bisher fielen diese poor whites meist der privaten und öffentlichen Fürsorge anheim; sie erhielten Unterstützungen von Friendly Societies, von Kirchengemeinden, von Arbeiterverbänden, von den Behörden, oder sie fanden besonders zur Erntezeit auf den Farmen oder in den Minen gelegentlich Unterkunft. Neuerdings ist die Regierung darangegangen, diese Leute wieder seßhaft zu machen; vgl. dazu S. 201.

Der genannten weißen Bevölkerung stehen etwa 140000 domestizierte Farbige (ohne die rund 150000 Natives in den umliegenden Minen) gegenüber, in der Hauptsache Kaffern bzw. Neger aller Stämme des südlichen Afrikas, dann in geringerer Zahl Inder und Chinesen. Die Zunahme dieser Farbigen betrug innerhalb der letzten 10 Jahre

---

[1] Die Arbeitsteilung zwischen Weiß und Schwarz ist ein bemerkenswertes Kapitel; in Afrika gibt es für jede Arbeit 2 Leute; einer der sie ausführt und ein anderer, der dazu „all right" sagt. Der weiße Chauffeur braucht einen oder mehrere Boys zum Wagenwaschen; das weiße Zimmermädchen im Hotel macht nur die Betten, dagegen muß das Ausleeren und Reinigen der Waschschüssel, der Badewanne, das Schuhputzen usw. durch den schwarzen Boy geschehen.

über 200%. Sie finden ihren Verdienst als Angestellte in öffentlichen und privaten Diensten, als Handwerker, Taglöhner, Minenarbeiter, Hausboys, Wäscherinnen, Putzerinnen usw. Ein erheblicher Teil dieser Schwarzen ist aber ohne regelmäßige Beschäftigung. Die Kriminalität ist bei ihnen ziemlich hoch; die Bestrafung wegen Diebstahls, Überfall, Raub, dann wegen Schnapsbrauens ist in der Zeit nach dem Weltkriege um 80% gestiegen. Der größte Teil der in den „married quarters" wohnenden Frauen huldigt mehr oder weniger versteckt der Prostitution (bis 80%); die weibliche und männliche Prostitution setzt bei 14jährigen ein. Die Zahl der Geschlechtskranken ist sehr groß. Die Zahl der unehelichen Kinder ist beträchtlich; 50—60% der Kinder sind unehelich. In einer Schule konnten 15% der Kinder ihren Vater nicht angeben. Die Kindersterblichkeit ist hoch; sie betrug (für das 1. und 2. Lebensjahr) hier 44,5% gegen 6% im Europäerviertel. Ein weiterer Teil befaßt sich mit der Bereitung und dem Vertrieb von „alkoholischen Getränken" an die Schwarzen — von den Straffällen schwarzer Frauen stehen über 70% im Zusammenhang mit dem Alkohol! Diese rund 140000 schwarzen Einwohner (zu denen sich noch rund 150000 Natives der benachbarten Minen hinzugesellen und damit die Gesamtzahl auf nahezu 300000 erhöhen) stellen einen bemerkenswerten soziologischen Faktor in der Johannesburger Bevölkerung dar. Zwar wird bei jeder Gelegenheit eine möglichst scharfe Absonderung der Schwarzen vorgenommen, so auf der Eisenbahn (für Schwarze nur III. Klasse), in den Warteräumen der Bahn und der Behörden, in den Krankenhäusern, in den öffentlichen Aborten usw.; Schwarze dürfen die Straßenbahn nicht benutzen; nach 9 Uhr abends darf kein Schwarzer mehr ohne besonderes Zertifikat auf der Straße sein, andernfalls muß er $^1/_2$ Pfund Strafe zahlen; an Schwarze darf kein Alkohol verkauft werden usw. — doch ändert dies nichts an der Tatsache der mehrfachen zahlenmäßigen Überlegenheit der schwarzen Rasse gegenüber der weißen. Über die Arbeits- und Lohnfragen der Farbigen wird später noch zu sprechen sein.

So steht also vor unseren Augen die Goldstadt Johannesburg als ein entwicklungsgeschichtliches Unikum, überreich an Kontrasten baulicher, soziologischer und ethnographischer Art, eine Vereinigung von amerikanischem Lebens- und Arbeitsstil und afrikanischer Urwüchsigkeit — und alles dies hervorgezaubert und erhalten lediglich durch ein einziges Naturgeschenk, durch das „Gold".

III. Die Entwicklung des Goldbergbaues und ihre sozial-hygienischen Auswirkungen.

Bereits im Jahre 1884 hatten die Gebrüder Struben, ferner Arnold auf Farm Geldenhuis in den quarzigen Konglomeraten des Witwaterrand Gold entdeckt — im folgenden Jahre (1885) wurde auf der benachbarten Farm Wilge Spruit die erste Goldgräberei begonnen. In der Gegend des heutigen Johannesburg hatte Georg Walker im Jahre 1886 auf der Farm Langlaagte Gold gefunden, als er an einem Sonntagmorgen am Bauplatz seines neuen Hauses über einen ausgegrabenen Brocken stolperte. Das erste Pochwerk (Stamp-mill) wurde 1887 in Betrieb gesetzt.

Die Förderung war anfangs relativ einfach. Das Gold lag früher bis zur Bodenoberfläche zu Tage, wo die verwitterten Schichten mühelos abgegraben werden konnten (free milling). Es handelte sich also um eine Gräberei der oberflächlich liegenden, durch Witterungseinflüsse mulmigen und bröckeligen Erzmassen bis zu Tiefen von 100 bis höchstens 300 Fuß[1]. Trotzdem erfolgte die Entwicklung zunächst nur langsam; zwischen 1886—1899, dem Beginn des Burenkrieges, wurden etwa 36 Millionen Tonnen goldhaltige Erze gefördert, etwa soviel, als heute in 1 Jahr gefördert wird. Allmählich wurde das Erz härter und mußte gesprengt werden; auch die Fördertiefen nahmen zu; es mußte daher ein rationalisierter und mechanisierter Untertagabbau einsetzen. 1892 bildete sich die „Deeplevel-Co.“, die auch systematische Versuchsbohrungen bis über 3000 Fuß durchführte. Die Sprenglöcher wurden erst von Hand geschlagen. Seit etwa 1892 wurden Bohrmaschinen mit Handantrieb eingeführt. Als Arbeiter wurden zunächst „gelernte“ Bergleute (stock) von Übersee, hauptsächlich aus England, herangezogen, denen „Natives“, d. h. einheimische Schwarze, beigegeben waren. Die Arbeitsbedingungen waren damals nicht sehr erfreuliche; die Trockenbohrungen entwickelten reichlich Staub, — „die Leute waren am Arbeitsschluß so staubig wie die Müller“ — doch wurde nie an dessen Gefährlichkeit gedacht; „everyone must eat a peck of dust before he dies“ — nur über Behinderung des Sehens durch die staubige Luft wurde geklagt. Gesprengt wurde jederzeit, um die Bohrarbeit möglichst wenig zu unterbrechen; der Abzug der Sprenggase war ungenügend, so daß viele Gasvergiftungen vorkamen.

Abortanlagen oder Trinkwasser in den Gruben waren unbekannt, ebenso Wasch- und Umkleideräume. Gearbeitet wurde in Tag- und Nachtschichten; die Arbeitsschichten waren 10stündig, nur von kurzen Pausen unterbrochen. Auch die Lebens- und Unterkunftsverhältnisse der Leute waren denkbar schlecht; nur das Allernötigste wurde auf Ochsenkarren heranbefördert. Für die Unterkunft der Arbeiter waren primitive Wellblech- oder Holzbaracken errichtet mit kleinen Räumen für je 2—3 Arbeiter. Mit Rücksicht auf die hohe Lage (über 1700 m) und die hier herrschenden Temperaturverhältnisse war diese Unterkunft völlig unzureichend; außerdem bestand Wassermangel; die Verpflegung war mäßig, ebenso die Vergnügungen; soziale Fürsorge fehlte völlig. Die Unzufriedenheit der weißen Bergarbeiter führte im Jahre 1895 zum Jameson Raid, der zwar von den Buren bald niedergeschlagen wurde; immerhin gab dies Veranlassung, sich mehr um die sozialhygienischen Probleme zu kümmern; im Jahre 1895 erfolgte die Einrichtung einer Art Krankenkasse (sick benefit societies); weiters wurde im April 1897 eine „Industrial Commission of Inquiry“ eingesetzt.

Um diese Zeit (1900) bestanden etwa 100 Minen mit rund 1 200 weißen und 100 000 farbigen Arbeitern; die mittleren Tiefen lagen bei 800 Fuß

---

[1] 1 Fuß = rund 30,5 cm.

(das tiefste Bohrloch ging bis 3400 Fuß); etwa 2000 Bohrmaschinen standen im Betrieb.

Die allgemeinen Gesundheitsverhältnisse waren bis dahin trotz der geschilderten Mißstände nicht besonders ungünstig, abgesehen vom „camp-fever" (wohl Malaria?); von Staubschäden hörte man damals noch nichts.

Die zunehmenden Beschwerden der aus England bzw. den benachbarten Gebieten herangezogenen Grubenarbeiter gaben dann die formale Veranlassung zum Ausbruch des Burenkrieges 1899—1901.

Erst nach dem Burenkrieg findet sich in einem Bericht des nunmehr von der Englischen Regierung aufgestellten „Government of Mining Engeneer of Transvaal Mines Department" vom Juni 1902 erstmals die Bezeichnung „Miners Phthisis", as a disease, which seems to be peculiar to men employed in rock drill work. Eine oberflächliche Erhebung hatte ergeben, daß von 1377 weißen Gesteinsbohrern, welche schon vor dem Burenkrieg tätig gewesen waren, zwischen Oktober 1899 und Januar 1902 225 Leute, also ein Sechstel an Miners Phthisis gestorben waren, also 73/1000. In Wirklichkeit waren es viel mehr! Allerdings darf dabei nicht übersehen werden, daß die meisten dieser Leute (englische Grubenarbeiter) vorher schon in ihrer Heimat sich den Grund ihres Leidens geholt hatten.

Infolgedessen wurde im gleichen Jahre (1902) eine Untersuchungskommission eingesetzt (erste Miners Phthisis Commission; sogenannte Millner Commission). Sie hatte den Auftrag, die Frage der Miners Phthisis zu studieren und über deren Entstehung und Beseitigung zu berichten. Es wurden dabei 1201 Arbeiter untersucht und 15,4% als an Miners Phthisis erkrankt, weitere 7,3% als verdächtig, insgesamt 23% der Untersuchten als befallen festgestellt (diese Ergebnisse dürften als zu niedrig zu bezeichnen sein). Dabei ergab sich, daß die eingewanderten weißen Bergleute über 90% ausmachten, daß also die Arbeitsbedingungen in den Randminen besondere Gefahrenquellen enthalten mußten gegenüber denen in anderen (europäischen) Bezirken; Staubmessungen ergaben je Kubikmeter Luft 14—424 mg trockenen Staub an verschiedenen Arbeitsplätzen. Die Kommission kam in ihrem Bericht (1903) zu nachstehenden Schlußsätzen: „Die Krankheit scheint hauptsächlich bei Bergleuten vorzukommen, welche einige Jahre lang als Gesteinsbohrer gearbeitet hatten; man hat sie aber auch bei anderen Bergleuten gefunden. Zur Verhütung empfiehlt sich u. a. die Beseitigung der kleinsten Staubteilchen in der Grubenluft und die ausreichende Zufuhr von Frischluft zu den Arbeitsplätzen, um die schädliche Atmosphäre unschädlich zu machen und wegzuführen." — Auch die Abgabe von Respiratoren an die Arbeiter wurde angeregt.

Gleichzeitig beschäftigte sich auch die Transvaal Medical Society mit diesen Problemen und stellte in ihrem (reich mit Abbildungen ausgestatteten) Report fest, daß es sich hier um eine Fibrose der Lungen mit oder ohne Tuberkulose handle und daß der Tod durch die Tuberkulose oder durch Kreislaufstörungen eintrete[1].

---

[1] Diese Erfahrungen veranlaßten gleichgerichtete Untersuchungen in England

Als Folge dieser Feststellungen wurden dann 1904/05 verschiedene Sanierungsmaßnahmen getroffen: die Vorschrift, daß nur mehr feucht gebohrt werden dürfe, daß nach der Sprengung erst dann die Arbeit wieder aufgenommen werden durfte, wenn Sprenggase und Staub abgezogen waren, daß ausreichende künstliche Ventilation eingerichtet wurde usw. Gleichzeitig hatte die (im Jahre 1889 als offizielle Vertretung aller Minenbesitzer gegründete) Chamber of Mines Preise ausgesetzt für die besten Methoden der Staubverhütung bzw. Staubbeseitigung an den Bohrmaschinen; es waren 2 Preise verliehen worden für einen Wasserspray (Atomisator) und einen Naßbohrer.

Allerdings kümmerten sich die Arbeiter wenig um diese Anordnungen, zumal da eine entsprechende amtliche Überwachung fehlte. Auch die Industrie machte zunächst verschiedene Einwendungen, beispielsweise daß durch die reichliche Wasserzufuhr und Ventilation die Maschinen zu stark abgekühlt würden, daß dadurch auch rheumatische Erkrankungen begünstigt würden usw. Insbesondere wehrten sie sich gegen jede Verkürzung der Arbeitszeit. Immerhin war das Silikosisproblem einmal angeschnitten und kam nicht mehr zur Ruhe; die Aufmerksamkeit der Minenbesitzer und der Arbeiter war wachgerufen.

Eine zweite von der Regierung bestellte Untersuchungskommission (Mining Regulation Commission) arbeitete in den Jahren 1907—1910. Sie legte den Grund zur wissenschaftlichen Erkenntnis der Miners Phthisis. Die Erhebungen ergaben, daß die Todesfälle an Phthisis 1905—1907 bei den Untertagarbeitern annähernd 6mal so hoch waren als bei der ortsansässigen gleichalterigen Bevölkerung; als charakteristisch wurde hervorgehoben, daß die höchste Sterblichkeitsziffer bei den Minern in einer späteren Altersperiode lag als bei den übrigen Männern. Als Ursache wurde eine primäre Silikose (Lungenfibrose) festgestellt, der in vielen Fällen eine Tuberkulose aufgepfropft war. Die Sanierungsvorschläge der Kommission richteten sich hauptsächlich wieder auf Beseitigung des Staubes und der Sprenggase. Es wurde gefordert, daß nur naß gebohrt werden dürfe, daß zu diesem Zwecke sauberes Wasser bis an die Arbeitsplätze geleitet werden müsse, daß das gebrochene Erz beim Wegschaufeln bzw. Abtransport genetzt werden soll; erneut wurde gefordert, daß nach dem Sprengen die Leute solange fernzuhalten seien, bis sich Staub und Gase verzogen haben; während des Sprengens sollen Wassersprays angebracht werden (sogenanntes water blast). Die Steiger sollen über die Durchführung der obigen Schutzmaßnahmen täglich Bericht erstatten. Die Arbeitsplätze sollen mindestens 10 Fuß breit sein usw. Endlich wurde die ärztliche Untersuchung der weißen und farbigen Arbeiter und die Ausschließung der Tuberkulösen gefordert. Ein weiterer Vorschlag betraf die Herabsetzung der Arbeitszeit; allerdings betrug die wirkliche Arbeitszeit schon damals nur etwa 8 Stunden, da viel Zeit für Ein- und Ausfahrt beansprucht wurde. Die Kommission

---

(Cornwales); auch hier wurde (von Haldane) festgestellt, daß besonders seit Einführung der Bohrmaschinen die Sterblichkeit der Miner an Lungenkrankheiten zugenommen hatte und daß die Mehrzahl dieser Toten vorher in Transvaal (im Mittel 4,7 Jahre lang) gearbeitet hatten.

schlug ferner regelmäßige Staubbestimmungen an den verschiedenen Arbeitsplätzen nach bestimmten Untersuchungsmethoden vor. Das Feuchtbohren hatte sich als wirksam zur Staubbekämpfung erwiesen; wo früher bei Trockenbohrung 80—280 mg Staub je Kubikmeter Luft gefunden worden waren, wurden jetzt nur mehr 39—0,2 mg festgestellt.

Was die technische Entwicklung betrifft, so standen Ende 1910 84 Minen in Betrieb, die jährlich 27 Millionen Tonnen goldhaltiges Erz förderten. Die Zahl der weißen Arbeiter unter Tag betrug 10000, der farbigen Arbeiter über 120000. Die mittlere Teufe der Minen betrug 1100 Fuß, die Zahl der Bohrmaschinen war etwa 5500. Das tiefste Bohrloch war 4500 Fuß tief.

Trotz der angeführten Sanierungsmaßnahmen hatten sich unter der weißen Arbeiterschaft im Laufe dieser letzten Jahre mehrfach Beunruhigungen gezeigt, hauptsächlich veranlaßt durch ungünstige Arbeitsbedingungen und durch schlechte Gesundheitsverhältnisse. Der Zuzug der „oversea"-Arbeiter (besonders aus England) wurde allmählich weniger; dagegen mehrte sich die Zahl der einheimischen weißen Arbeiter. Auf diese fortgesetzten Beschwerden hin wurden in der Folgezeit (1911—1918) von der Regierung noch mehrfache Schutzverordnungen erlassen und die bestehenden Vorschriften wesentlich erweitert; für Reinhaltung der Luft, Beseitigung von CO, CO_2, Sprenggasen wurden besondere Normen aufgestellt; das Schmieden und Schärfen der Bohrer unter Tag wurde verboten. Für die Arbeiter unter Tag wurde der 8-Stundentag und die 48-Stundenwoche eingeführt. Die ständige Überwachung wurde einer staatlichen Inspection of Mines mit Strafbefugnissen übertragen. Die Schutzvorschriften erweiterten sich von 52 Druckseiten auf 136 Seiten.

Sodann wurden 2 neue Untersuchungskommissionen aufgestellt, zunächst eine ärztliche mit dem Auftrag zum Studium der Miners Phthisis bzw. Tuberkulose sowie zu Vorschlägen für eine Entschädigung der Erkrankten — ferner eine technische (Miners Phthisis Prevention Committee) mit dem Auftrag, die Möglichkeiten der Verhütung durch technische Maßnahmen zu studieren.

Die ärztliche Kommission untersuchte in den Jahren 1911/12 3136 Untertagarbeiter, davon 326 eingehend radiologisch; dabei wurde rund 31,5% Silikose festgestellt. Das mittlere Arbeitsalter betrug 8,2 Jahre, bei den Bohrmaschinenarbeitern 6,1 Jahre, das mittlere Lebensalter 35,5 Jahre. Ein Rückgang gegen früher war nicht festzustellen. In den meisten mit Tuberkulose komplizierten Fällen schien die Tuberkulose auf die Silikose aufgepfropft zu sein; die Tuberkulose war im allgemeinen bei den noch „arbeitsfähigen" selten. — Für die Entschädigung wurden 2 Gruppen vorgeschlagen: Arbeiter mit deutlichen klinischen Erscheinungen der Silikose, doch ohne ernstere oder dauernde Behinderung der Arbeit unter Tag — und Arbeiter mit schwerer Erkrankung bzw. dauernder Unfähigkeit zur Untertagarbeit —, während reine Tuberkulose nicht entschädigungsberechtigt sein sollte. Im Anschluß daran wurde 1912 der Miners Phthisis Act erlassen, welcher eine Entschädigungspflicht festlegte. Weitere Einzelheiten hierüber folgen später (S. 173f.).

Die technische Kommission (Miners Phthisis Prevention Committee) legte ihren Bericht erst im Jahre 1919 vor; darüber wird später noch zu sprechen sein (S. 157).

In der Zeit des Weltkrieges hatten sich zahlreiche neue Momente ergeben, so die Einführung des handlicheren und leistungsfähigeren, aber feineren Staub produzierenden pneumatischen Bohrhammers, die Steigerung der Förderung, die Zunahme der Tiefen, insbesondere die Änderung der Zusammensetzung der Arbeiter: während nämlich z. B. im Jahre 1903 nach 90% der an den Bohrmaschinen beschäftigten Arbeiter Europäer waren, ging deren Zahl bis 1916 auf etwa 25% zurück; die neuen Arbeiter waren geborene Südafrikaner, die fast durchwegs nur in den Randminen gearbeitet hatten. Die Zahl der Minen verminderte sich auf 55, aber diese waren technisch besser ausgestaltet; die Zahl der Bohrmaschinen bzw. Bohrhämmer stieg auf 9500; die größte Teufe betrug 1600 Fuß, das tiefste Bohrloch ging bis 5250 Fuß. Beschäftigt waren unter Tag 11000 Europäer und über 155000 Farbige. Die jährliche Erzförderung betrug 32 Millionen Tonnen.

Im Dezember 1915 führte die Chamber of Mines einen Jahresurlaub für alle weißen Mine-Employees ein, je nach Dienstalter 14—28 Tage bei voller Bezahlung. Diese obligate Urlaubsgewährung erwies sich auch für die Gesundheit der weißen Minenarbeiter sehr günstig.

Mit dem Jahre 1916 setzte eine neue Ära ein, welche sich heute noch auswirkt, und welche — im Gegensatz zu den früheren Maßnahmen der tastenden Versuche und Erkundigungen — als die Periode der systematischen Forschung und zielbewußten Prophylaxe bezeichnet werden muß. Gleichzeitig wurde die Entschädigung für Beeinträchtigung der Arbeitsfähigkeit durch Silikose bzw. Siliko-Tuberkulose weiter ausgebaut. Diese neue Ära ist gezeichnet durch 2 Marksteine: Die Einrichtung des Miners-Phthisis Medical Bureau — und den General Report of the Miners Phthisis Prevention Committee.

Aufgabe des ärztlichen Bureaus ist: betr. weiße Arbeiter: ärztliche Aufnahmeuntersuchung, sowie halbjährige periodische Untersuchungen, ferner ärztliche Begutachtung bei Rentenansprüchen — betr. Farbige: Aufnahmeuntersuchung und Zwischenuntersuchung bzw. Begutachtung im Rahmen der besonderen Verordnungen. Darüber wird später noch mehr zu sagen sein.

Im Jahre 1917 wurde die als besonders gefährdend beschuldigte Akkordarbeit (Untertagkontrakte) durch ein Government Departmental Committee untersucht. Dieses Komitee kam zu dem Ergebnis, „daß Akkordarbeit weder notwendigerweise schädigend hinsichtlich der Gesundheit oder Sicherheit der Arbeiter, noch moralisch ungesund und gegen das öffentliche Interesse gerichtet ist“.

Einen Fortschritt in gesundheitlicher Beziehung bedeutete auch die Verordnung vom Jahre 1917, daß für alle Minen, die eine größere Tiefe als 500 Fuß haben, eine Seilfahrt für die Belegschaft einzurichten ist.

Zu Anfang des Jahres 1919 erschien dann — wie bereits erwähnt — der Bericht des „technischen" Miners Phthisis Prevention Committee: Dieses unternahm eine eingehende Prüfung aller Arbeitsvorgänge mit Rücksicht auf Staub- und Gasentwicklung; es kam dabei zu der Erkenntnis, daß der wesentliche Schutz in der Vermeidung der Staubinhalation bestehe; es stellte daher die Forderung auf, daß nur mehr naß gebohrt werden dürfe (Verbot aller Bohrapparate ohne axiale Wasserzufuhr), daß hierfür genügend reines Wasser an allen Arbeitsplätzen vorhanden sein müsse und daß die Arbeitsplätze selbst in einem Umfang von 25 Fuß feucht gehalten werden. Die Betriebsleitung mußte daher für einen ständigen Vorrat an „reinem und geruchlosem Wasser", das in Leitungen von einem gewissen Rohrdurchmesser und unter einem gewissen Druck zugeleitet wird, Sorge tragen; auch müssen die Wasserhähne in einer bestimmten Entfernung von der Arbeitsstelle angebracht sein. Wasserstrahlvorrichtungen sind überall da anzubringen, wo der Schacht vorgetrieben wird. Das Sprengen des Gesteins darf nur einmal täglich und zwar erst bei Arbeitsbeendigung der Tagschicht und mit besonderen Befeuchtigungseinrichtungen vorgenommen werden (water blasting). Die Arbeiter sind nach der Sprengung solange vom Arbeitsplatz fernzuhalten, bis sich Rauch und Staub verzogen haben, so daß also die Nachtschicht erst längere Zeit später, mindestens erst nach einer halben Stunde, nach Beseitigung des aufgewirbelten Staubes und der Sprenggase einfahren dürfe usw. — Es sollte niemand erlaubt sein, sich unter Tag aufzuhalten an Stellen, wo die Luft Staub, Rauch oder Qualm enthält, die durch das Auge, den Geruchssinn oder auf irgendeine andere Weise wahrnehmbar sind. Die Luftverteilung an den Arbeitsplätzen ist besonders zu beachten. Bezüglich der Ventilation wurde angeordnet, daß das Quantum an Frischluft, welches jeder unter Tag beschäftigten Person zugeführt werden soll, nicht weniger als 30 Kubikfuß je Minute betragen soll, und zwar soll diese Frischluftmenge ununterbrochen Tag und Nacht zugeführt werden. Der Luftstrom soll so verteilt werden, daß jeder zu ventilierende Grubenabteil sein volles Maß an Frischluft erhält. Querventilation durch die einzelnen Abbauten sind vorzusehen. Qualitätsbestimmungen der zirkulierenden Luft sind in periodischen Zwischenräumen auszuführen. Für jede Mine soll ein besonderer Beamter mit der Überwachung der Ventilation und der Staubbekämpfung beauftragt werden. Neue Bohrmaschinen sind vorher zu begutachten. In jeder Mine sind in regelmäßigen Perioden Staubbestimmungen vorzunehmen; zwecks genauer Untersuchung wurde ein Speziallaboratorium (Dust sampling Committee) in der Chamber of Mines eingerichtet; weiteres hierüber siehe später S.160. Als eine der wichtigsten Vorbeugungsmaßnahmen erschien ferner eine möglichst sorgfältige Auswahl der weißen Arbeiter. Durch verschiedene Verordnungen wurden diese Vorschläge im Laufe der Jahre 1920—1928 in die Praxis umgesetzt. — Schließlich wurde die staatliche Berginspektion noch weiter ausgebaut.

Eingehende Versuche wurden mit verschiedenen Systemen von Bohrmaschinen unternommen; in der Folge wurde die Regierung bevollmächtigt, die Einführung ungeeigneter Maschinen zu verbieten (1922).

Über die im Laufe der Jahre erfolgte Umstellung vom Handbohrer zum Maschinenbohrer vgl. die nachstehende Tabelle:

	mit Hand %	mit Maschine %
31. Dezember 1914	52	48
31. Dezember 1924	22	78
31. Dezember 1926	12	88
31. Dezember 1928	7	93

Diese Maßnahmen haben allmählich wesentliche hygienische Verbesserungen herbeigeführt, die noch durch die Stillegung verschiedener älterer Minen begünstigt wurden. Die neuen Minen sind bereits diesen Forderungen entsprechend eingerichtet, von den älteren 45 Minen des alten Witwatersrand sind mehrere wohl nicht mehr ganz entsprechend, davon werden 9 kleinere Minen in naher Zeit geschlossen werden.

Immerhin waren die führenden Männer mit den erzielten Ergebnissen noch nicht restlos zufrieden. Es wurde daher eine weitere Miners Phthisis Commission für das Jahr 1920 aufgestellt, und zwar ursprünglich zum Zwecke der gesetzlichen Regelung der Entschädigungen. Auch diese Kommission befaßte sich ziemlich gründlich mit den Verhütungsmaßnahmen. Sie kam dabei zur Anschauung, daß „die Verwendung des Wassers zur Staubbindung sich der Grenze ihrer Wirksamkeit nähere und daß daher andere Methoden, unter denen die Ventilation an erster Stelle steht, für die Zukunft mehr zu berücksichtigen seien, wenn ein weiterer Erfolg nach dieser Richtung erzielt werden soll". Es wurden daher besonders eingehende Ventilationsstudien vorgenommen. — Im Jahre 1925 wurde sodann ein Permanentes Committee eingesetzt, um die Wirkungen der bisherigen Schutzmaßnahmen und Verordnungen zu verfolgen und die zur weiteren Bekämpfung der Miners Phthisis erforderlichen Maßnahmen zu studieren. Weiters wurden durch die Miners Phthisis Acts Consolidation von 1925 Mine Medical Officers (ärztliche Minen-Überwachungsbeamte) geschaffen; die Minengesellschaften mußten hauptamtliche Ärzte anstellen zur gesundheitlichen Überwachung (und Behandlung) der farbigen Arbeiter.

Die allerletzte Schwierigkeit besteht in der speziellen Bekämpfung der Tuberkulose; mit diesem Problem wurde ein besonderes Tuberculosis Research Committee betraut. Dabei wurde die Meinung laut, „die übermäßige Verwendung des Wassers unter Tag könne hinsichtlich der Hintanhaltung dieser Krankheit eher schaden als nützen und es bestünde kein Zweifel, daß das viele Wasser für Gesundheitsschädigungen in anderen Beziehungen verantwortlich zu machen sei, besonders was die Entstehung von Tuberkulose angehe, eine Krankheit, die mit Silikosis eng vergesellschaftet ist". Manche Ärzte seien der Auffassung, daß die rasche Entwicklung von vielen „einfachen" Silikosefällen zum „infektiösen" Stadium zum Teil auf die leichtere Infektionsmöglichkeit infolge der Nässe und hohen Feuchtigkeit unter Tag zurückzuführen sei.

Eine weitere Frage sei die Vorbeugung des Hitzschlages, der durch hohe Temperaturen mit hohem Feuchtigkeitsgehalte in tiefen und schlecht ventilierten Minen hervorgerufen wird. Die übermäßige Verwendung des Wassers führe natürlich zu einer derartigen Saturierung der Luft mit Wasserdampf bzw. Nebel, daß besonders in den wärmeren bzw. tieferen Minen ein abnormes Arbeitsklima (relativ hohe Temperatur mit nahezu vollständiger Feuchtigkeitssättigung) geschaffen werde.

Man habe sich bemüht, den übertriebenen und unnötigen Wasserverbrauch einzuschränken, was jedoch bei der bisherigen Erziehung der Leute zum reichlichen Wassergebrauch und beim Vorhandensein der vielen Wasserstellen nicht leicht durchzuführen sei, ohne die derzeitige Organisation in Gefahr zu bringen. Es solle daher künftighin ein Katathermometerstandard vorgeschrieben werden, ferner sollen Maßnahmen getroffen werden, daß der Auftrieb der Luft über dem Arbeitsplatz erleichtert wird. Damit sei das Problem der Ventilation in den Vordergrund gestellt.

Die heutigen Erkenntnisse und Bestrebungen lassen sich kurz zusammenfassen wie folgt:

Es steht fest, daß der Wasserspray oder die Benetzung der Flächen für die Bindung der feinen Staubteilchen von weniger als 5 Mikron im Durchmesser, die besonders in Betracht kommen, nicht allzu wirksam ist. Man muß daher entweder eine stärkere Ventilation einführen oder nach anderen Mitteln suchen, um auf diese Sprays bzw. nassen Flächen ohne Nachteil ganz oder teilweise verzichten zu dürfen. Ferner müssen Methoden gefunden werden, um die Wasserverwendung zwecks Hemmung der Staubbildung bei Herstellung von Bohrlöchern, beim Niederreißen oder beim Wegschaffen des Erzes, mit der an und für sich sehr gute Resultate erzielt werden, erheblich zu vermindern. Das entscheidende Problem ist, bei der Staubverhütung da, wo „feuchte" Methoden noch immer für notwendig erachtet werden, Wasser in möglichst geringen Mengen zu verwenden. Möglicherweise genügt schon die im Gestein usw. natürlich vorkommende Feuchtigkeit, um den Staub zu binden bzw. die Grubenluft genügend feucht zu halten. Weiters steht die Frage im Vordergrund, ob und inwieweit eventuell durch Einblasen anderer (harmloser) Staubteilchen die deletäre Wirkung der freien Kieselsäure herabgesetzt werden könnte, entsprechend den Beobachtungen in anderen Industriegruppen und den Erfahrungen von Haldane (Oxford). Vermutlich wird auch die zunehmende Tendenz zur Mechanisierung der Erzgewinnung und des Transportes weitere gesundheitliche Vorteile mit sich bringen, wenn dadurch ein großer Teil der Handarbeit ausgeschaltet und der Mensch dem schädlichen Einfluß des Staubes weniger ausgesetzt wird.

Das größte Hindernis, Verbesserungen durchzuführen, bietet heutzutage der Umstand, daß die Arbeiten so weit vorgetragen und so ausgedehnte sind, daß es für die meisten Minen unmöglich wird, die Kosten für eine entsprechende Ventilation zur Absaugung des „unsichtbar bleibenden" Staubes aufzubringen. Weitere Verbesserungen können natürlich nur nach und nach eingeführt werden. Der tatsächliche Fortschritt in der Vergangenheit läßt aber hoffen, daß solche Verbesserungen noch weiter zustande kommen und daß dadurch das Vorkommen der Miners Phthisis eine weitere Einbuße erleiden wird.

Mehrfach wurde bereits die Organisation einer Zentral-Staubprüfungsstelle genannt. Dieses im Jahre 1914 eingerichtete „Dust Sambling Department" hat die Aufgabe, nach einheitlicher Methode fortlaufend den Staubgehalt sämtlicher Minen zu überwachen und bei Überschreitung gewisser Standardzahlen die betreffenden Minen entsprechend zu verständigen. Es hat seinen Sitz im Gebäude der Transvaal-Minenkammer und verfügt dort über ein ausgezeichnet eingerichtetes Speziallaboratorium. Da die Tätigkeit dieser Stelle zu umfangreich wurde, und die Beamten mit den Probeentnahmen usw. in allen Minen und an allen Arbeitsstellen nicht mehr fertig wurden, erfolgte die Anordnung (1916), daß auf jeder Mine ein besonderer Beamter mit regelmäßigen Staubkontrollen beauftragt werden soll. Die Staubproben werden dem D. S. D. übersandt und dort analysiert.

Staubmessungen wurden erstmals schon im Jahre 1902 ausgeführt; damals fanden sich je Kubikmeter Luft

$$\begin{array}{lr}
\text{an den Bohrstellen} & 424\text{—}192 \text{ mg} \\
\text{nach dem Spray} & 42 \quad\text{,,} \\
\text{in der Ruheperiode} & 32\text{—}14 \text{ ,,}
\end{array}$$

Die systematischen Staubuntersuchungen begannen im Jahre 1911; sie bestanden zunächst in gravimetrischen Bestimmungen mittels des Zuckertubenverfahrens; die Methode gibt uns zunächst Einblicke hinsichtlich Staubmengen und Art, teilweise auch Größe. Hierbei wurde eine bestimmte Luftmenge durch einen mit reinsten Zuckerkristallen gefüllten, kurzen Glaszylinder hindurchgesaugt, die die Staubteilchen enthaltenden Zuckerkristalle wurden in destilliertem Wasser gelöst, der Staub abfiltriert, getrocknet, gewogen.

Da mittels dieser Methode Staub aller Größen festgehalten und bestimmt wurde, auch solche Staubteilchen mit mehr als $10\text{—}12\,\mu$ Größe, die für die Inhalation in die Lungenalveolen keine Bedeutung mehr haben, suchte man daraus den Anteil der kleinsten Teilchen (unter 10 bis $12\,\mu$) zunächst mittels des Absitzverfahrens zu bestimmen. Statt durch dieses umständliche Verfahren wurden die kleinsten Teilchen später mittels der Siebmethode festgestellt. Dabei wird die staubhaltige Zuckerlösung durch ein allerfeinstes Metallsieb gegossen, welches die Staubteilchen von mehr als $12\,\mu$ zurückhält. Der das Sieb passierende Rest wird auf Papierfilter gesammelt, das Filter wird verascht und die Asche gewogen (unter Abzug der bekannten Aschenwerte des Zuckers und des Filterpapiers).

Weiterhin bedient man sich insbesondere zur Feststellung der Staubgrößen des Konimeters (nach Kotze, 1916). Man erhält hier aber keine Auskunft über die Herkunft bzw. Art der Staubteilchen, da als Fehlerquellen Salzkristalle (von Natrium-, Kalzium-, Eisensalzen) und Ruß (von den Azetylenlampen) in Frage kommen. Um diese Beimengungen zu entfernen, werden die Salzkristalle aus dem Test durch Einwirkenlassen von Salzsäuredampf, die Rußpartikelchen durch vorsichtiges Ausglühen entfernt.

Auf diese Weise werden nun seit Ende 1913 mittels der beiden Methoden regelmäßige Staubbestimmungen in allen Minen vorgenommen. Seit Mai 1914 besteht hierfür die besondere Untersuchungsstelle, welche selbst in allen Minen regelmäßig Proben entnimmt sowie die von den Minen (nach besonderer Vorschrift) übersandten Proben analysiert.

Die neuesten Staubmessungen nach der gravimetrischen Methode ergaben als Mittelwert für den gesamten Goldminendistrikt und alle Arbeitsplätze 5,4 mg im Kubikmeter Luft in Mundhöhe, mit Schwankungen an den verschiedenen Arbeitsplätzen zwischen 9,1 und 4,2 mg. Als hygienischer Standard gilt heute 5 mg je Kubikmeter Grubenluft. In den letzten Jahren wurden nur mehr Gesamtdurchschnittsmengen von rund 1 mg je Kubikmeter Luft beobachtet! — Im Einzelnen wurden nachstehende Durchschnittswerte festgestellt (58 systematische Untersuchungen):

Jahr	General average	Development (vor Ort)	Stopes	Ore bins	Percentage over 5 mg
1915	4,9	6,9	3,4	4,4	27,0
1916	3,9	5,8	2,8	4,0	23,0
1917	3,8	5,4	2,9	4,2	20,0
1918	2,9	4,4	2,1	3,7	13,0
1919	2,4	3,5	1,9	2,9	10,0
1920	2,6	2,9	1,6	2,7	8,0
1921	1,6	2,3	1,2	2,1	4,0
1922	1,6	2,4	1,2	2,2	4,0
1923	1,3	1,9	0,9	1,8	3,4
1924	1,1	1,2	0,7	2,0	2,5
1925	0,9	1.0	0,7	1,6	1,7
1926	1,2	1,1	1,0	1,8	1,1
1927	1,2	1 2	0,9	1,9	1,2
1928	0,8	0,8	0,6	1,3	1,2
1929	1,0	0,8	0,7	2,0	1,9

Die Ergebnisse der Konimeteruntersuchungen, eingeführt seit 1919, sind nachstehende:

Ergebnisse bei verschiedenen Modifikationen; Zahl der Staubteilchen pro Kubikzentimeter Luft.

Methodik. . . .	1. Zählung auf hellem Grund					2. Zählung auf Dunkelfeld				3. Behandlung mit Salzsäure	4. Glühverfahren
Jahr.	1919	1920	1921	1922	1923	1923	1924	1925	1926	1927	1928	1929
Development . .	490	320	211	270	390	620	480	350	310	132	78	165
Stopes	270	165	130	110	180	360	390	260	250	119	62	135
Ore bins . . .	240	160	150	150	190	280	350	250	250	142	105	247
General average.	318	190	160	150	230	380	410	280	270	125	73	159

Die genannte Untersuchungsstelle schließt ihren Bericht mit nachstehenden Sätzen:

„Es mag vielleicht zugegeben werden, daß keine der beiden Methoden der Staubbestimmung, wie sie in Witwatersrand ausgeführt werden, einen Anspruch auf strengste wissenschaftliche Genauigkeit machen kann. Die Fehlerquellen sind derart, daß sie unter Umständen eine solche absolute Genauigkeit illusorisch machen können.

Die gravimetrische (Wäge-) Methode, die alle Größen der in der Luft vorhandenen Staubteilchen erfaßt, vermag wohl im allgemeinen ernste Staubverhältnisse nachzuweisen, doch wesentlich nur durch Ausschlag der großen (im mikroskopischen Sinne) Staubteilchen, während dabei unzählige kleine, aber gefährliche Teilchen von sehr geringem Gewicht nicht zum Ausdruck kommen. Die Schwierigkeit, die gravimetrische Staubprobe in groben (im mikroskopischen Sinne) und feinen Staub zu trennen, ist so groß, daß ihre Lösung auf dem gewöhnlichen praktischen Weg nicht erfolgen kann. Andererseits ist die gravimetrische Methode mit Rücksicht auf die Staubbekämpfung von Nutzen. Die bedeutenden Verbesserungen in den Verhältnissen der Untertagarbeit in den hiesigen Minen lassen sich auf die Erfolge der gravimetrischen Untersuchungen zurückführen. Die Tatsache, daß unter Verwendung dieser Methode, die schon 1914 zur Anwendung kam, der durchschnittliche Staubgehalt in der Minenluft von über 5 mg je Kubikmeter Luft auf ungefähr 1 mg zurückgegangen ist, beweist die Zweckmäßigkeit der gravimetrischen Methode zur Klarstellung schlechter Verhältnisse.

Auch die Konimetermethode hat ihre Fehler, von denen bereits einige erwähnt wurden; sie zeigt uns alle Staubarten, ob dieselben nun gefährlich sind oder nicht; insbesondere sind Verunreinigungen durch Kohleteilchen oder Salzpartikelchen unvermeidbar. Das Ergebnis unser langen und mühevollen Untersuchungen zeigt aber, daß es in Zukunft wohl gelingen werde, mit der Konimetermethode ein Resultat zu erzielen, welches ein genaues Bild von der Menge gefährlichen Staubes in der Minenluft gibt.

Inzwischen dürfen wir wohl sagen, daß bei Anwendung der beiden Methoden Ergebnisse erzielt werden können, die einen brauchbaren Aufschluß über den Staubgehalt in der Minenluft und demzufolge über seine Gefährlichkeit hinsichtlich der Erzeugung von Lungenerkrankungen geben. Wenden wir diese beiden Methoden in dem Bewußtsein an, daß weder die eine noch die andere ganz genaue Resultate ergibt, daß sich dieselben aber ergänzen und der absoluten Genauigkeit weitgehend nähern, und hoffen wir, daß in Zukunft weitere Verbesserungen bezüglich Staubtilgung und Ventilation in den Minen zur Tatsache werden!"

Im Jahre 1929 hat das D. S. D. nachstehende Arbeiten ausgeführt:

Gravimetrische Untersuchungen, selbst entnommen 1 986
Gravimetrische Untersuchungen, von den Minen eingeschickt 21 437
Konimeteruntersuchungen 5 941
Wasseruntersuchungen 52

Außerdem wurde dort ein Unterrichtskurs über Staubbekämpfung und Ventilation veranstaltet, der von 39 Kandidaten besucht war; dieselben mußten sich anschließend einer Prüfung unterziehen.

IV. Der heutige Goldbergbau — Arbeiterfragen — Das Silikosisproblem.

Das Witwatersrandgebiet, das im Süden von Johannesburg gelagerte Goldminengebiet, wird in 4 Distrikte eingeteilt: den Zentral-, Ost- und

Westrand sowie den Nigel-Distrikt, letzterer südöstlich von Johannesburg (bei Springs und Daggafontein).

Heute besteht ausschließlich Untertagbau. Das ganze Gebiet besteht aus einer mächtigen Ablagerungsschicht, die vermutlich aus dem Swazilandgebiet abgeschwemmt wurde. Das Gold findet sich in den sogenannten banket-reefs, im ganzen etwa acht, von denen die drei bedeutendsten das Main-Reef, Main-Reef-Leader und das South-Reef sind[1]. Sie streichen in Ost- und Westrichtung in einer Längenausdehnung von über 100 Meilen. Merkwürdigerweise hört das Reef an einer Stelle im Osten plötzlich auf (bei Bocksburg-Germiston), um nach einigen Kilometern wieder zu erscheinen.

Die Reefs bestehen aus dichtem Konglomerat von Quarziten (Kieselsteine mit einem mittleren Durchmesser von 2—3 cm), welche durch eine harte kieselige Masse, eine Silizium und Eisenpyrite enthaltende Zementschicht miteinander verbunden sind. Die Mächtigkeit dieser goldführenden Schichten, die sich durch ihre schwarzweiße Sprenkelung deutlich vom homogenen Gebirge abheben, variiert von einigen Zoll bis zu 6, 10 und selbst mehr Fuß; die Lager verlaufen in der Hauptsache in der gleichen Richtung wie die anschließenden Schichten des Nebengesteins, welches als ein harter verkieselter Quarzitsandstein bezeichnet werden kann. Gelegentlich ist auch das Nebengestein noch etwas goldhaltig.

Im Zentrum und auf der Westseite ist der Schichtencharakter oberhalb und unterhalb des Reefs so ziemlich der gleiche. Anders dagegen am fernen Ostrand, wo das Liegende von feinerem Korn und weniger kieselhaltig ist; es wird als footwall shale (Schieferton) bezeichnet.

Das Gold liegt in den Quarzkonglomeraten in feinster Verteilung und ist im allgemeinen mit bloßem Auge auf den Bruchstellen nicht sichtbar. An wenigen Stellen ist jedoch der Goldgehalt so stark, daß er mit dem Auge leicht erkennbar ist; ich sah einige Stücke aus einer Ostrandmine, welche in weißem Quarz nahezu bleistiftdicke massive Goldadern enthielten.

Das Nebengestein ist ausgezeichnet durch seinen hohen Gehalt an freier Kieselsäure.

SiO_2-Gehalt	Ostrand %	Zentralrand %	Westrand %
Im Hangenden . .	94,62	76,27	86,18
Im Reef	88,54	86,22	88,86
Im Liegenden . .	62,13	76,27	86,18

In Tausenden von Staubproben des Chamber of Mines Laboratoriums wurde im Mittel 80,69% SiO_2 bestimmt. — Andere Bestandteile sind Al_2O_3, im Mittel 8,58%, schwankend zwischen 15,24 und 2,37% — dann Fe_2O_3, FeS_2, CaO, MgO.

Das Umgebungsgestein des Reefs enthält zahlreiche wertvolle Mineralien einschließlich Osmiridium und, als Kuriosität, Diamanten; das am häufigsten vorkommende Mineral aber ist der Schwefelkies (Pyrite),

---

[1] Johannesburg liegt auf einigen Reefs, die aber nicht abbauwürdig sind.

wechselnd je nach Lage zwischen 1% bis etwa 5%; im Mittel also ungefähr 3%.

Die ganze Umgebung von Johannesburg (mit Ausnahme der Nordfront) ist unterminiert; häufig finden Zusammenbrüche der alten Abbaue statt, die mit mächtigem unterirdischem Getöse und Erschütterungen der Gebäude verbunden sind; man glaubt ein Erdbeben erlebt zu haben (während unseres 14tägigen Aufenthaltes mehrmals). Die auch in nächster Nähe der Stadtgrenze gelegenen riesigen Halden von ausgewaschenem Quarzsand bilden in der Trockenperiode bei stärkerem Wind eine unangenehme Belästigung für die angrenzenden Stadtteile, die dann in eine dichte Atmosphäre feinsten Quarzstaubes eingehüllt werden.

Südafrika ist heute das größte Goldproduktionsgebiet der Welt. Die Goldproduktion betrug (in engl. Pfund):

	1928	1929
Witwatersrand .	42 083 060	42 395 374
Ganz Transvaal .	44 000 519	44 236 141

Die Zahlen des Jahres 1929 stellten Rekordziffern dar! Es bestanden gegen Ende 1929 33 Minengesellschaften, die in diesem Jahre rund 35 Millionen Tonnen Erz förderten.

Was die Randminen allein betrifft, so betrug die Goldproduktion im Jahre 1929 nahezu 10 Millionen (9 896 754 ounces Gold, 1 ounce = 28,35 g) im Wert von rund 43 Millionen Pfund, extrahiert aus 30,5 Millionen Tonnen Erz. Die Erztonnage der Randminen in 1 Monat ist so groß wie die gesamte Jahresausfuhr aus den Häfen von Kapstadt, Mosselbay, Port Elizabeth und Eastlondon. Die bisherige Gesamtproduktion der Randgoldminen von 1885/86 bis anfangs 1930 betrug über 730 Millionen Tonnen Erz mit einem Goldwert von 1012 Millionen Pfund, aller Transvaalgoldminen 1040 Millionen Pfund[1].

Die mittlere Teufe der Randminen betrug 800—1000 m, der tiefste Schacht, der Turf Incline shaft der Village Deep, Ltd., 7638 Fuß (= 2330 m). Dort betrug die Temperatur rund 100° F (= 37,7° C); sie konnte durch künstliche Ventilation auf 85° F (= 29,5° C) heruntergebracht werden.

Die Tiefen-Temperaturen sind im Randminengebiet abnorm

---

[1] Das Gold hat als Grundlage der „Goldwährung" bisher den Weltwirtschafts-Standardpreis von 2790 RM. pro kg. Eine Erschütterung dieses Preises wäre wohl von katastrophalen weltwirtschaftlichen Auswirkungen! Die gegenwärtige Weltgoldproduktion beträgt je Jahr etwa 405 Mill. Dollar, wird aber voraussichtlich im Jahre 1935 auf 381 und im Jahre 1940 auf 314 Mill. Dollar gesunken sein — infolge Steigens der Gestehungskosten (Löhne, Maschinen) und der technischen Schwierigkeiten.

Die Weltgoldproduktion betrug im Jahre 1928 rund 19 500 000 Unzen. Daran waren beteiligt (in Unzen):

Südafrikanische Union mit 10 354 264	Mexiko . . . . mit 704 500
V. St. v. Nordamerika. „ 2 194 295	Südrhodesien . . . . . . „ 576 112
Kanada . . . . „ 1 891 050	Britisch-Indien . . . . . „ 375 893
Australien . . . . . . „ 583 853	Andere Länder (bs. Sibirien) „ 2 820 028

„Auf den Goldfeldern ist es eine Ernte ohne Nachwuchs, die wir einheimsten, und ihr Ende wird kommen. Dann wird das Gold wohl noch lange fortfahren, die Zierde der Wohlhabenden zu sein; aber es wird aufhören, das allgemeine Tauschmittel der Welt zu sein" (Alexander von Humboldt).

günstig. Während man im allgemeinen mit einer geothermischen Tiefenstufe von 33 m rechnet, d. h. mit einer Temperatursteigerung um je 1° C bei etwa 33 m Tiefenzunahme, betragen die geothermischen Tiefenstufen dort 80—120 m. Die Messungen in dem genannten tiefsten Schacht ergeben nachstehende Temperaturen:

bei 1760 m rund 33° C	bei 2000 m rund 35° C
1940 „ „ 34,5° C	2100 m „ 35,5° C

Überdies sind allenthalben reichlich Ventilatoren eingebaut, zum Teil in riesigen Ausmaßen. So steht in einer der Randminen wohl der größte Ventilator der Welt mit einer Minutenförderung von rund 25400 cbm (900000 Kubikfuß) Luft; die Kosten betrugen über 3 Millionen RM. (155000 Pfund).

Die Gesamtlänge aller Schächte und Stollen beträgt etwa 4000 Meilen, d. h. die Länge des afrikanischen Kontinents. Beschäftigt waren in den Randminen 1929 durchschnittlich:

	Unter Tag	Über Tag	Insgesamt
Weiße Arbeiter. .	10 485	9 049	19 534
Farbige Arbeiter .	145 585	40 263	185 848
Sa.:	156 070	49 312	205 382

Ende Dezember 1929 waren vorhanden 21 448 Weiße und 184 655 Farbige; Mitte 1930 22 000 Weiße und 200 000 Farbige. Die Arbeiterschaft hat sich in den letzten 14 Jahren mehr als verdoppelt.

Löhne wurden im Jahre 1929 bezahlt an Weiße rund 8 Millionen Pfund, an Farbige rund 6,5 Millionen Pfund. Insgesamt leben von den Randminen eine Viertelmillion Weiße und 1 Million Farbige. Die jährlichen Abgaben an den Staat betragen über 2 Millionen Pfund.

Über Verarbeitung, Ertrag und Gewinn gibt nachstehende Tabelle Auskunft:

Jahr	Verarbeitete Tonnen Gestein	Ertrag insgesamt £	Ertrag pro Tonne sh	Ertrag pro Tonne d	Bearbeitungskosten insgesamt £	Bearbeitungskosten pro Tonne sh	Bearbeitungskosten pro Tonne d	Gezahlte Löhne £	Gezahlte Dividenden £
1887	25 000	729 715	—		—	—		—	—
1890	702 825	1 735 491	49	4	1 480 940	42	$1^1/_2$	—	254 551
1895	3 456 575	7 840 779	45	4	5 793 927	33	5	—	2 046 852
1900[1]	692 000	2 484 247	—		2 590 523	—		—	—
1905	11 160 422	19 921 658	35	10	15 237 309	23	6	—	4 754 349
1910	21 432 541	30 703 912	28	6	19 887 807	17	7	8 098 034	8 876 085
1915	28 314 539	37 264 992	26	3	24 657 659	17	5	13 655 373	7 519 416
1920	24 096 277	42 273 637	35	3	30 814 861	25	8	17 463 281	8 275 708
1925	28 303 108	39 501 789	27	11	27 082 010	19	2	13 918 548	8 157 917
1927	29 133 717	41 113 439	28	3	28 493 127	19	7	14 737 241	7 987 525
1928	30 045 000	42 083 060	28	0	28 750 000	19	9	15 389 639	7 980 000

[1] Burenkrieg.

Im Jahre 1929 betrugen die

Einnahmen der Gesellschaften . .	42 297 268	Pfund
Ausgaben der Gesellschaften . . .	29 819 536	„
Profit	12 477 732	Pfund
Verteilte Dividenden	8 085 018	„

Das gebrochene und bereits in der Grube vorsortierte Erz kommt in die in unmittelbarer Nähe der Gruben befindlichen Aufbereitungsanstalten, in denen es nochmals sortiert und gewaschen, gebrochen, gestampft, zu einem feinsten Schlamm gemahlen wird. Die Goldgewinnung selbst wird in den verschiedenen Minen auf verschiedene Weise vorgenommen, zum Teil getrennt nach Sand und Schlamm. Der Sand kommt in offene große runde Behälter, wo er etwa 14 Tage lang mit Zyankalilösung extrahiert bzw. durchgewaschen wird. Die Lösung wird dann abgezogen, der extrahierte Sand kommt auf Halden. Der Schlamm wird zunächst entwässert und gelangt dann ebenfalls in offene Tanks mit Zyankalilösung, wobei er mit Preßluft durchgerührt wird; sodann wird der extrahierte Schlamm in Filterpressen abfiltriert und auf die Halden gebracht. Die beiden goldhaltigen Zyankalilösungen werden nun langsam mit kleinsten Mengen von Zinkstaub versetzt, wobei das Gold als schwärzlicher Schlamm ausfällt, während der Rest von Zink mit Schwefelsäure entfernt wird. Der Goldschlamm kommt durch Filterpressen, wird kalziniert und mit verschiedenen Oxydationsmitteln versetzt, geröstet, schließlich nach Abscheidung von der Schlacke in Barren gegossen. In einem anderen Betrieb sah ich noch die Abscheidung des Goldes aus dem Schlamm mittels Flotteure; hier wurden nur die ablaufenden Wässer noch mit Zyankali behandelt. Außer Zinkstaub wurde zum Teil noch Zinkwolle (fein geschnittene Zinkstreifen) zum Ausfällen verwendet. — Aus 1 t Erz werden 0,325 ounces Gold = 19 sh 9 d, also rund 20 RM gewonnen[1].

Alles in den Randminen gewonnene Gold kommt in die von der Chamber of Mines eingerichtete Zentralraffinerie in Germiston (Vorort von Johannesburg), von hier an die Reservebank in Johannesburg, von welcher aus die ganze Welt beliefert wird.

Ich hatte Gelegenheit 2 Grubenfahrten zu machen, und zwar in der „Crown-Mine“ und in der „Geduld-Mine“. Auf der „Crown-Mine“ ging die Fahrt auf 2000 m Tiefe in 3 Absätzen; hier fanden sich riesige Maschinenanlagen unter Tag; Grubenwasser ist hier nicht vorhanden. Die klimatischen Bedingungen auf der 2000-m-Sohle waren: Temperatur 86° F (= 30° C); relative Feuchtigkeit 90%.

Auf der „Geduld-Mine“ ging die Fahrt auf die 1000-m-Sohle. Diese Grube hat etwas Wasser und entsprechende Pumpanlagen. Aus dem gleichen Grunde wird die Verwendung von Holz zum Ausbau möglichst vermieden und durch Säulen aus Betonscheiben ersetzt; zwecks besserer Elastizität sind oben zwischen den Säulen und dem Felsdach Holzkeile eingeschlagen. Außer größerer Haltbarkeit und geringerer Kosten (Holz ist teuer, daher Pflanzung von Eukalyptuswaldungen in der Umgebung) ermöglichen diese Betonpfeiler bessere Grubenluft, da faulendes Holz kaum vorhanden ist. — In einem niederen Abbau, 90 cm hoch und etwa 20 m vom nächsten großen Stollen entfernt, betrug die Temperatur 77° F (= 25° C), die relative Feuchtigkeit 90%; an dieser Stelle war sehr stickige, sauerstoffarme Luft!

---

[1] Aus etwa $^3/_4$ cbm Erz wird eine Goldmenge von der Größe etwa eines Uniformknopfes gewonnen, während Gold von der Größe eines Hirsekornes noch verlorengeht.

In beiden Gruben bestanden umfangreiche Ventilationseinrichtungen; zum Teil waren riesige Ventilatoren vom Umfange der Lichte des ganzen Stollens in den Stollen eingebaut; in einem anderen Teil wurde ein zur Zeit unbenützter Schacht zur Ventilation eingerichtet. Die Belüftung der Arbeitsplätze erfolgte durch transportable Blech- und Zelttuchlutten. In beiden Minen sind die Räume am Schacht und die Hauptstollen weiß gekalkt. Die Schachtplätze und Hauptstollen haben elektrische Beleuchtung. Da Schlagwetter usw. unbekannt sind, wird mit offenem Karbidgeleuchte gearbeitet, auch das Rauchen ist gestattet.

Die Naßarbeit erfordert für die Minen umfangreiche Wasserzuleitungsanlagen. In der 2. Mine war noch eine besondere Trinkwasserleitung vorhanden.

Daß nur mehr mit Bohrern mit zentraler Wasserzufuhr gearbeitet werden darf, daß während des Sprengens und nachher Wassersprays zum Niederschlag von Staub und Gasen verwendet werden müssen, daß das Material vor dem Wegschaufeln angefeuchtet werden muß, wurde bereits erwähnt. Im übrigen werden alle Arbeitsmethoden des modernen Bergbaues angewendet, u. a. Schüttelrinnen, scrubber (mit Preßluftantrieb) usw. Der Vortrieb am Development end beträgt je Schicht etwa $2^1/_2$ m.

Der Verbrauch an Bohrern ist bei dem harten Material außerordentlich groß. Die Schmieden sind daher meist sehr umfangreich und sehr modern eingerichtet (mit Preßluftpressen und -hämmern, usw.).

Als Ausrüstung trugen die Leute der einen Mine flache „Helme" aus Papier-Mache, in der anderen Mine nur Mützen oder alte Hüte. Das Tragen von Lederstiefeln ist allgemein vorgeschrieben; die Stiefel werden von den Minen zum Selbstkostenpreis geliefert.

Verbandstationen waren in beiden Minen über und unter Tag in entsprechender Zahl und Ausrüstung vorhanden, ausgestattet mit sterilen Einzelverbänden verschiedener Größe, mit den notwendigen Hilfsmitteln und Medikamenten, Sauerstoffapparaten, mit zahlreichen Schleifbrettern mit aufgeschnallten Verbandskästen und Wolldecken. Auf der Crown-Mine wurde in einem Verbandsraum der Tiefsohle ständig Eis bereitgehalten gegen eventuellen Hitzschlag (insgesamt waren im letzten Sommer im gesamten Minengebiet 16 Fälle von Hitzschlag bekannt geworden).

Latrinen waren anscheinend in entsprechender Anzahl unter Tag verteilt, getrennt für weiße und schwarze Arbeiter, sauber gehalten, Raum und Umgebung gekalkt, der Boden mit Salz bestreut (gegen Hakenwurmlarven).

Über Tag stehen Umkleide- und Waschräume, Aborte hinreichend zur Verfügung, selbstverständlich getrennt für weiße und schwarze Arbeiter. Die Einrichtungen für Weiße entsprechen genau den bei uns üblichen; zum Teil werden die Kleider an die Decke hochgezogen. Für die Natives sind zum Teil große gedeckte Hallen und Duscheräume vorgesehen. Vor der Einfahrt wird von manchen Minen Tee oder Kakao verabreicht.

Die Arbeitszeit in den Minen beträgt 8 Stunden, wozu noch die Zeiten für Ein- und Ausfahrt kommen (meist bis zu 2 Stunden). Gearbeitet wird in 2 Schichten. Wie bereits erwähnt, wird in der Tagschicht die hauptsächliche Arbeit getan, d. h. gebohrt und abgefahren — am Schluß der Tagschicht, gegen 2 Uhr, wird gesprengt. Einige Stunden später, etwa 6 Uhr, tritt die Nachtschicht an, welche das weggesprengte Material abräumt und nachreißt, die Zimmerung und Ventilation in Ordnung bringt, Reparaturen macht und dergleichen mehr.

Der Unfallschutz wird durch einen besonderen Ausschuß der Chamber of Mines (The Prevention of Accidents Committee) besorgt; seiner fleißigen Tätigkeit wird das Sinken der Unfälle während der letzten Jahre zugeschrieben. Trotz des erhöhten Risikos durch die Tausende von unbeholfenen und ungeübten, stets wechselnden Schwarzen ist die Zahl der tödlichen Unfälle in Witwatersrand niedriger als z. B. in den Goldminen von Westaustralien oder in den Metallminen der Vereinigten Staaten von Nordamerika. Im Jahre 1929 war die Hauptursache (37%) der tödlichen Unfälle „Einsturz", an 2. Stelle standen „Sprengstoffe".

Die Unfallschutzpropaganda besteht in Verteilung einer monatlichen Druckschrift „The Reef" in über 7000 Exemplaren, ferner von Sonderblättern über Unfallverhütungsfragen; auch bunte Unfallverhütungsbilder, meist der Auffassung und dem Geschmack der Natives entsprechend, ferner Warnungsplakate in den verschiedenen Eingeborenensprachen sind an entsprechenden Stellen überall angeschlagen.

Für die Natives wurde ferner im letzten Jahre ein illustriertes „Büchlein für 1. Hilfe" verfaßt und in Tausenden von Exemplaren verteilt. Rund 2000 Europäer und über 4000 Natives wurden im Laufe des Jahres in „1. Hilfe" unterwiesen (seit Einführung dieses Unterrichts im Jahre 1922 rund 22000 Natives).

Den Minen mit dem günstigsten Unfalljahresabschluß wird ein Ehrenschild (Safety Shield) verliehen.

Die Zahl der tödlichen Unfälle betrug pro 1000 Arbeiter:

Jahr	Unter Tag		Über Tag		Total	
	Weiße	Natives	Weiße	Natives	Weiße	Natives
1909	8,32	7,22	0,90	1,54	4,07	5,17
1919	2,40	3,22	0,28	0,79	1,26	2,56
1928	2,47	2,74	0,81	1,21	1,51	2,32
1929	2,94	3,29	0,31	1,08	1,54	2,70

Während der letzten 15 Jahre wurden rund 4000 Leben erhalten — trotz Zunahme der Teufen und der geförderten Tonnen.

Wenn wir im folgenden die derzeitigen sozial-hygienischen Verhältnisse der Minenarbeiter näher erörtern wollen, so müssen wir hierbei streng die weißen Arbeiter und die Natives auseinanderhalten.

Weiße Arbeiter.

Die Anzahl der im Jahre 1929 beschäftigten Weißen betrug, wie erwähnt, rund 20000. Es handelt sich hier durchweg um „gelernte"

Arbeiter (Bergleute, Handwerker) — während weiße ungelernte Arbeiter im Hinblick auf die Konkurrenz der Natives nicht in Frage kommen. Die Löhne sind hoch, etwa 21—25 sh. je Schicht für Untertagarbeit[1]. Das Durchschnittseinkommen eines weißen Minenarbeiters betrug Ende 1928 rund 375 Pfund (7500 RM.), wobei die Arbeiter unter Tag mehr, über Tag weniger bezogen. Die Löhne sind seit dem Jahre 1922 (verlorener Streik von 26000 weißen Arbeitern, der unter Verlust von 200 Toten niedergeschlagen wurde) von 8,3 sh. auf 5,1 sh. je verarbeitete Tonne Erz heruntergesetzt worden.

Jeder weiße Arbeiter muß sich vor der Aufnahme beim Miners Phthisis Medical Bureau untersuchen lassen. Die Aufnahmeuntersuchung (initial certificate) muß bestätigen, daß der Bewerber frei von allen Krankheiten der Atmungsorgane ist und auch sonst für die Untertagarbeit geeignet ist. Auch die in den Pochwerken usw. Tätigen müssen sich der Untersuchung unterziehen. Dieses Zertifikat ist zunächst für $^1/_2$ Jahr gültig; es hat Kartenform und trägt die Photographie und Unterschrift des Inhabers. Die Auswahl der Leute ist ziemlich streng; beispielsweise wurden unter 8122 Untersuchten 43,3% zeitweise, 18,6% ganz zurückgewiesen. Das Ziel ist die Schaffung einer neuen Generation von weißen Untertagarbeitern, die bisher noch nicht unter Tag gearbeitet hatten und die beim Arbeitsantritt vollkommen gesund befunden wurden. Diese „New Rand Miners" datieren ab 1. August 1916. Nach Ablauf der halbjährigen Gültigkeit bekommt der Inhaber des Zertifikats die Aufforderung zur periodischen Nachuntersuchung. Zweck derselben ist, möglichst frühzeitige Erkennung einer „entschädigungspflichtigen" Erkrankung der Staubgefährdeten, also der unter Tag und in den Pochwerken usw. Beschäftigten. Leute, die länger als 2 Jahre außer Betrieb standen, müssen sich einer neuerlichen Aufnahmeuntersuchung unterziehen. Das Zeugnis der periodischen Untersuchung ermächtigt zur Fortsetzung der Arbeit — die Verweigerung des Zeugnisses schließt von allen Arbeiten aus. Wird das Vorliegen bzw. der Beginn einer der drei zu entschädigenden Krankheitsformen (einfache Silikosis, einfache Tuberkulose oder Tuberculo-Silicosis) festgestellt, so muß der Betreffende sofort die Arbeit unter Tag aufgeben; tut er das nicht, so verwirkt er auf Lebenszeit alle Entschädigungsansprüche für Verschlechterung nach jenem Feststellungstag (1927/28 waren es 144 Weiße, welche trotz festgestellter Silikosis weiter arbeiteten).

Bei der periodischen Nachuntersuchung wird zuerst die Identifikationsphotographie gemacht, dann Gewicht und Körpergröße bestimmt; sodann erfolgt die Röntgenphotographie und die klinische Untersuchung; letztere eventuell durch 2 Ärzte, worauf die Beurteilung durch Kollegialbescheid der anwesenden Ärzte erfolgt. Eventuell wird eine 3tägige Beobachtung auf einer angegliederten Beobachtungsstation vorgenommen.

---

[1] Im Verhältnis der Gesamtarbeiterzahlen zu den Gesamtlohnsummen trifft im Jahre 1929 auf einen Weißen rund 400 Pfd. — auf einen Native 22 Pfd. Lohn. Weiteres vgl. S. 184ff.

Für Weiße, die nur zeitweilig unter Tag zu tun haben, so für Mechaniker, Reparaturarbeiter usw. werden sogenannte Spezialzertifikate ausgestellt. Auch diese Leute werden halbjährig untersucht.

Jetzt kommen immer mehr „New Rand Miners" zur Einstellung; ihre Zahl beträgt schon über 8300 (= 54% der weißen Belegschaft) und wächst von Jahr zu Jahr. Bis heute sind noch über 5000 alte Miners vorhanden; dies muß für die nächsten Jahre berücksichtigt werden. Bei den alten Miners betrug die Silikosisanfälligkeit innerhalb der letzten 10 Jahre 5%, bei den neuen Miners 1,3%. Die Dauer der Untertagarbeit betrug bei diesen „New Miners-Silikotikern" über 12 Jahre gegen 6 Jahre früher; von 270 Fällen, die im letzten Jahre entdeckt wurden, hatten 90% ihre Arbeit schon vor dem August 1916 begonnen, also noch in der alten Zeit! —

Was die Zahl der Silikosis bzw. Tuberkulo-Silikose betrifft, so liegen seit den Jahren 1916/17 genauere Aufzeichnungen vor. In diesen 12 Jahren wurden durch die periodischen Untersuchungen festgestellt:

4362 Fälle von einfacher Silikosis,
382 Fälle von Tuberkulose und Silikose,
409 Fälle von einfacher Tuberkulose.

Die einfache Silikose ergab einen jährlichen Anfall von 363 Fällen bei rund 13600 Miners = 2,66%.

Nachstehende Tabelle zeigt den Rückgang der Silikosefälle in den letzten 4 Jahren:

Jahr	Jährliche Neuerkrankungen		Entschädigte Todesfälle
	(pro 100)	(absolut)	
1925/26	3,9	497	530
1926/27	2,7	366	379
1927/28	1,9	283	148
1928/29	1,8	275	113

Nach 10jähriger Arbeitsdauer betrug die Häufigkeit der jährlichen Neuerkrankungen:

1917/20 = 8,94 %,   1920/23 = 5 %,   1928/29 = 2,55 %.

Man erkennt daraus sinnfällig die Auswirkungen der verschiedenen Bekämpfungsmaßnahmen, besonders der Staubverhütung.

Über die bis zum Eintritt der Invalidität geleistetenArbeitsjahre unter Tag sowie über das Durchschnittsalter bei der Invalidisierung gibt nebenstehende Tabelle, welche die Jahre 1920—29 umfaßt, Auskunft.

Demnach hat sich die Aktivitätsperiode wesentlich verlängert; das Durchschnittsalter bei der Invalidisierung muß natürlich individuell schwanken, doch zielt die laufende ärztliche Überwachung darauf hin, die Erkrankten möglichst frühzeitig zu erfassen und zu invalidisieren. Das durchschnittliche Sterbealter lag bei den in Südafrika Geborenen bei 43,10 Jahren, bei den übrigen Weißen bei 45,78 Jahren.

Soziale Fürsorge: Bei Erkrankungen oder Verletzungen wird der Lohn bis zu 3 Monaten als freiwillige Leistung der Minen weiterbezahlt; die Aufwendungen hierfür betrugen im Jahre 1926 = 365930 Pfund.

Jahr	Dienstzeit in Jahren unter Tag						Insgesamt
	10 Jahre u. mehr	8 bis 10 Jahre	6 bis 8 Jahre	4 bis 6 Jahre	2 bis 4 Jahre	unter 2 Jahren	
1. Von Hundert:							
1920—21	10,53	21,05	15,79	15,79	21,05	15,79	100
1921—22	75,00	—	12,50	12,50	—	—	100
1922—23	—	—	33,34	16,66	50,00	—	100
1923—24	7,70	—	30,77	15,38	15,38	30,77	100
1924—25	36,84	13,16	23,68	7,90	7,90	10,52	100
1925—26	33,33	18,53	22,22	11,11	—	14,81	100
1926—27	4,55	9,09	18,18	27,27	31,82	9,09	100
1927—28	—	5,88	17,65	17,65	35,29	23,53	100
1928—29	14,29	—	14,29	21,43	21,43	28,56	100
2. Durchschnittsalter in Jahren:							
1920—21	47,00	46,50	43,00	40,33	50,25	43,66	45,36
1921—22	48,17	—	48,00	50,00	—	—	48,27
1922—23	—	—	50,00	47,00	36,33	—	42,66
1923—24	52,00	—	45,25	36,00	40,00	54,00	42,77
1924—25	33,10	38,00	40,44	39,33	48,00	55,50	42,14
1925—26	49,11	41,02	41,00	42,67	—	51,26	45,44
1926—27	36,00	46,00	40,75	47,17	43,86	48,50	44,45
1927—28	—	40,00	46,00	44,66	44,83	47,75	45,41
1928—29	37,50	—	45,00	45,16	37,33	45,00	42,43

Für Krankenhausbehandlung der weißen Bergarbeiter stehen besondere Abteilungen des Allgemeinen Krankenhauses Johannesburg zur Verfügung, wofür die Minen 17500 Pfund gespendet haben. Jede Mine hat ferner für die weißen Arbeiter und Angestellten nebst Angehörigen eine Benefit Society für Krankenhilfe. Überdies haben die weißen Minenarbeiter auch seit 1894 eine eigene Unfallversicherung auf Gegenseitigkeit: The Rand Mutual Assurance Co.

Die Chamber of Mines besitzt auch 2 Sanatorien für die weißen Bergleute (The Transvaal Miners Phthisis Sanatoria) in Springkell (seit 1911) und in Wedge Farm (seit 1918). Im Verlauf des Berichtsjahres 1928/29 waren untergebracht in Springkell 239 — in Wedge Farm 125 Miner; am 31. Dezember 1929 war der Bestand in Springkell 86 (darunter 27 Nicht-Bergleute, die von anderen Stellen überwiesen worden waren) — in Wedge Farm 50 Patienten. Die Patienten erhalten dort vollkommen freie Station (und kleines Taschengeld), ärztliche Behandlung und Heilmittel. Die Geldaufwendungen betrugen für das Berichtsjahr 1928/29 für Springkell 19611 Pfund — für Wedge-Farm 7373 Pfund, insgesamt also 26984 Pfund. Von den Kosten wurden getragen für Springkell 5000 Pfund von der Regierung, 10554 Pfund von der Minenindustrie, der Rest von den anderen Stellen — für Wedge-Farm je die Hälfte vom Miners Phthisis Board und von der Minenindustrie. Die Bau- usw. Kosten betrugen 70000 Pfund — die bisherigen Gesamtaufwendungen beliefen sich auf 350900 Pfund.

Ich hatte Gelegenheit das Sanatorium Springkell, etwa 30 km nordöstlich von Johannesburg, zu besichtigen. Das Sanatoriumsgebäude, einstöckig, mit vorgelagerten breiten Terrassen (gegen Norden; wir befinden uns südlich des Äquators!) bietet einen hübschen weiten Blick in ländliche, wellige Landschaft. Das Sanatorium enthält 120 Betten, verteilt in kleinen 2—4 bettigen Zimmern, daneben Speise-, Lese- und Billardzimmer, Theaterhalle. Zur Zeit des Besuches waren etwa 70 Betten belegt, etwa zur Hälfte mit leichteren Fällen von Siliko-Tuberkulose, zur Hälfte mit schweren, fortgeschrittenen Fällen. Das Arzthaus steht in etwa 200 m Entfernung im Vorgarten. Im rückwärtigen Teil des Gartens befinden sich zerstreut kleine Häuschen mit Werkstätten je für Schuster, Schneider, Sattler, Schreiner, Kunstgewerbler, Mechaniker. Die Werkstätten sind für „Arbeitslustige" bestimmt und werden mit Eifer und Begeisterung benützt; die Leute sagten übereinstimmend, daß sie sich erst wohlfühlten, seitdem sie eine Beschäftigungsmöglichkeit haben. Der Aufenthalt im Sanatorium dauert meist 2—4 Monate, vielfach aber länger; die schweren Fälle bleiben bis zum Tod.

Von weiteren Wohlfahrtseinrichtungen sind zu nennen: Die Urlaubsgewährung bei Weiterbezahlung des Lohnes; Untertagarbeiter mit 1—2 Jahre Tätigkeit erhalten 14 Tage, mit 2—3 Jahre Tätigkeit 21 Tage Urlaub — mit mehr als 3jähriger Tätigkeit erhalten 28 (aufeinanderfolgende) Tage Urlaub, von denen die Wochentage voll bezahlt werden, doch nicht mit mehr als 22 sh im Tag. Übertagarbeiter können 14 Tage Urlaub beanspruchen.

Zur Sportpflege dienen Einrichtungen für Cricket, Fußball, Golf, Tennis, Schwimmen usw. Ferner stehen Büchereien und Leseräume zur Verfügung. Auch Werkswohnungen sind fast auf jeder Mine vorhanden; eine moderne Wohnung mit 3 Räumen, Küche, Bad, Garten wird beispielsweise für 110 sh Monatmiete zur Verfügung gestellt (die Miete wäre auf dem allgemeinen Wohnungsmarkt 50—100% höher!).

Schließlich seien noch die Schulen für Minenlehrlinge genannt; es bestehen zur Zeit drei solche Schulen, in denen 500 junge Leute unter geeigneter Aufsicht zu künftigen Bergarbeitern ausgebildet werden. Die Jahresausgaben für diese Schulen betragen 88000 Pfund, von denen die Regierung 11000 Pfund, die Minen den Rest von 77000 Pfund stellen.

Eines der wesentlichsten sozial-medizinischen Probleme für den weißen Minenarbeiter ist die „Compensation", d. h. Entschädigung für die durch Staublungenerkrankung bzw. Tuberkulose verursachte Einbuße an Arbeitsfähigkeit. Dabei gilt als Miner jedermann, der im Monat mehr als die halbe Zeit unter Tag arbeitet, oder der in einem Pochwerk (crusher) tätig ist. Die „Entschädigung" hat im Laufe der Jahre zahlreiche Wandlungen durchgemacht von einer einmaligen freiwilligen „Spende" bis zum Rechtsanspruch auf Pension oder Abfindung, Hinterbliebenenrente, Fürsorgemaßnahmen usw., gestaffelt nach dem Grade der Erwerbsbeschränkung.

Die ersten Anfänge der Entschädigung gehen zurück auf das Jahr 1911 (Miners' Phthisis Allowances Act Nr. 34 of 1911). Hierdurch wurde eine Stelle (eben der Miners Phthisis Board) geschaffen, welche nach eigenem Gutdünken („in the absolute discretion") weißen Arbeitern europäischer Abstammung, die in den Randgoldminen beschäftigt waren, bei teilweiser oder ganzer Arbeitsunfähigkeit bzw. deren Hinterbliebenen im Todesfalle infolge Miners Phthisis eine Entschädigung gewähren konnte. Hierfür stand eine bestimmte Summe zur Verfügung, die entsprechend verteilt wurde. Die Hinterbliebenen erhielten nur dann eine Entschädigung, wenn vorher schon der Mann bzw. Vater usw. eine solche bekommen hatte. Miner, die bereits außerhalb der Südafrikanischen Union lebten, waren ausgeschlossen. Die ärztliche Untersuchung und Begutachtung erfolgte durch Miners Phthisis Medical Commission. Die Entschädigung war begrenzt auf 250 Pfund im ganzen, manchmal wurde auch weniger bezahlt (100—250 Pfund), oder es wurden kleine Renten für einige Monate, je etwa 8 Pfund bezahlt, oder eine einmalige Summe von 15—20 Pfund, um die Heimreise und Bezahlung der Schulden zu ermöglichen.

Der Miners Phthisis Act Nr. 19 of 1912 setzte fest: Für Primärstadium 8 Pfund monatliche Rente für eine Zeit von nicht über 12 Monate (also 96 Pfund je Jahr) — für Sekundärstadium eine Abfindung von nicht über 400 Pfund zwecks Heimreise, Ankauf einer Farm, eines Geschäfts usw. Bei Verschlimmerung, d. h. Übergang vom primären zum sekundären Stadium wurden 304 Pfund (400—96 Pfund) nachbezahlt. Voraussetzung war der Nachweis von mindestens vier unmittelbar vorhergegangenen Arbeitsjahren in einer Goldmine unter Tag oder wenn der Bewerber in dieser Zeit nur weniger als 2 Jahre beschäftigt war, ein spezieller Nachweis über die Entstehung seines Lungenleidens. Die Begutachtung erfolgte durch 2 (eventuell 3) Mines Medical Inspektors, bei den außerhalb der Union Wohnenden durch die dortigen Amtsärzte. — Hinterbliebene eines verstorbenen Minerrentners bekamen eine Abfindung von 400 Pfund, abzüglich der bereits an den Rentner selbst bezahlten Beträge, zahlbar in Raten — Hinterbliebene eines verstorbenen Miners, der noch keine Rente bekam, erhielten die 400 Pfund ganz, zahlbar in Raten. Nach eigenem Ermessen konnte der Board außerdem einen Zuschuß bis zu 20 Pfund geben für ärztliche Behandlung und Sterbegeld.

Durch die Ergänzung vom Jahre 1914 wurde auch für das Primärstadium eine Abfindung vorgesehen, und zwar nicht über 200 Pfund. — Die Rentner aus früherer Zeit konnten unter gewissen Bedingungen eine entsprechende Aufbesserung bekommen, ebenso Hinterbliebene! Voraussetzung war eine ärztliche Aufnahmeuntersuchung bei Arbeitsantritt. Die Kosten wurden aufgebracht durch Lohnabzüge in Höhe von $2^1/_2\%$ des Lohnes sowie durch Beiträge der Betriebsleitungen, welche in den beiden ersten Jahren (bis 1914) 5%, später $7^1/_2\%$ der Lohnsumme für die Untertagarbeiter betrugen. Außerdem wurde ein Betrag von 10 000 Pfund vorgesehen für freiwillige Unterstützung von Hinterbliebenen aus der Zeit vor Inkrafttreten des Entschädigungsgesetzes.

Rentenanträge wurden 1912—1916 insgesamt 6 472 gestellt, fast genau zur Hälfte in jeder Erkrankungsgruppe. Der jährliche Zuwachs an Rentenbewerbern wurde damals mit etwa 800—900 Mann berechnet.

In weiteren Novellen (1916, 1917, 1918) wurde die Entschädigungsrate für das 1. Stadium bis auf 300 Pfund, im 2. Stadium auf 400 Pfund hinaufgesetzt, bei Hilfsbedürftigkeit bis 750 Pfund — unter der Voraussetzung, daß der Rentner ständig in der Südafrikanischen Union lebt.

Die Hinterbliebenen konnten bis 375 Pfund erhalten. Für freiwillige Zuschüsse wurde ein Fond von 20 000 Pfund vorgesehen. Die Begutachtung erfolgte nunmehr durch das inzwischen geschaffene Miners Phthisis Medical Bureau.

Der Board of Compensation erhielt weiterhin „Ermächtigung" zu nachstehenden Fürsorgemaßnahmen: Landerwerb für Kleinsiedlung — Unterstützung von Industriellen (eventuell durch Leihgeld), die Rentner oder deren Hinterbliebene beschäftigen — Gründung eines Arbeitsvermittlungsbüros, oder Beteiligung an einem solchen — finanzielle Unterstützung für Reisen an neuen Beschäftigungsort — Beiträge für ärztliche Behandlung und Beerdigung usw.

Durch eine Novelle vom Jahre 1918 wurde ein Hilfsfond von 40 000 Pfund für weitere freiwillige Unterstützungen geschaffen.

Weitere einschneidende Verbesserungen brachte die Novelle vom Jahre 1919. Durch dieselbe wurde insbesondere die Beitragsleistung der Arbeiter selbst aufgehoben, so daß die vollen Leistungen für die Entschädigung nunmehr den Minenbesitzern obliegt.

Von der Regierung werden lediglich die Verwaltungskosten übernommen, welche im Jahre 1928 z. B. 17 900 Pfund betrugen.

Die heute geltende Regelung stammt aus dem Jahre 1925 (Miners Phthisis Act, Consolidation Act Nr. 35 of 1925). Dieses Gesetz gewährt eine Entschädigung für den Miner und seine Hinterbliebenen bei Silikose der verschiedenen Stadien ohne und mit Tuberkulose, aber auch bei Tuberkulose ohne Silikose bei Antragstellung innerhalb 12 Monate nach dem Verlassen der Untertagarbeit, vorausgesetzt, daß der Miner in den letzten 2 Jahren unter Tag tätig war. Als Hinterbliebene gelten die Witwe bis zur Wiederverheiratung sowie die Kinder unter 16 Jahren (einschließlich der illegitimen) aus der Zeit vor der Anerkennung der Krankkheit, oder andere vom Miner unterstützte Familienangehörige.

Der Miner kann eine Rente (Pension) oder eine einmalige Abfindung bekommen. Die Rente richtet sich nach den letzten Monatsverdiensten und beträgt ein Sechstel derselben. Als Höchstsummen der Monatspensionen kommen in Frage z. B. für einen Miner 2. Stadiums oder mit Tuberkulo-Silikosis:

```
Für Miner selbst . . . . . . .19 Pfund  7 s   8 d
  „    „     mit Angeh. . . .28    „    1 „   3 „
  „ Witwe . . . . . . . . . . 7    „   14 „   2 „
  „ 1 Kind . . . . . . . . . . 3    „   17 „   1 „
  „ Witwe m. Kindern. . . .20    „   17 „   2 „
```

Nach Berechnung werden diese letzteren Renten für eine Witwe durchschnittlich 20 Jahre, für die Kinder durchschnittlich 10 Jahre lang bezahlt.

Die Abfindung in den Frühstadien richtet sich ebenfalls nach den letzten Monatsverdiensten und entspricht (bei gewissen unteren und mittleren Einkommen) mindestens einem Jahresverdienst; bei deutlicheren Lungenveränderungen, aber ohne wesentliche bzw. dauernde Beschränkung der Arbeitsfähigkeit wird mindestens der $1^{1}/_{2}$fache Jahresverdienst gewährt (bis zu einer gewissen Einkommenshöhe). Als Abfindungen kommen nachstehende Beträge in Frage:

Bei Anteprimärstadium von Silikose . . . . 401— 803 Pfund
„ Primärstadium   „   „   . . . . 581—1216   „
„ Tuberkulose ohne Silikose . . . . . . .534— 805   „

Für Rentner aus früherer Zeit (mit 96196200 Pfund Entschädigungen) können im Bedarfsfalle Zuschüsse bis zu den neuen Sätzen gewährt werden, nach Ermessen des Boards; ebenso für deren Hinterbliebene. Ebenso kann bei Verschlimmerung des 1. Stadiums zum 2. Stadium eine Neufestsetzung der Bezüge erfolgen.

Weiters war ein Fonds von 20000 Pfund für freiwillige Beihilfen vorgesehen. In einzelnen Fällen kann für Arzt- und Bestattungskosten bis zu 25 Pfund Zuschlag gewährt werden.

Weiterhin wurden auch in dieser Verordnung gewisse fürsorgerische Maßnahmen vorgesehen: wie, Überführung der Invaliden in einen anderen Beruf, Anlernen von Witwen und Kindern — Arbeitsvermittlung durch ein eigenes Büro oder durch Mitbeteiligung an einer anderen Vermittlungsstelle — Belohnung von Arbeitgebern, die Invalide oder Hinterbliebene in Arbeit nehmen. — Reisekostenvorschüsse für Reisen an Plätze, wo Arbeit zu finden ist — Sanatoriumspflege — Übernahme der halben Kosten für Gründung und Unterhalt der Sanatorien — Errichtung von Genossenschaftswerkstätten für Rentner — Reiseunterstützung für die Rückkehr nach Südafrika, falls diese verlangt wird. — Die frühere Ermächtigung zur Landsiedelung oder Belehnung von Geschäften wurde nicht mehr erneuert!

Es ist u. a. auch beabsichtigt, aus diesem Fond einen Textilbetrieb zu errichten, in welchem dann die Angehörigen der invalidisierten oder verstorbenen Bergleute beschäftigt werden sollen.

Ähnliche Entschädigungen wurden auch für Minenbeamte vorgesehen im Anschluß an die normal zustehenden Pensionen!

Zur Bestreitung aller Aufgaben wurde ein bestimmter Fonds geschaffen (Miners' Phthisis Compensation Fund), der unter der Verwaltung des Board steht. Dieser kann vierteljährlich Abgaben erheben bei den Minenbesitzern bzw. Minenleitungen.

Die derzeitige Regelung läßt sich nochmals kurz zusammenfassen wie folgt: Es sind 3 Stadien von Miners Phthisis vorgesehen und durch Gesetz näher erklärt: das Ante-Primary, das Primary und das Secondary Stadium. Das Secondary Stadium umfaßt die Miners Phthisis vorgeschrittenen Grades, Miners Phthisis kombiniert mit Tuberkulose. Für die beiden ersten Stadien erhält der Bergarbeiter abgerundete Barbeträge als Abfindung ausbezahlt. Der Zweck dieser Maßnahme ist der, dem Empfänger Gelegenheit zu geben sich selbständig zu machen; z. B. den Ankauf von Grund und Boden zu ermöglichen, oder etwaige Schulden, die auf seinem Besitz lasten, abzutragen, oder schließlich ein Gewerbe, Geschäft oder Landgut zu übernehmen. Im dritten vorgeschrittenen Stadium wird dem Bergmann monatlich eine lebenslängliche Rente für sich, seine Frau und seine sämtlichen Kinder unter 16 Jahren ausbezahlt. Der erkrankte Bergmann ist somit berechtigt im Verlauf der 3 Stadien, sofern dieselben anerkannt sind, Ansprüche auf Entschädigung zu stellen. Nach dem Tode des Rentenempfängers sind seine Frau und

Kinder unter 16 Jahren ohne weiteres zum Rentenempfang berechtigt. In den Büchern des Board sind 5380 Miner als Rentenempfänger eingetragen, die bis dato ihre Abfindung für das Anteprimary- bzw. Primary Stadium der Miners Phthisis bzw. für einfache Tuberkulose bezogen haben, die aber zu einer monatlichen Rente noch nicht berechtigt sind. Andererseits weisen die Bücher 5596 Empfänger aus, die eine monatliche Rente erhielten oder noch erhalten. Weiße Rentner wurden bis 31. Oktober 1929 versorgt insgesamt 13866, Witwen: 5093.

Die nachstehende Tabelle zeigt den Durchschnitt und den Höchstsatz der zuerkannten Abfindungsbeträge, die der Board für das Anteprimary und Primary Stadium der Stauberkrankung sowie für einfache Tuberkulose bei Bergarbeitern während der Zeit von 10 Jahren, d. h. vom 1. August 1919 bis 31. März 1929 ausbezahlt hat:

Zeitdauer	Anteprimary		Primary		Tuberculosis	
	Durchschn.	Maximum	Durchschn.	Maximum	Durchschn.	Maximum
	£	£	£	£	£	£
1. 8. 19 — 31. 3. 20 (8 Monate)	395	621	627	1216	584	725
1. 4. 20 — 31. 3. 21	421	679	717	1063	567	805
1. 4. 21 — 31. 3. 22	442	682	648	1154	531	669
1. 4. 22 — 31. 3. 23	423	657	595	859	529	743
1. 4. 23 — 31. 3. 24	398	659	631	777	514	690
1. 4. 24 — 31. 3. 25	388	646	625	806	477	636
1. 4. 25 — 31. 3. 26	388	773	528	724	507	751
1. 4. 26 — 31. 3. 27	384	803	539	930	554	746
1. 4. 27 — 31. 3. 28	389	738	490	683	528	701
1. 4. 28 — 31. 3. 29	387	638	411	733	550	710

Die beiden folgenden Tabellen zeigen die für Renten bisher bezahlten Durchschnittssummen:

An Rentenempfänger mit Frauen und Kindern.

262 Männer mit Familien haben bis zum 30. Sept. 29 erhalten unter 600 Pfd.
480 ,, ,, ,, ,, ,, ,, ,, ,, zw. 600 u. 900 ,,
509 ,, ,, ,, ,, ,, ,, ,, ,, über 900 ,,
232 ,, ,, ,, ,, ,, ,, ,, ,, ,, 1250 ,,
210 ,, ,, ,, ,, ,, ,, ,, ,, ,, 1500 ,,
155 ,, ,, ,, ,, ,, ,, ,, ,, ,, 2000 ,,
162 ,, ,, ,, ,, ,, ,, ,, ,, ,, 2500 ,,
39 ,, ,, ,, ,, ,, ,, ,, ,, ,, 3000 ,,
2049 insgesamt

Unter diesen 2049 Fällen sind 469 Rentenempfänger, die entweder gestorben oder die Südafrika für immer verlassen haben.

An Witwen von Rentenempfängern mit ihren Kindern.

442 Witwen mit ihren Familien haben bis zum 30. Sept. 29 erhalten
unter . . . . 600 Pfd.
706 Witwen mit ihren Familien haben bis zum 30. Sept. 29 erhalten
zwischen . . . . 600 u. 900 ,,
897 Witwen mit ihren Familien haben bis zum 30. Sept. 29 erhalten
über . . . . 900 ,,
543 Witwen mit ihren Familien haben bis zum 30. Sept. 29 erhalten
über . . . . 1250 ,,
641 Witwen mit ihren Familien haben bis zum 30. Sept. 29 erhalten
über . . . . 1500 ,,

238 Witwen mit ihren Familien haben bis zum 30. Sept. 29 erhalten
über . . . . 2000 Pfd.
 77 Witwen mit ihren Familien haben bis zum 30. Sept. 29 erhalten
über . . . . 2500 „
  3 Witwen mit ihren Familien haben bis zum 30. Sept. 29 erhalten
über . . . . 3000 „

————
3547 insgesamt

Von diesen letzteren 3547 Fällen entfallen 407 auf Witwen, die entweder gestorben sind oder die sich wieder verheiratet, oder die für immer Südafrika verlassen haben.

Am 31. März 1929 betrug die Zahl der Silikose-Invaliden 1601 mit einem Durchschnittsalter von 48,95 Jahren. Weiters liefen an diesem Zeitpunkte 1859 Witwenrenten (mit monatlich 4 Pfund 16 sh) und 2932 Kinderrenten (mit monatlich 2 Pfund 9 sh.).

Nach Anschauung der Chamber of Mines ist die derzeitige Regelung der „Entschädigung" überspannt; als Beispiel wird angeführt, daß ein an Miners Phthisis Erkrankter, der Frau und Kinder hat, unter Umständen sogar über 3500 Pfund (= 70000 RM.) Entschädigungen bekommen kann, in besonderen Fällen sogar über 5000 Pfund (= 100000 RM.).

Die hohen Entschädigungen führten (besonders in den früheren Jahren, als die Auswirkungen der Silikose noch nicht in ihrer Schwere erkannt waren) sogar dazu, daß manche Arbeiter sich besonders unvorsichtig bzw. absichtlich dem Staub aussetzten, um sich so eine Versorgung oder Rente zu verschaffen.

Wie bereits angedeutet, liegt die Entscheidung über das Vorliegen einer Silikose bzw. über den Grad derselben zunächst beim Miners Phthisis Medical Bureau (über dessen Organisation vergleiche später S. 192). Gegen diesen Bescheid kann (seit 1925) Revision beim Medical Board of Appeal eingelegt werden (vgl. später S. 193); letzterer entscheidet endgültig.

Außer der Abfindung bzw. Rente kommen, wie bereits erwähnt, dem als „Staubkrank" anerkannten Weißen auch andere Fürsorgemaßnahmen zugute, wie Ersatz der Arzt- und Beerdigungskosten, Arbeitsvermittlung, Umschulung usw. Im einzelnen ist darüber noch nachstehendes zu sagen:

Nach dem Tode eines an Staublunge erkrankten Bergarbeiters zahlt der Board die Arztkosten, die während seiner letzten, dem Tode vorausgegangenen Krankheit entstanden sind, sowie die Begräbniskosten. Diese Kosten werden mit nicht mehr als 25 Pfund vergütet. Die diesbezüglichen Ausgaben während der letzten 8 Jahre bis 31. Juli 1929 betrugen 81000 Pfund. Auch diese Ausgabe wurde vom Entschädigungsfonds (Compensation Fund) getragen.

Was die bereits mehrfach erwähnte Arbeitsvermittlung für Silikotiker betrifft, so gehen die ersten Anfänge schon auf das Jahr 1911 zurück; doch wurde erst im Jahre 1916 eine entsprechende Organisation geschaffen: Silicotic employment office (unter der Führung der Association of Mine Managers mit Unterstützung des Government White Labour Bureaus); die laufenden Ausgaben werden von der

Transvaal Chamber of Mines bestritten. Zunächst wurden bei allen Dienststellen der obigen Organisationen Arbeitsplätze ausgesucht, die den an Silikose erkrankten Bergleuten vorbehalten bleiben sollten. Es handelte sich hierbei um verschiedene Beschäftigungen über Tag, in Büros, Magazinen und Werkstätten usw., insgesamt etwa 1000 Arbeitsstellen. Mit Schaffung des Miners Phthisis Board 1926 wurde diese Arbeitsbeschaffung dann von letztgenannter Amtsstelle übernommen in enger Verbindung mit der Minenkammer. Die Arbeitsvermittlung wurde auf den allgemeinen Arbeitsmarkt ausgedehnt. Vorgemerkt waren von 1916—1929 5223 Silikotiker, von diesen wurden eingestellt 3875 Silikotiker. Es waren immer weit mehr Arbeitsplätze vorhanden als Bewerber. Zahlreiche Silikotiker wurden auch von den Minen selbst an geeigneten Stellen untergebracht, so daß vom Oktober 1916 bis 1929 insgesamt 6175 Miner mit Staublunge wieder Verwendung fanden. Allerdings sind wohl etwa 2—300 vorgemerkte Leute als nur mehr wenig arbeitsgeeignét anzusprechen, sei es wegen ihres Alters, oder wegen ihres Lungenleidens und dergleichen mehr.

Der Miners Phthisis Board hat während der letzten Jahre auch die Schulung und Beschäftigung von Angehörigen der Rentenempfänger übernommen oder zu derselben beigetragen, um 1500 Witwen, Knaben, Mädchen und andere Angehörige von staubkranken Bergarbeitern für verschiedene Gewerbs- und Industriezweige anzulernen. Außerdem hat der Board Beschäftigung für 1350 Angehörige von Rentenempfängern oder von verstorbenen Minern vermittelt. Der Aufwand, welcher dem Board durch diese Tätigkeit entstanden ist, beläuft sich zum 31. Oktober 1929 auf 61 240 Pfund. Von diesem Betrag sind 29 000 Pfund Darlehen, die nach einer Reihe von Jahren an den Board zurückzuzahlen sind.

Reisekosten, Umzugskosten für stauberkrankte Bergarbeiter und deren Angehörige: Die meisten der stauberkrankten Bergarbeiter und ihre Angehörigen, welche beschäftigt werden, wohnen am Witwatersrand. Tritt der Fall ein, daß ein Arbeitsplatz außerhalb des Witwatersrand oder in anderen Provinzen der Union gefunden wird, so hat der Miners Phthisis Board die Reisekosten des staubkranken Bergmannes und seiner Familie zu zahlen. Die diesbezüglichen Ausgaben des Board betragen 1300 Pfund, die vom Entschädigungsfond ausbezahlt wurden.

Die Gesamtaufwendungen an Entschädigungen für die weißen Arbeiter (einschließlich Hinterbliebenen) betrugen vom 1. Mai 1911 bis 31. März 1929 10 796 729 Pfund, bis 30. September 1929 11 208 015 Pfund,

davon in den Jahren 1911—1916 jährlich	372 354 Pfund
1916—1918 „	469 811 „
1919—1924 „	693 526 „
1925—1929 „	911 747 „

Im Durchschnitt der letzten 3 Jahre betrugen die Aufwendungen des Miners Phthisis Board: für Entschädigungen jährlich nahezu je 1 000 000 Pfund; die reinen Verwaltungskosten für die letzten 3 Jahre je 18 109, 18 261 und 17 896 Pfund, oder in Prozenten je 1,7 bzw.

1,8 und 1,8% der Entschädigungssummen. Die Verwaltungskosten waren demnach sehr niedrig. Dazu kommen noch die Verwaltungskosten des Miners Phthisis Medical Bureau und des Appeal Board, die während der letzten 3 Jahre je 35601, bzw. 34181 bzw. 35183 Pfund betrugen.

Die finanziellen Leistungen der Arbeitgeber (Minen) bzw. der Arbeiter verteilen sich wie folgt:

Vom 1. August 1912 bis 1. August 1919: Beiträge der Minen insgesamt 2980000 Pfund (= je Jahr 425000 Pfund) — Beiträge der Arbeiter insgesamt 700000 Pfund. Nachdem seit August 1919 die Arbeiterbeiträge aufgehoben sind, betragen nunmehr die Beiträge der Minen je Jahr etwa 800000 Pfund.

Die Belastung der Minen beträgt für jeden weißen Untertagarbeiter je Jahr etwa 100 Pfund (= je Schicht etwa 5—6 sh.). Dazu kommen noch Beiträge für die alten Risiken aus früheren Zeiten (outstanding liability) in Höhe von etwa 700 Pfund je Jahr.

Farbige Arbeiter (Natives).

Nach dem letzten Jahresbericht der Transvaal Chamber of Mines betrug die Anzahl der bei den Goldminen von Johannesburg und Umgebung beschäftigten Natives insgesamt im Jahre 1928 195161, im Jahre 1929 192968.

Davon wechseln im Laufe des Jahres bis zu 90%.

Angeworben waren für die Goldminen:

Außerdem waren für die Kohlen-, Diamanten-, Platingruben usw. noch weitere rund 25000 Natives eingestellt. — Der Bedarf

	1928	1929
Aus Portugiesisch-Ostafrika . .	66 093	60 831
Aus Britisch-Südafrika	134 414	139 073
Sa.	200 507	199 904

war aber damit noch nicht gedeckt; für die Goldminen mit einem Bedarf von rund 206000 Natives hatten rund 6—7000, für die übrigen Minen mit einem Bedarf von rund 30000 Natives hatten rund 5000 gefehlt. Die Portugiesische Regierung genehmigt die jährliche Anwerbung von insgesamt 100000 Natives aus Portugiesisch Ostafrika südlich des 22. Grades südlicher Breite.

Die Gesamtzahl der in den Jahren 1901—1928 in der gesamten südafrikanischen Minenindustrie beschäftigten Natives beträgt rund 5 Millionen.

Begreiflicherweise mußten für die Anwerbung, Verteilung und Unterbringung besondere organisatorische Maßnahmen getroffen werden, die im Nachstehenden näher besprochen werden sollen[1].

Die Witwatersrand Native Labor Association wurde gegründet im Jahre 1901, um die Beschaffung von Eingeborenen für die Minen zu organisieren. Bis zum Jahre 1912 befaßte es sich mit Leuten aus Britisch- und Portugiesisch-Ostafrika nördlich und südlich des 22. Gra-

---

[1] Früher kamen die Schwarzen einzeln an und boten sich als Arbeiter an; mancher lief zu Fuß an 500 engl. Meilen und mehr von seinem Busch zum Witwatersrand.

des südlicher Breite sowie aus Britisch-Südafrika überhaupt. Seit dem Jahre 1912 beschränkte sich diese Assoziation nur auf die beiden erstgenannten Ostgebiete, während die Arbeiterbeschaffung aus Britisch-Südafrika der Native Recruiting Corporation überlassen wurde. Seit dem Jahre 1913 ist die Anwerbung von Natives nördlich des 22. Breitengrades hauptsächlich auch aus gesundheitlichen Gründen (hohe Pneumonieempfindlichkeit) verboten.

Der Herkunft nach werden heute die Natives in 2 Gruppen geschieden: British South African-Natives und East Coast-Natives.

Die erstere Gruppe umfaßt den kleineren Teil Leute aus Nordtransvaal, Rhodesia, Zululand bzw. aus den Britischen Protektoraten der Basutos, Swasis und Bechuana. Diese kommen zum Teil als freie Arbeiter mit Monatskontrakten, teils als (von den in den Eingeborenendistrikten verteilten Werbebüros) angeworbene Arbeiter mit 9-monatlichen Kontrakten. — Die 2. Gruppe stellt den wesentlichen Anteil; die Leute stammen aus Portugiesisch-Afrika (Mozambique) unterhalb des 22. Grades südlicher Breite. Sie werden durch Werbebüros angeworben. Die Vertragsbedingungen sind mit der Portugiesischen Regierung geregelt; die Anwerbung erfolgt für 313 Schichten (= 10 Monate) und kann eventuell um weitere 156 Schichten (= 5 Monate) verlängert werden. Eine wiederholte Anwerbung nach Pausen von etwa zwei Jahren ist gestattet. Die im Jahre 1928 zwischen den Regierungen von Südafrika und Portugal abgeschlossene Mozambique-Konvention beschränkt die Arbeitsdauer der aus Portugiesisch-Ostafrika angeworbenen Natives auf höchstens 18 Monate; die Zahl der geworbenen Arbeiter wurde für das Jahr 1929 auf 100000 herabgesetzt, mit einer Minderung je folgendes Jahr um 5000 bis zum Jahre 1933. Außerdem wurden verschiedene Überwachungsmaßnahmen durch portugiesische Funktionäre ausbedungen.

Die Angeworbenen werden zunächst in das Zentralsammellager nach Ressano-Garcia (der ersten portugiesischen Station jenseits der Grenze der Südafrikanischen Union) gebracht; hier finden sich entsprechende Gebäude, Hospital, Ärzte usw. der Randminenvereinigung. Der Anfall an Angeworbenen beträgt jede Woche etwa 600—800 Mann. Von hier erfolgt 2mal wöchentlich der Abtransport mittels Sonderzügen nach dem rund 480 km entfernten Johannesburg.

Früher erfolgte die Anlieferung und Verteilung der schwarzen Arbeiter in 2 Depots (Germiston und Johannesburg), seit März 1924 sind beide in Johannesburg vereinigt.

Dieses Johannesburger Depot, das etwa 6 acres Fläche einnimmt, kostete 59000 Pfund Sterling. Als Angestellte sind vorhanden: 1 Leiter und sein Stellvertreter, 30 Europäer, 105 Eingeborene (einschließlich des Hospitals) und 6 hauptamtliche Ärzte. Darunter befinden sich Beamte der Union und der Portugiesischen Regierung.

Im Depot bestehen Unterbringungsmöglichkeiten für 2000 Natives, im Hospital für 360 Natives. Jährlich passieren etwa 200000 Natives durch das Depot und 12000 durch das Spital. In diesem Hospital werden auch die durch Unfall oder Silikosis geschädigten Rentenanwärter untergebracht, ebenso erfolgt hier eventuell auch die Beschaffung und Anpassung von Prothesen.

Etwa 1,3% der Angeworbenen werden bei der ärztlichen Untersuchung (siehe später!) als „ungeeignet für Minenarbeit" zurückgewiesen und heimgeschickt. Für andere, zeitweilig für Untertagarbeit Ungeeignete bestehen Arbeitsmöglichkeiten über Tag.

Der Rücktransport der Untauglichen findet 2mal wöchentlich statt zusammen mit den Dienstentlassenen unter Leitung eines in „Erster Hilfe" ausgebildeten Europäers.

Wertsachen werden für die Natives aufbewahrt, Geld wird frei zurückgeschickt; der Geldumsatz im Depot beträgt jährlich etwa 300000 Pfund Sterling[1].

Ein Besuch im genannten Johannesburger Depot vermittelte hochinteressante Bilder. Die baulichen Anlagen und Einrichtungen waren sehr zweckmäßig und trotz des täglichen Massenbetriebes gut und sauber instand gehalten. Ein an der Rückseite des Depots ankommender Sonderzug brachte eben mehrere 100 Neuankömmlinge verschiedenster südafrikanischer Stämme, alte Routiniers, die schon einmal in den Minen gearbeitet hatten, und Leute, die direkt aus dem Busch kamen und wohl noch nie derartige Einrichtungen gesehen hatten — mehr oder minder vollkommen, mehr oder weniger malerisch bekleidet, leider oft nur mit Kleiderlumpen oder Decken, die sie um teueres Geld bei den indischen und chinesischen Händlern der Native Stores erstanden hatten. Während so die bekleideten Schwarzen teilweise recht kümmerlich daherkamen, machten sie bei der Untersuchung in ihrer paradiesischen Nacktheit einen recht erfreulichen Eindruck: meist gut gebaute, schlanke, sehnige Gestalten mit ihrer glänzenden braunen Haut, z. T. tätowiert, Arme, Fußgelenke oder Hüfte mit Messingringen geschmückt. Über Verhalten und Leistung hörte ich — besonders was die aus dem portugiesischen Gebiet stammenden Natives betrifft — nur Gutes; sie wurden geschildert als willige und gutmütige, fleißige Arbeiter, die nur einer entsprechenden Leitung bedürfen. Die rasche Einstellung auf die grundlegend veränderten Lebens- und Arbeitsbedingungen, die gute Einfühlung in die technischen Einzelheiten wurden besonders bemerkt. Höchst bemerkenswert ist auch das ausgeprägte Reinlichkeitsbedürfnis der meisten Stämme; die Natives schätzen Waschen, Duschen und Baden sehr hoch und benützen diese Einrichtungen fleißig — wie mir gesagt wurde, viel mehr als die weißen Proletarier oder die in der Stadt angesiedelten Schwarzen. Auch auf Zahnpflege wird viel Wert gelegt.

Die Stammesführer, Häuptlinge usw. interessieren sich manchmal recht eingehend für das Schicksal ihrer Landeskinder; sie kommen gelegentlich sogar — samt ihrem Hofstaat und Harem — persönlich angefahren, um sich nach ihren Stammesgenossen umzusehen; neben einem großen Compound fand ich sogar 5 kleine einzelne Häuschen errichtet, die eigens für derartige hohe Besuche bestimmt waren. Allerdings scheint diese landesväterliche Fürsorge der „chiefs" meist einen

---

[1] Ähnliche Depots bestehen für die Kohlenminen in Witbank und in Breyten.

recht egoistisch-realen Hintergrund zu haben, zumal die Reize der Großstadt Johannesburg mit ihren ungezählten Läden und Kinos manche
Anziehung haben; gleichzeitig aber wird nicht versäumt, eine Art „Kopf-
steuer" von dem in den Minen sauer erworbenen Lohn der Landeskinder
einzuziehen und dann mit gefülltem Säckel in den Busch zurückzufahren
— bis zum nächsten Besuch! —

Was die ärztlichen Maßnahmen betrifft, so werden die Leute
der 1. Gruppe (British South African-Natives) schon bei der Anwerbung
vom örtlich zuständigen Amtsarzt (nach Formblatt) untersucht. Die
East-Coast-Leute dagegen werden zunächst im Sammellager in
Ressano-Garcia (an der Grenze von Portugiesisch-Ostafrika) von
Ärzten der Randminenvereinigung untersucht und gegen Pocken ge-
impft; neuerdings wird auch die intrakutane Tuberkulinimpfung unmittelbar vor der Abfahrt nach Johannesburg vorgenommen; die Reaktion wird 24—28 Stunden später nach Ankunft in Johannesburg beobachtet und in den Personalpapieren vermerkt.

Im Nativesdepot in Johannesburg (Witwatersrand Native-
Labor-Association-Central-Depot) werden sodann alle Farbigen, gleichgültig woher, eingehend ärztlich untersucht, und zwar, wie bereits angedeutet, jährlich etwa 170000—200000 Farbige; die tägliche Zahl schwankt
zwischen 300 und 1200. Hierfür stehen 6 hauptamtlich angestellte
Ärzte zur Verfügung. Die Transportzüge fahren, wie bereits erwähnt,
direkt am Depot vor; die Angekommenen kommen zuerst in ein Bad
und werden eventuell geschoren, inzwischen werden die Kleider usw.
mit Dampf desinfiziert. Nach dem Bad kommen die Leute nackt in
Gruppen von etwa 25—30 Mann zur ärztlichen Untersuchung, nachdem
ihnen vorerst durch einen schwarzen Heilgehilfen das „Atmen" bei-
gebracht worden ist. Die erste ärztliche Untersuchung beschränkt sich
auf Maß, Gewicht, äußere Inspektion, Lunge und Herz. Wenn bei
dieser Massenuntersuchung ein abnormer Befund nicht festgestellt
wurde, kommt der Farbige zum Depot Pass-Office, wo er angenommen
und einer Mine zugewiesen wird. Die Identifizierung erfolgt durch
Fingerabdruck auf den Begleitpapieren. Durchschnittlich werden von
einem Arzt in der Stunde etwa 60 Farbige vorgenommen; nach 2stün-
diger Tätigkeit wird $^1/_2$ Stunde Pause eingeschaltet. Die Untersuchung
entspricht trotzdem allen hier gestellten Anforderungen; denn es handelt
sich ja hier nicht um die Stellung einer Diagnose, sondern um die Feststellung abnormer Zustände. Dazu kommt, daß an jeder Mine nochmals
eine Untersuchung des Überwiesenen durch den Minenarzt stattfindet.

Jeder abnorme Befund wird auf dem Körper mit Farbstift aufge-
zeichnet. Diese „Gezeichneten" kommen zur Sonderuntersuchung in
einen besonderen Pavillon oder eventuell in das nebenan befindliche
Spital, wo sie mit allen modernen Hilfsmitteln untersucht und beobachtet werden.

Manche Leute atmen trotz des Anlernens schlecht, zum Teil mit Absicht, um eine bestehende Lungenkrankheit zu verheimlichen, zum Teil
unbeabsichtigt als Folge bestehender Tuberkulose oder (schon früher
durch Minenarbeit erworbener) Silikose; in solchen Fällen wird immer

eine Röntgenuntersuchung vorgenommen. Die hier in Frage kommenden Stämme sind sehr stark tuberkuloseempfänglich; latente Tuberkulose kommt häufig vor, die unter den ländlichen Verhältnissen ruhig bleibt, jedoch durch die anstrengende Arbeit in den Minen bald aktiv wird.

Die als ungeeignet für die Arbeit in den Minen befundenen Farbigen werden, soweit sie wirklich krank sind, dem Spital überwiesen und dann heimgeschickt — soweit sie nur „transportmüde" oder „schwächlich" sind, zunächst einige Wochen im Depot behalten und dann eventuell für leichtere Arbeiten verteilt — soweit nicht-tuberkulöse Erkrankungen der Luftwege vorliegen, nach Beendigung der Behandlung für Übertagarbeiten verteilt — soweit Tuberkulose vorliegt, sogleich heimgeschickt und belehrt, sich nicht mehr für die Minenarbeit zu melden — soweit Silikosis oder Silikotuberkulose (von früherer Minenarbeit) vorliegt, dem Miners Phthisis Medical Bureau überwiesen zwecks Feststellung bzw. Regelung der Entschädigungsfrage; dann heimtransportiert.

Der Versuch, alle Farbigen auch röntgenologisch zu untersuchen, mußte (nach etwa 2000 Untersuchungen) als praktisch undurchführbar aufgegeben werden.

Einen Einblick in die Tätigkeit der Untersuchungsstelle bekommen wir aus den vorliegenden Ergebnissen des Jahres 1928.

Es wurden insgesamt untersucht	168050 Farbige	
davon ganz abgewiesen	7669 „	= 4,56%
und zwar wegen Tuberkulose	481 „	
„ anderer Lungenkrankheiten	2393 „	
„ anderer Ursachen	4795 „	

Außerdem findet auch eine laufende ärztliche Überwachung bzw. eine periodische Nachuntersuchung der Natives durch die Minenärzte statt. Jeder Farbige wird obligatorisch alle 3 Monate, tatsächlich alle 6 Wochen gewogen; bei bestimmter Gewichtsabnahme (5 lbs zwischen 2 folgenden Wägungen oder 6 lbs zwischen 3 folgenden Wägungen) findet eine ärztliche Untersuchung statt, um eventuell den Grund hierfür festzustellen. Verdächtige Fälle werden dem Miners Phthisis Büro zur genauen Untersuchung überwiesen. Man hat beobachtet, daß etwa 66% der Fälle, bei denen später durch Bakteriennachweis eine Tuberkulose bestätigt war, derartige Gewichtsverluste aufgewiesen hatten. Massenbeobachtungen ergaben, daß derartige Gewichtsverluste nicht durch Arbeit oder Ernährung bedingt sind.

Leute, die insgesamt bereits mehr als 5 Jahre „unter Tag" gearbeitet haben, werden alle 3 Monate ärztlich untersucht; neuerdings wurde für jeden dieser „Alten" eine mindestens 1 jährige Röntgenuntersuchung durch die Chamber of Mines vorgeschrieben. Endlich findet beim Ausscheiden aus der Minenarbeit noch eine Untersuchung statt. Außerdem wird bei jedem Farbigen, der aus irgendwelchem Grunde in ein Krankenhaus aufgenommen wird, grundsätzlich eine Lungenuntersuchung vorgenommen.

Die Beobachtungen ergaben, daß die Farbigen weniger an reiner Silikosis leiden, vielmehr relativ höher als die Weißen mit Tuberkulose bzw. Tuberkulo-Silikosis behaftet sind; die Zahl der Tuberkulösen und damit die Gefahr der Tuberkuloseverbreitung unter den Mitarbeitern ist keineswegs gering.

Das Miners Phthisis Medical Bureau ist auch an diesen Untersuchungen der Natives interessiert; es übt hier die Oberaufsicht aus und läßt seine Ärzte gelegentlich den Untersuchungsterminen beiwohnen; jede Mine wird jährlich von Ärzten des Miners Phthisis Medical Bureau mehrmals kontrolliert. Das Bureau erhält auch formal die als „verdächtig" festgestellten Natives zur weiteren Untersuchung und Behandlung überwiesen; in der Praxis kommen diese Fälle allerdings in das große Spital des Witwatersrand-Nativesdepot, wo zunächst ein eingehender klinischer Status aufgenommen wird; die endgültige Untersuchung und Beobachtung wird dann durch einen Arzt des Bureaus vorgenommen. Dem Büro wurden im Jahre 1928 1795 Fälle überwiesen; bei 197 derselben wurde eine Silikose, bei 1155 ($= 5,9\,^0/_{00}$ der Gesamtheit) eine aktive Tuberkulose nachgewiesen.

Nach der Aufnahmeuntersuchung werden die Natives den einzelnen Minen nach Anforderung zugewiesen; meist besteht eine traditionelle Bindung bestimmter Stämme mit bestimmten Minen. Hier in der Mine findet — wie bereits gesagt — eine nochmalige ärztliche Untersuchung durch den Minenarzt, sodann die Einweisung in eine bestimmte Arbeitergruppe statt. Jeder Native hat Papiere mit Fingerabdruck und Blechmünze mit Nummer am Armband.

Die Tätigkeit der Natives besteht hauptsächlich in „ungelernter" Arbeit aller Art: unter Tag in Bohren, Abräumen, Transport, Bedienung der verschiedenen Maschinen usw. — über Tag in allen Transportarbeiten, in der Schmiede, in der Aufbereitung usw.

Der Durchschnittslohn beträgt für die in den Compounds lebenden Schwarzen pro Tag bzw. Schicht 2 sh 3 d nebst Unterkunft, Verpflegung, ärztlichen und sozialen Aufwendungen sowie Her- und Zurückreise. Der Lohn wird den aus Britisch-Afrika stammenden Natives ganz in bar ausbezahlt — die aus Portugiesisch-Ostafrika stammenden Arbeiter erhalten zwei Drittel in bar, dagegen wird ein Drittel zurückbehalten und durch das Nativedepot direkt der Heimatbehörde mit Abrechnung zugesandt. — Die „freien" schwarzen Arbeiter verdienen bis zu $4^1/_2$ sh pro Schicht ohne weitere Vergünstigungen. Die Löhne der Schwarzen erscheinen zwar reichlich niedrig besonders im Hinblick auf die hohen Löhne der weißen Arbeiter — sie sind aber immerhin nach afrikanischem Maßstab nicht unzureichend. Dabei darf ein letzter wichtiger Punkt nicht übersehen werden: die ganzen Goldminen müßten sofort schließen, wenn sie nicht die billigen schwarzen Arbeitskräfte hätten. Mit ausschließlich weißen Arbeitern wäre der Bergbau, schon im Hinblick auf die Lohnfrage, erledigt!

Geldstrafen für grobe Verfehlungen sind vorgesehen, zum Teil in ziemlich hohem Ausmaße. So wird z. B. die Nichtbenutzung des Grubenaborts mit 1—2 Pfund Sterling (20—40 Mark) Strafe belegt. Die Polizeistrafe wegen Nichteinhaltung der nächtlichen Sperrzeit (nach 9 Uhr abends) beträgt $^1/_2$ Pfund Sterling (10 Mark).

Während ein kleiner Teil der schwarzen Grubenarbeiter mit ihren Familien als „freie Einwohner" in den „locations" und „slums" hausen, sind die angeworbenen Arbeiter in Lagern, den sogenannten Compounds untergebracht, in nächster Nähe der Mine, in der sie arbeiten. Diese Compounds sind Eigentum der Minengruppe; ihre sanitären Einrichtungen und die fortlaufende Überwachung ist einem ärztlichen „superintendent" anvertraut.

Die Compounds sind große Lager für 1000—8000 Natives, allseitig eingezäunt mit nur einem kontrollierten Eingang. Neben dem Eingang befinden sich meist das Verwaltungsgebäude, an den Seiten die Wohnbaracken, im freien Innenhof die zentrale Küche, die Wasch- und Duschegebäude, Aborte, Desinfektionshaus, Feuerwehr usw. — Die Wohnbaracken sind heute durchweg massiv; sie sind unterteilt in kleinere Räume für je 10—40 Leute. Die Räume sollen so gebaut sein, daß sie leicht sauber gehalten werden können und die Reinigung mit einem Minimum von Arbeit ausgeführt werden kann. Insbesondere wird auf dichten Boden Bedacht genommen; die Reinigung muß täglich erfolgen. Auf Vorkommen von Ungeziefer wird besonders geachtet. Die Fensterfläche soll 10% der Bodenfläche betragen; allerdings ist bezüglich der Fensteröffnungen bzw. -verschlüsse auf die (verbotene) Einschmuggelung von Alkoholizis Bedacht zu nehmen. Die Bettgestelle oder Bettnischen, die in 2 Etagen übereinander liegen, sind vollständig aus Beton und mit den Wänden fest verbunden. Es wird aus Gründen der Infektionsverhütung Wert darauf gelegt, daß die einzelnen Lagerstellen durch Zwischenwände voneinander abgetrennt sind. In jedem Raum befindet sich eine offene Feuerstelle mit Abzug nach oben über Dach. Die Ventilation erfolgt durch eine Öffnung unten seitlich der Türe, durch eine solche am oberen Teil der Türe, durch Dachreiter und eine Abzugsöffnung oben an der rückwärtigen Wand. Als Mindestluftkubus werden 10 cbm angenommen. Die Beleuchtung erfolgt durch einige Glühlampen. Etwa alle 3—4 Wochen wird jeder Raum völlig ausgeräumt und frisch gekalkt, wobei auch die Schlafdecken usw. desinfiziert werden.

Das Bettzeug, meist nur einige Decken und ein Kissen, muß von den Leuten selbst beschafft werden; in einem Lager waren die Betonplatten mit Holzzement belegt zwecks besserer Warmhaltung. Körbe, Kisten oder Koffer, in denen die Habseligkeiten untergebracht sind, stehen in den Ecken oder leeren Bettnischen herum. Tische und Stühle sind meist aus alten Kisten von den Leuten selbst zusammengenagelt; im übrigen lagern die Leute auf dem Boden, wie sie es in ihrer Heimat gewohnt sind. Kochgeschirre aller Art, zum Teil die in ganz Afrika so beliebten „tins", d. h. alte Konservenbüchsen und besonders Benzinbehälter, stehen um die Feuerstelle herum. In fast jedem Raum konnte ich auch eine (von der Verwaltung gestellte) Nähmaschine finden, die für Reparatur von sogenannten Kleidern und Wäschestücken — meist verdienen sie allerdings diese Bezeichnung nicht mehr — benutzt werden.

Die Kleider müssen sich die Leute selbst beschaffen; Tragen von Schuhen ist unter Tag Vorschrift; die Arbeitsschuhe werden von den Firmen zum Selbstkostenpreis zur Verfügung gestellt. Im übrigen laufen die Eingeborenen in ganz Afrika barfuß, auch die Askaris bzw. Polizeisoldaten.

Was die Verpflegung betrifft, so wird der richtigen Menge und Zusammensetzung, insbesondere dem nötigen Gehalt an tierischem Fett und an Vitaminen große Beachtung geschenkt. Das Kochen soll nicht zu lange geschehen! Der Kaloriengehalt der Tagesration schwankt zwischen 4200—4500 Kalorien. Die Nahrungsmittel bestehen aus Mehl, Brot, Bohnen, Erbsen, grünen Gemüsen, Fleisch, Zucker, Kakao. Das Wesentliche bilden Maismehl, Bohnen, Erbsen. Fleisch (Schaf- oder Büffelfleisch) wird meist 4 (— 6)mal in der Woche verabreicht (insgesamt je Person und Woche etwa 3 Pfund), meist mit Gemüsen als Eintopfgericht, 2 mal wöchentlich roh (zum Selbstzubereiten). Jeder kann soviel zu essen bekommen als er Hunger hat; er kann sich seinen Napf beliebig oft füllen lassen. Die Brotration (zum Teil unter Verwendung von Sojamehl) ist klein, dagegen können beliebige Mengen von Maispolenta genommen werden. Als Getränk wird in großen Mengen Marewû (Machaû) getrunken, eine Aufschwemmung von Maismehl (und etwas Weizenmehl) mit Wasser, das leicht säuerlich schmeckt und in beliebigen Mengen aus großen Tanks abgezogen werden kann. 1—2mal in der Woche wird Kaffernbier (Kaffir beer, aus der sogenannten Kaffernbohne hergestellt) mit ganz geringem ($^1/_2$%) Alkoholgehalt verabreicht. Im übrigen ist die Verabreichung von Alkohol an Schwarze strengstens verboten; jeder, der Alkohol an Schwarze verkauft, macht sich strafbar! Allerdings wissen sich die Leute selbst zu helfen; so brauen z. B. Frauen von einheimischen Schwarzen oder chinesische Händler allerhand Zeug zusammen und verkaufen es um hohes Geld an die Natives; beliebt ist z. B. ein Gemenge von Brennspiritus, Kalziumkarbid und Gewürzen (Spanisch-Pfeffer) usw. Die Wirkungen derartiger Alkoholika sind natürlich verheerend; besonders am Sonntag abend und Montag früh kann man Dutzende schwer betrunkener Natives auf den Straßen bzw. Polizeistationen sehen!

Die Schwarzen haben die Gewohnheit, nur einmal am Tage, dann aber gründlich zu essen. Demgemäß findet meist die Essenausgabe auch nur einmal täglich statt. Es wird aber versucht, auf die Leute einzuwirken, daß sie vor Schichtbeginn essen; es wird daher nunmehr auch vor dieser Zeit Essen oder Kakao ausgegeben. Während der Schicht wird im allgemeinen nichts gegessen.

Die Vorschriften für die Compoundsleitung weisen besonders auf die notwendige Sorgfalt und Reinlichkeit bei der Speisenzubereitung, Bekämpfung von Fliegen, Verwendung von reinem Wasser usw. hin. Besondere Vorsicht ist bei der Herstellung der Marewû und des Kaffernbiers (Gärung!) zu verwenden. Das Küchenpersonal muß bei der Einstellung und später periodisch ärztlich dahin untersucht werden, daß keine Keimträger vorhanden sind.

Eine im Hinblick auf die großen Menschenmengen besonders wichtige Frage ist die der Beseitigung der Abfälle. Die Fäkalien und Abwässer werden in Kläranlagen gesammelt. Zur Sammlung der festen Abfallstoffe sind Tonnen aufgestellt, deren Inhalt in besonderen, außerhalb gelegenen Öfen verbrannt wird; Knochen werden besonders gesammelt und sollen nach Vorschrift vor der Lagerung ausgekocht werden. Die Speiseabfälle werden in besonderen Kübeln gesammelt und eventuell zur Schweinefütterung verwendet.

Die neuen Abortanlagen sind als Steh- oder Hockklosetts mit automatischer Spülung ausgebildet; die Sitze sind direkt nebeneinander, ohne Trennwand. Von Chlorkalk wird reichlich Gebrauch gemacht; zur Bekämpfung des Hackenwurms (Abtötung der Larven) wird Salz auf den Boden ausgestreut. Die Abortanlagen waren im allgemeinen gut und ordentlich gehalten.

Als zentrale Wascheinrichtungen sind Wannen mit Zufluß von fließendem warmen und kalten Wasser sowie Duschen vorhanden. Man berechnet eine Dusche für etwa 100 Arbeiter. Meist befinden sich im gleichen Gebäude auch Einrichtungen zum Waschen der Körperwäsche und Kleider — ferner zum Spülen der Eßgeschirre mit fließendem heißen Wasser; es wird darauf besonderer Wert gelegt; wer kein reines Geschirr zur Speisenausgabe bringt, bekommt nichts zu essen! —

In ihrer Freizeit können die Natives tun, was sie wollen, sie können auch die Compounds beliebig verlassen. Da kein Schwarzer nach 9 Uhr abends auf der Straße sein darf — außer bei besonderen Anlässen, wofür ein besonderes Zertifikat erforderlich ist — wird das Einpassieren der Leute nicht besonders überwacht — zumal da sie ja früh morgens wieder zur Arbeit antreten müssen. Desertionen kommen gelegentlich vor, sind aber nicht von Bedeutung, dagegen für den Schwarzen, wenn er wieder erwischt wird, von recht unerfreulichen Folgen begleitet. Die Unterhaltung besteht in Karten- und einheimischen „Stein"spielen, 1—2mal finden Kinovorführungen im Freien statt (in jedem Compound findet sich die „weiße Wand"); Samstag abend oder Sonntags veranstalten die Natives meist ihre einheimischen Tänze. Aber auch Sport wird getrieben, besonders Fußball.

In jedem Compound bestehen Tanzgruppen, die gegenseitig stark rivalisieren; sie werden von den Minenverwaltungen nach Möglichkeit gefördert. Die originalen Stammestänze werden meist nur zu eigenem Vergnügen und nicht vor fremden Augen getanzt; dagegen veranstalten einige große Compounds auch gelegentlich Vorführungen vor geladenen Gästen. Wir hatten Gelegenheit, die Tänze der Shagaan und M'chopi, Stämme aus Portugiesisch-Ostafrika zwischen dem 23. und 26. Grad südlicher Breite, zu sehen. Das Orchester besteht aus etwa 2 Dutzend Xylophonen; die beiden Gruppen, je 50—60 Eingeborene, waren phantastisch bunt kostümiert und äußerst temperamentvoll. Es handelte sich bei beiden Tänzen um Kriegstänze. Die phantastischen Bilder bei strahlendem Sonnenschein, die erregende Musik und die erregten Massen machten einen unvergeßlichen Eindruck.

Der Besuch von Frauen innerhalb der Compounds ist streng verboten. Daß die Ansammlung von vielen Tausend von jungen Männern und die monatelange Trennung von den Familien usw. manche sexuelle Irrungen aufkommen läßt, ist begreiflich: die Bewohnerinnen der benachbarten locations (Schwarzendörfer) wissen dies auch auszunützen. Geschlechtskrankheiten sind keineswegs selten, in vielen Fällen allerdings schon vom heimatlichen Buschdorf mitgebracht. — Cecil Rhodes hatte seinerzeit den Plan, in der Nähe der Compounds besondere Frauensiedlungen anzulegen; dieser Plan scheiterte aber am Widerstand der Geistlichkeit.

Die Einrichtung besonderer Desinfektionshäuser innerhalb der Compounds, in denen meist mit Blausäure entwest wird, wurde bereits erwähnt. Außerdem sind natürlich auch Verbandstationen bzw. Krankenstuben vorhanden, um bei leichten Verletzungen oder Erkrankungen Nothilfe zu leisten. Für ernstere Erkrankungen bzw. Verletzungen stehen die den Minengesellschaften gehörigen, meist in nächster Nähe der Compounds befindlichen Natives spitäler zur Verfügung; hierüber wird später noch gesprochen werden.

Alles in allem genommen war der Gesamteindruck, den ich in mehreren Compounds gewonnen hatte, vom hygienischen Standpunkte aus recht günstig; wenn auch noch einige ältere Lager vorhanden sein mögen, welche nicht allen Anforderungen entsprechen, so sind die neuen Anlagen nach den üblichen Regeln der modernen Unterkunfts- und Ernährungshygiene geleitet; der ärztliche Chef, Dr. A. J. Orenstein, hat hierfür eine sehr brauchbare Anleitung geschrieben; ihm und seinen ärztlichen Mitarbeitern obliegt auch die regelmäßige Überwachung der zahlreichen Compounds.

Vom sozial-hygienischen oder menschlichen Standpunkte aus wäre nachstehendes zu sagen: Wenn auch die Ansammlung von einigen Tausend Arbeitern in einem Lager mit einem einzigen Tor, die relativ primitive Art der Unterkunft, Ernährung, Kleidung, die geschlechtlichen Schwierigkeiten usw. beim Fremden ein Gefühl von Barbarei aufkommen lassen, so muß doch auf die ganz gleichen Verhältnisse in allen Arbeiter- und Truppenlagern, sowie Kriegsgefangenenlager usw. hingewiesen werden. Dazu kommt, daß die Unterkunfts-, Reinlichkeits- und Ernährungsverhältnisse dieser Natives hier zweifellos viel besser sind als in ihrer Heimat, im Busch.

Anders steht die Beurteilung natürlich unter ethischen Gesichtspunkten: das Herausreißen der Natives aus ihrer primitiven Eigenkultur und das plötzliche Hineinsetzen in die fundamental andersartigen Bedingungen einer technisch höchstentwickelten Industrie und einer modernen europäisierten Großstadt; dazu die mehrmonatliche Kasernierung im Compound mit mehreren tausend Arbeitsgenossen, fern von Familie und Stamm! Allerdings kann man einwenden, daß diese abnormen bzw. — unter dem Gesichtspunkte des Primitiven — unnatürlichen Lebensbedingungen kaum 1 Jahr andauern, daß heute auch die Leute im Busch schon reichlich „aufgeklärt" sind und durch ihre Mitarbeiter, die schon früher in den Minen tätig waren, von dem Bevorstehenden unterrichtet wurden usw.

Schließlich ist nicht von der Hand zu weisen, daß erhebliche Geldsummen verdient werden, die für den Schwarzen selbst und für die Volkswirtschaft von Bedeutung sind — allerdings vorausgesetzt, daß dieses Geld richtig angewendet wird. Vielfach verwenden die jungen Leute ihren aus der Minenarbeit gewonnenen Verdienst dazu, sich ein recht rundliches Weib zu kaufen, deren Preis je nach „Schönheit" usw. etwa zwischen 2—6 Ochsen schwankt. Die geschäftstüchtigen indischen

und chinesischen Händler suchen aber auch ihrerseits von dem Geld-
segen möglichst viel für sich zu verdienen, indem sie den Natives allen
möglichen europäischen Schund 2. und 3. Qualität wie Grammophons,
Fahrräder, Schmuck, modische Kleidung usw. anzuhängen trachten.

Schließlich erscheint ein Einblick in die Wirtschaft dieser Compounds nicht uninteressant.

Der Bezug der Minen für die Natives an landwirtschaftlichen Produkten und Nahrungsmitteln beträgt im Jahre weit über 1 Million Pfund,
die direkt den Farmern zugute kommen. An Fleisch werden im
Jahre über 40 Millionen lbs eingekauft; auf den Kopf treffen somit
185 lbs. (1 engl. Pfd [lb] = 453,6 g.) Dabei wurden besonders die für
den allgemeinen Markt weniger geeigneten Stücke übernommen.

Was die tödlichen Erkrankungen und Unfälle bei den Natives
betrifft, so verzeichnet der Bericht der Chamber of Mines nachstehende
Zahlen:

Unter den tödlichen Erkrankungen kamen hauptsächlich Lungen-entzündungen und Meningitis in Betracht.

	1928 $^0/_{00}$	1929 $^0/_{00}$
Tod durch Krankheiten	11,58	10,30
Tod durch Unfälle	2,75	3,05

Tropenkrankheiten aller Art kommen reichlich
vor. In manchen Stämmen ist die Syphilis endemisch, so daß etwa 25%
derartiger Stammeszugehöriger luetisch sind; luetische Aortenaneurys-
men sind hier relativ häufig.

Was im besonderen die Unfälle bei den Natives betrifft, so ereigneten sich im Jahre 1916—1921: 15954, davon waren 2936 tödlich;
weiters sei auf die Tabelle S. 168 verwiesen.

Den recht häufig vorkommenden kleinen Verletzungen wird im
allgemeinen große Beachtung geschenkt, zumal da sie bei ihrer Masse
doch eine bemerkenswerte wirtschaftliche Bedeutung haben. Beispielsweise wurden durch solche kleine Verletzungen der Natives im Jahre 1929
insgesamt 375000 Schichten verloren. Es wird daher auf allen Minen
nach Schichtschluß jeder zu Tag kommende Native von Sanitätern
kontrolliert, ob er eventuell irgendwo am Körper eine Verletzung hat.
Zutreffendenfalls wird der Betreffende sofort verbunden und registriert. (Ich habe eine derartige „Kontrolle" selbst mit angesehen.)

In einer der besuchten Minen konnte ich die Listen der Unfälle ein-
sehen. Im letzten Monat (Juli 1930) trafen hier bei einer Gesamtbelegschaft von 5200 Natives (davon 4200 unter Tag) auf je 100000 Schichten
138 Unfälle mit 671 verlorenen Schichten = 0,7%. Todesfälle waren
seit langer Zeit nicht mehr vorgekommen; das Schicksal fügte es, daß
gerade einige Stunden vor meinem Besuch ein älterer schwarzer Arbeiter
durch Steinschlag tödlich verunglückte[1].

Was die Versorgung der erkrankten Natives betrifft, so besteht zunächst für eine größere Gruppe von Minen bei Johannesburg
ein gemeinsam unterhaltenes, in nächster Nähe dieser Minen gelegenes

---

[1] Ein neben einer riesigen Halde gelegener Native-Friedhof mit seinen kleinen
schmucklosen oder zum Teil mit einem kleinen rohen Holzkreuz gezeichneten
Erdhügeln zeugte von den schwarzen Opfern der Arbeit.

großes Krankenhaus mit 600 Betten, von denen zur Zeit meines Besuches rund 500 belegt waren, und zwar waren zu rund 60% Verletzte, rund 40% Erkrankte. Die meisten der Gebäude waren im Pavillonstil gehalten und durch gedeckte Gänge miteinander verbunden; 2 neue Gebäude waren einstöckige Bauten. Die Einrichtungen waren sehr ordentlich; die Operationsräume usw. ganz modern. Als Pflegerinnen fungierten weiße Schwestern mit schwarzen Helferinnen. Als Ärzte arbeiteten nur Weiße. Es verdient bemerkt zu werden, daß nie irgendwelche Belästigungen der Schwestern und der Helferinnen durch die Schwarzen vorgekommen sind. Diesem Krankenhaus ist auch ein parasitologisches Laboratorium angegliedert (Prof. Dr. Fischer) — ferner eine Schule für schwarze Pflegerinnen mit 3jähriger Lehrzeit.

Die entfernter gelegenen Minen haben ihre eigenen Krankenhäuser. Ich konnte das der „Geduld-Mine" am Ostrand besichtigen. Dasselbe wurde 1910 gebaut; es besteht aus 3 ebenerdigen Krankensälen, je für innere, infektiöse und chirurgische Erkrankungen und vorgelagerten gedeckten Terrassen; dazu die nötigen Operations-, Verbands- und Wirtschaftsräume. Die mittlere Belegung ist 60 Mann. Leitender Arzt ist der Minenarzt (medical officier), dem auch die Aufnahmeuntersuchungen und die laufende hygienische Überwachung obliegt.

Das wichtigste sanitäre Problem liegt bei der Tuberkulose. Wie bereits angedeutet, bilden die Natives noch eine laufende Quelle der Tuberkuloseinfektion; denn sie erkranken rapid, wenn sie mit Europäern in Berührung kommen. Die Lungentuberkulose ist unter den Natives etwa 10mal so verbreitet als unter den weißen Bergleuten; im Verlaufe eines Jahres werden hier mehr als 1000 Fälle von aktiver Tuberkulose festgestellt, von denen jeder Fall eine Quelle für die Ansteckung sowohl ihrer Stammesgenossen als auch der an Silikose erkrankten Europäer werden kann. Es muß daher jeder Fall von Nativetuberkulose sofort entfernt werden.

Zwecks Bekämpfung der Tuberkulose unter den Natives ist seit 1926 ein besonderes Tuberculosis Research Committee aufgestellt; es befaßt sich nicht nur mit Untersuchungen über das Vorkommen der Tuberkulose unter den Natives während ihrer Beschäftigung in den Minen, sondern auch während der nachfolgenden Periode nach Rückkehr in ihre Heimat; im einzelnen hatte es sich mit nachstehenden Aufgaben befaßt: Röntgenuntersuchung gesunder Natives bei der Einstellung und Dauerbeobachtung derselben während ihrer Tätigkeit — „Census" für die Beschäftigungsdauer von 64000 Natives — Gewichtsbestimmungen von 21000 Natives bei der Einstellung und nach 6monatlicher Arbeitsleistung — bakteriologische Untersuchungen der menschlichen Ausscheidungen unter Tags einschließlich des Sputums zwecks eventuellen Nachweises von Tuberkelbazillen — Untersuchung über bovine Tuberkulose — Tuberkulosestatistik in den 12 größten Städten des Landes und anderes mehr. — Ein umfassender Bericht über die Ergebnisse der bisherigen 3jährigen Tätigkeit ist zur Zeit in Vorbereitung.

Weiters spielt, wie bereits angedeutet, die Kränklichkeit und Sterblichkeit der Natives an Lungenentzündung eine bemerkenswerte Rolle.

Zum Studium dieser Frage wurde eine besondere Kommission der Minenärzte (Mine Medical Officers) gegründet; die bisherigen Beobachtungen
haben für das Jahr 1929 eine Abnahme feststellen können.

Die „Kompensation", d. h. die Gewährung von Renten oder Abfindungen an die Natives wegen Staubschädigungen wurde durch den
Miners Phthisis Act vom Jahre 1912 eingeführt — allerdings ganz
erheblich abweichend von der Kompensation der weißen Arbeiter.

Zunächst war damals bestimmt, daß die neueintretenden Natives
ärztlich besichtigt, aber nur bei besonderem Verdacht untersucht
werden sollten. Bei Erkrankung an Silikose bekam ein Native eine
einmalige Entschädigung nicht über 20 Pfund im primären Stadium —
und nicht über 50 Pfund im sekundären Stadium. Im Todesfalle eines
Native, der bisher noch nicht Rentenempfänger war, konnten die Hinterbliebenen 10 Pfund bekommen. Die Regelung blieb seither im wesentlichen (abgesehen von der neuen Stadieneinteilung) bestehen. Eine
Berufung an den Board of Appeal ist nicht zulässig. Eine Beitragsleistung der Natives findet nicht statt; die Entschädigung wird ganz von
den Minen getragen. Die bisherigen Geldaufwendungen für Kompensation der Natives bzw. ihrer Hinterbliebenen betragen:

1912—1916	39876 Pfund
1916—1919	74995 „
1919—1925	314213 „
1925—1929	272952 „
Summa:	702036 Pfund

also besonders im Hinblick auf die riesigen Massen von Natives, die in
diesen etwa 18 Jahren die Minen passierten, und mit Rücksicht auf
die hohen Ausgaben für die weißen Arbeiter eine relativ bescheidene
Summe[1].

Über die sonstigen Fürsorgemaßnahmen für die Natives wurde
bereits gesprochen (Einrichtungen in den Compounds, Krankenhilfe
usw.). Bemerkenswert erscheint noch die Einrichtung der Natives
Training Schools, in welchen die neueingestellten Natives zunächst
in die Technik des Bergbaues und ihre Gefahren eingewiesen werden.
In einer dieser Schulen sah ich Modelle des Abbaues, der elektrischen
Leitung, der Anlegung der Bohrlöcher, Sammlung der üblichen Werk-
zeuge, Geräte und Ausrüstungsgegenstände, Hinweise auf besondere
Berufsgefahren in Modell und Bild, besonders auch mittels der auf die
Auffassung der Neger primitiv gezeichneten „Unfallbilder" mit den
Texten in verschiedenen Negersprachen usw.

Außer den Natives sind noch vereinzelt andere „coloured men" in
den Randminen tätig, wie Chinesen oder Inder[2]. Ihre Zahl ist heute
so gering, daß sie einer besonderen Erwähnung nicht bedürfen; ihre

---

[1] Trotzdem müssen wir uns hüten, hier ein sozialpolitisches Manko zu ver-
künden, d. h. unseren europäischen Maßstab auf afrikanische Verhältnisse anlegen
und Afrika mit dem ganzen Füllhorn der europäischen Sozialpolitik überschütten
zu wollen. Wir würden damit sicher nichts Gutes und nichts Vernünftiges tun!

[2] Bis zum Jahre 1910 waren Tausende von Chinesen in den Goldminen beschäftigt; seither ist die Einwanderung verboten.

sozial-hygienischen Belange entsprechen im wesentlichen denen der Schwarzen. Was im besonderen die Kompensation betrifft, so konnten sie sich nach der Regulation vom Jahre 1912 die gleichen Lohnabzüge machen lassen wie die weißen Arbeiter (d. h. $2^{1}/_{2}\%$ des Lohnes), und erhielten dann für 2 Jahre (bis Juli 1914) nach Ermessen des Board einen Betrag bis höchstens zur Hälfte der Entschädigung des weißen Miners — seit 1914 bis zur ganzen Höhe — je nach Art des Falles. Falls sie jedoch keine Abzüge machen ließen, bekamen sie nur die Renten des Natives.

V. Die arbeitsmedizinische Organisation.

Wir haben in den bisherigen Ausführungen wiederholt von verschiedenen ärztlichen Institutionen und ihren Aufgaben gehört; es erscheint mir aber angezeigt, an dieser Stelle die Organisation und Tätigkeit der genannten Sondereinrichtungen noch zusammenfassend darzustellen.

Eine der wichtigsten Einrichtungen für das Studium und die Beherrschung des Silikosisproblems ist das Miners Phthisis Medical Bureau. Errichtet auf Grund der Miners Phthisis Act von 1916 nahm es seine Tätigkeit am 1. August 1916 auf. Es ist eine selbständige Abteilung des Staatlichen Departments of Mines und beschäftigt zur Zeit acht hauptamtlich angestellte Ärzte (einschließlich Röntgenologen und pathologischen Anatomen) sowie weitere 19 Bürobeamte. Das Büro wurde eingerichtet und 10 Jahre lang geleitet von Watkins-Pitchford, seit 1926 steht es unter Leitung von Irvine. Sein Sitz ist zur Zeit das South-Africa-Institut of Medical Research; die Pläne für einen großen Neubau in direkter Verbindung mit dem genannten Institut liegen vor.

Die Aufgaben des Büros sind verschieden, je nachdem es sich um weiße oder farbige Arbeiter handelt:

1. Weiße Arbeiter: Aufnahme- und periodische Untersuchung für alle Weißen, die in einer Goldmine des Witwatersrand (sheduled mine) unter Tag tätig sind (vgl. hierzu S. 169) — Untersuchung der Rentenbewerber und deren Begutachtung — Bearbeitung und Begutachtung der Ansprüche der Hinterbliebenen. In letzteren Fällen bestehen allerdings oft große Schwierigkeiten, da vielfach keinerlei Unterlagen (kein Röntgenbild oder klinischer Befund) vorhanden sind, die Leute unter Umständen in Übersee verstorben sind usw. — Weiters wurden auch für den Board of Appeal Rentenakten in 722 Fällen bearbeitet; dabei wurden 44mal frühere Entscheide abgeändert.

In den 3 Jahren (Juli 1926—1929) betrug die jährliche Zahl:

Der periodischen Untersuchungen .	24 815	26 542	27 073
Der neuuntersuchten „Weißen" . .	13 654	14 726	15 492
Neue Fälle von Silikosis	364	283	270
Neue Fälle von Tuberkulose . . .	42	32	44

Die Statistik des Jahres (Juli 1927—1928) ergibt nachstehende Einblicke über die Gesamttätigkeit des Büros:

1. **Weiße:**
   Aufnahmeuntersuchungen 9 251
   Periodische Untersuchungen 26 394
   Spezialzertifikate 2 507
   Rentenbegutachtungen. 3 900
   Hinterbliebenenrenten 536
2. **Farbige** (Natives und Asiaten):
   Untersuchungen. 1 903
   Hinterbliebenenrenten 438

Sa. 44 929

Dazu kommen:
   Sektionen 665
   Einweisung auf Beobachtungsstation 558
   Hausbesuche bei Erkrankten 39
   Mineninspektionen 149

Sa. 1411

Insgesamt wurden also im Berichtsjahre 1928/29 46340 Dienstgeschäfte, also je Tag mehr also 150 abgewickelt.

Die Einrichtungen des Büros sind derartig angelegt, daß im Jahr über 30000 Personen „behandelt" werden können. Die Zahl der Röntgenaufnahmen im Berichtsjahr betrug 36660. Bis jetzt liegt ein Beobachtungsmaterial über 93024 Personen vor.

Die notwendigen Sonderuntersuchungen von Sputum, Blut usw. werden im benachbarten Institut for Medical Research vorgenommen (siehe unten). Die Zahl dieser im Berichtsjahr für das Büro vorgenommenen Untersuchungen von Harn, Sputum, Blut usw. betrug 25835.

Der Medical Board of Appeal wurde durch den Miners Phthisis Consolidating Act von 1925 aufgestellt, als dringliche Forderung der Bergarbeiter, welche glaubten, vom Medical Bureau nicht immer ihren „square deal" zugesprochen zu bekommen. Der Board of Appeal hat die Aufgabe, diejenigen Bergleute, welche mit dem Entscheid des Medical Bureau, sei es bei der periodischen Untersuchung oder bei der Rentenfestsetzung, nicht einverstanden sind, nachzuuntersuchen, vorausgesetzt, daß sie die Rente noch nicht angenommen, bzw. die 3monatliche Berufungsfrist nicht versäumt hatten. Ebenso können auch die Hinterbliebenen den Entscheid des Medical Bureaus anfechten. Dies gilt aber nur für die Weißen, nicht für die Farbigen; letzteren steht ein Berufungsrecht nicht zu.

Der Board of Appeal besteht aus 3 ärztlichen, vom Minister of Mines bestellten Mitgliedern und dem Sekretär. Er sammelt alle vorhandenen Unterlagen des Falles, der Berufende wird von jedem der 3 ärztlichen Mitglieder gesondert eingehend untersucht, sodann wird ein kollegiales Urteil gefällt. Dabei erwies es sich in manchen Fällen als vorteilhaft, daß innerhalb der 3monatlichen Berufungsfrist bzw. bis zur Behandlung des Falles manche vorher kaum feststellbaren Symptome nunmehr klarer in Erscheinung traten. Ähnliches gilt bei Klagen der Hinterbliebenen; grundsätzlich werden, soweit Sektionen gemacht wurden, die Lungen 6 Monate aufbewahrt, um eventuell dem Miners Board of Appeal vorgelegt werden zu können. Im allgemeinen werden Todesfälle weitherzig beurteilt. — Abschriften der endgültigen Bescheide werden den Vorinstanzen zugeleitet.

Die Berufungen betreffen hauptsächlich 2 Gruppen, nämlich Miner, die vom Medical Bureau wegen Fehlens einer ausgebildeten Silikose und Tuberkulose abgewiesen worden waren — und Miner, bei denen vom Medical Bureau nur ein Vorstadium oder 1. Stadium der Silikose oder Tuberkulose ohne Silikose anerkannt worden war.

Bezüglich der Begriffe bzw. Stadieneinteilung der Silikose oder Siliko-Tuberkulose usw. enthält die Verordnung nichts; es wird nach den üblichen ärztlichen Auffassungen geurteilt.

Immerhin ist sich der Medical Board of Appeal voll bewußt, daß er eine große wissenschaftliche, soziale und wirtschaftliche Verantwortung hat. Manche Fälle erfordern viel Erfahrung und Überlegung. Mit Verdacht allein kann hier nicht gearbeitet werden. Beispielsweise hat die Feststellung des Medical Board of Appeal, daß ein Miner an Lungentuberkulose leidet, weitgehende Auswirkungen derart, daß der Mann einerseits eine erhebliche Geldsumme ausbezahlt bekommt — andererseits aber kaum mehr in irgendeinem Bergbaubetrieb oder anderem Beruf unterkommt. Leider sind die Randminer bestrebt, wegen aller möglichen Erkrankungen eine Entscheidung als Miners Phthisis zu verlangen, besonders wenn es sich um Atembeschwerden, Husten, Gewichtsabnahme usw. handelt. Ähnliches gilt auch für die Hinterbliebenen verstorbener Miner. Dazu kommen endlich abwegige Zeugnisse mancher praktischer Ärzte, auf welche sich die betreffenden Rentenbewerber stützen.

Das South-African Institute for Medical Research wurde im Jahre 1912 gegründet durch Übereinkommen zwischen der Regierung und dem Grubenverband. Den Anstoß zur Errichtung gaben besonders die Arbeiterfragen: die beträchtliche Sterblichkeit der Natives an Pneumonie und an Meningitis, besonders jener, die aus Gegenden nördlich des 22. Breitengrades kamen. Dazu kamen die hygienischen Fragen bezüglich Unterbringung und Unterhalt der Natives, die Notwendigkeit systematischer Impfungen gegen Pocken und Typhus usw., endlich die zahlreichen Bedürfnisse der praktischen Medizin und Hygiene. Alles dies ließ den Wunsch nach einem Zentralinstitut aufkommen. Als Aufgaben wurden dem Institut gestellt: 1. Ausführung von Untersuchungen und Erhebungen bezüglich Diagnostik, Vorbeugung und Behandlung menschlicher Erkrankungen — Arbeiten auf dem Gebiete der reinen und angewandten Bakteriologie, Parasitologie, Pathologie, Pharmakologie und anderer Zweige der Medizin und verwandter Gebiete — 2. Maßnahmen der öffentlichen Gesundheitspflege und Medizinalpolizei, Herstellung von Impfstoffen usw.

Das Institut wurde bezogen im Jahre 1914, seither durch Anbauten in den Jahren 1924, 1927 und 1929 vergrößert. Es ist ein gewaltiger Baublock in prächtiger beherrschender Lage auf dem Hügel nördlich der Geschäftsstadt von Johannesburg, mit prächtigem Ausblick auf die Stadt und auf das Randminengebiet. Anlage und Einrichtungen dürfen wohl als hervorragend bezeichnet werden. Wir finden hier neben zahlreichen Büros und Laboratorien Kühlräume, Stallungen usw. auch Bibliothek mit Leseraum, Vortragssaal, Museum, klinische Beobachtungsstation. Eine Farm für Tierhaltung (zur Zeit 50 Pferde u. a.) ist angegliedert. Tätig sind zur Zeit etwa 15 Ärzte und 10 Büropersonen; dazu 60 europäische und 40 Natives als Hilfsarbeiter und Diener. Hier hat auch der Miners Phthisis Medical Board seinen Sitz (seit 1916); beide Organisationen arbeiten zusammen. Das Institut hat — gemäß seinen bei der Gründung gestellten Aufgaben — 2 Abteilungen, je für Research und Routine. Die „Forschungen" erstreckten sich bisher auf das Silikosisproblem, auf Tuberkulose, auf die Lungenentzündung und Zerebrospinalmeningitis der Natives, auf Wut, Pest, Dysenterie, Bilharziasis, Hookworm und anderes mehr; ferner auf verschiedene rein bakteriologische Fragen. Die Kosten belaufen sich auf etwa 15000 Pfund je Jahr und werden je zur Hälfte von Regierung und Minen getragen; dazu kommen Stiftungen, bisher 20000 Pfund. — Die „Routine"-Abteilung dient den praktischen medizinisch-diagnostischen und bakteriologisch - serologischen Arbeiten aller Art; hier werden auch alle diagnostischen Untersuchungen gemacht (Blut, Wassermann, Bakteriennachweis usw.) — ferner Seren und Impfstoffe aller Art, auch gegen Schlangenbiß hergestellt (bisher insgesamt schon weit über 1000000 Dosen). Die Zahl der im Jahre 1928 für Regierung, Städte, Minen, einzelne Ärzte usw. ausgeführten Untersuchungen beläuft sich auf 90197. Pathologisch-anatomische Lungenuntersuchungen werden jährlich etwa 600—700 erledigt. Die Routinedivision erhält sich selbst durch den Verkauf der Impfstoffe usw., hat sogar meist einen Überschuß, der dann der Research-Division überwiesen wird.

Dazu kommt die Lehrtätigkeit einzelner Institutsärzte an der Medizinschule, und zwar für Bakteriologie und Serologie, Pathologie und Sektionstechnik. — Von Publikationen erschienen bisher 4 Bände mit 23 einzelnen Arbeiten über Silikose, über Pneumonie bei den Natives, über Anthropologische Beobachtungen bei Natives — über verschiedene parasitologische und serologische Probleme usw.

Was die Geldaufwendungen betrifft, so beliefen sich die Kosten für Gebäude und Ausstattung auf über 46000 Pfund. Vom Minenverband wurde der Bauplatz und 20000 Pfund gespendet, der Rest von der Regierung bereitgestellt. Die Anbauten erforderten weitere 55000 Pfund. Die Betriebskosten (im wesentlichen für die Forschungsabteilung) betragen jährlich bis 15000 Pfund, die je zur Hälfte vom Minenverband und der Regierung getragen werden. Der Beitrag der Chamber of Mines im Jahre 1929 betrug 5000 Pfund Normalsubvention und 2500 Pfund Sonderzuschuß.

In diesem Zusammenhange sei kurz die Frage der Ankylostomiasis (Hookworm-disease) gestreift, die ja auch zum Arbeitsgebiet des Instituts gehört. Wie in allen tropischen und subtropischen Gegenden, so besteht auch am Witwatersrand die Gefahr der Wurmkrankheit. Dank der ärztlichen Überwachung sind heute die weißen Minenarbeiter so ziemlich frei von dieser Krankheit; auch von einer infizierten Mine kann praktisch nicht gesprochen werden, wenn auch immer wieder Einschleppungen durch infizierte schwarze Arbeiter, besonders von der Ostküste her, vorkommen. Das von der Regierung aufgestellte Hookworm-Inquiry-Committee, dem außer dem Medical Research-Institut Vertreter der Minenärzte u. a. angehören, berichtete für das Jahr 1928/29 u. a. wie folgt: Die Gefährdung ist schon durch das relativ kühle und trockene Klima des Randgebietes herabgesetzt, doch findet der Wurm in warmen und feuchten Minen günstige Entwicklungsbedingungen. Durch Vermeidung der Defäkation auf den Boden und durch sauber gehaltene Latrinen kann die Infektion hintangehalten werden. Infektion bedeutet noch nicht Krankheit; erst die Anwesenheit von größeren Mengen der Würmer im Darm macht Krankheitserscheinungen. Wenn keine Reinfektion stattfindet, verschwinden die Würmer mit der Zeit von selbst aus dem Darm, da sie sich ja im Darm selbst nicht vermehren und nur eine beschränkte Lebensdauer haben. Die Zwangsbehandlung von Wurmträgern bis zum Abgang des letzten Wurmes ist daher unnötig und unerwünscht. Das Wesentliche der Bekämpfung ist die Überwachung der Kotabsetzung, die allerdings bei rund 200000 Schwarzen noch besonderer Maßnahmen bedarf, wie reichliche Aufstellung von permanenten oder transportablen Latrinen in nächster Nähe der Arbeitsplätze; Ausstreuen von Salz in der Umgebung der Latrinen, um eventuell am Boden befindliche Larven abzutöten; Massenbehandlung der Natives (mit obigen Einschränkungen).

Auf die Spezialkommissionen zur Bekämpfung der Lungenentzündung unter den Natives sowie auf das Tuberkulosis Research-Committee, an welchem das South African Institut for Medical Researche benfalls mitwirkt, wurde bereits oben (S. 190) hingewiesen.

Was schließlich das Silikosis-Problem betrifft, so ist hier nicht der Platz für wissenschaftliche Erörterungen; dies wird in der ärztlichen Fachliteratur geschehen. Jedenfalls gaben die 14tägigen Verhandlungen und die Kommissionssitzungen reichlich Gelegenheit, das Gesamtproblem der Silikosis nach seiner ätiologischen, klinischen, pathologisch-anatomischen und versicherungsrechtlichen Seite zu erörtern. Die Ergebnisse fanden ihren Niederschlag in den Kommissionsberichten, deren Abdruck schon aus räumlichen Gründen an dieser Stelle nicht möglich ist. Lediglich die Schlußvorschläge der Konferenz seien hier angefügt.

I. Verhütungsmaßnahmen.

1. Die regelmäßige Vornahme von Staubmessungen erscheint erforderlich; die Auswahl der Apparatur und die Methodik der Untersuchung soll den zuständigen Behörden überlassen bleiben.

Zum Zwecke besonderer wissenschaftlicher Untersuchungen über den Luftstaub und dessen Auswirkung soll eine Standardmethode festgesetzt werden, welche industrielle und internationale Vergleiche gestattet. Dabei sollen die zur Zeit von den verschiedenen Untersuchern als brauchbar befundenen Instrumente berücksichtigt werden. Die Resultate dieser Untersuchungen sollen dem „Research Division for correlation" des Internationalen Arbeitsamtes mitgeteilt werden.

2. Nachdem durch photographische Methoden oder Verwendung der photo-elektrischen Zelle Staubbestimmungen in gewissen Fällen erfolgreich durchgeführt wurden, sollen diese Methoden hinsichtlich ihrer weiteren Anwendung geprüft werden.

3. Im Hinblick auf die chemische Ätiologie der Silikose hat die Größenordnung der Staubteilchen an Bedeutung gewonnen, insofern als die Oberfläche — die je nach den verschieden großen Teilchen stark variieren kann — für die Menge der sich lösenden Kieselerde entscheidend ist. Es wird daher vorgeschlagen, bei den Untersuchungen auch die Größenmengen der Staubteilchen zu beachten.

4. Die Konferenz legt darauf Wert, daß die oben genannten Untersuchungen unverzüglich in allen Ländern, die an dem Problem interessiert sind, vorgenommen werden.

Im Hinblick auf die am Witwatersrand bereits durchgeführten und noch im Gange befindlichen Untersuchungen, sowie auf die dort bereits bestehenden Einrichtungen legt die Konferenz besonderen Wert darauf, daß am Witwatersrand mit den bezeichneten Untersuchungen sobald als möglich begonnen wird.

Die Konferenz empfiehlt, daß, wenn einmal die oben erwähnte Standardmethode aufgestellt ist, mit derselben in der ganzen Welt sofort mindestens eine vollständige Prüfung der Staubkonzentration in Staubindustrien durchgeführt wird. Die Ergebnisse dieser Prüfung sollen dem Internationalen Arbeitsamt bekanntgegeben werden.

Die Konferenz macht darauf aufmerksam, daß diese Prüfung auch eine Untersuchung über die relative Größenmenge der Staubteilchen enthalten soll.

Es muß betont werden, daß die Verhinderung der Silikose in den Minen mehrfache hygienische Maßnahmen erfordert: hauptsächlich die Verminderung der Erzeugung der Verbreitung des Staubes, das Reinhalten der Luft und die persönliche Hygiene.

5. Besonders hervorzuheben ist die Bedeutung einer allgemeinen und örtlichen Ventilation, als eine der besten hygienischen Maßnahmen in Staubindustrien.

6. Der persönliche Schutz der Arbeiter darf sich nicht ausschließlich auf Schutzmittel, wie z. B. das Tragen von Schutzmasken, beschränken; er soll vielmehr durch weitere Maßnahmen, wie die Bereitstellung von geeigneten Umkleide- und Aufenthaltsräumen, sowie durch die Regelung der Arbeitszeit usw., ergänzt werden.

7. Manche Probleme der Staubverhütung und -messung legen die Mitwirkung des Naturwissenschaftlers nahe.

II. Ärztliche Probleme der Silikosis.

Geeignete Maßnahmen sind zu ergreifen:

1. zur Aufstellung einer internationalen Stadieneinteilung der Silikose;

2. zur Schaffung einer internationalen radiologischen Vergleichstechnik und Terminologie der radiographischen Befunde;

3. zum Studium der Beziehungen zwischen Röntgenbild, pathologischen Befunden und Symptomatologie der Silikose und Siliko-Tuberkulose.

4. Es ist wünschenswert, daß weitere wissenschaftliche Untersuchungen bezüglich Ätiologie, Pathologie und Diagnostik der Silikose und anderer Stauberkrankungen, und zwar so bald als möglich, auf internationaler Basis unternommen werden.

III. Die „Entschädigung" vom ärztlichen Standpunkte aus.

1. Silikose für sich allein oder in Verbindung mit Tuberkulose ist eine Berufserkrankung, die mit einer Minderung der Arbeitsfähigkeit verbunden sein kann.

2. Der Entscheidung der maßgebenden Behörden bleibt überlassen, inwieweit unter besonderen Verhältnissen noch andere Formen von Staublunge als Berufserkrankungen anerkannt werden.

3. Bei Festsetzung des Grades der Arbeitsunfähigkeit muß auf die klinischen und funktionellen Bedingungen als ein Ganzes Rücksicht genommen werden.

4. Die Festsetzung der Arbeitsunfähigkeit soll einem unabhängigen Arzt oder einem unabhängigen ärztlichen Kollegium übertragen werden, welche die nötigen klinischen und technischen Kenntnisse besitzen und denen entsprechende Hilfsmittel zum Zwecke der Untersuchung zur Verfügung stehen.

5. In allen Fällen von offener Tuberkulose soll eine Entfernung des Kranken aus allen Betrieben mit schädigenden Staubarten erfolgen.

6. Die zwangsweise Entfernung soll jedoch nicht bei Arbeitern vorgenommen werden, welche in dem gleichen Industriezweig bereits mehr als 15 Jahre beschäftigt sind und die das Alter von 45 Jahren erreicht haben.

IV. Nachbehandlung.

1. Für alle geeigneten Fälle soll Sanatoriumsbehandlung gewährt werden.

2. Die Vorschläge bezüglich der Wiederbeschäftigung haben sich bisher meist als erfolglos gezeigt. Weitere Untersuchungen über diese Frage sind notwendig.

VI. Land und Leute — Kolonialfragen — Ausblicke.

Natürlich ergab sich noch manche Gelegenheit, bei Ausflügen in die Umgebung noch mehr von Land und Leuten kennenzulernen. Eine ausgezeichnet asphaltierte Straße, begrenzt von Mimosen- und Eukalyptusbäumen, führt von Johannesburg in einstündiger Autofahrt nach Pretoria. Ein zweimaliger Besuch vermittelte nachhaltige Eindrücke von dieser reizenden Gartenstadt, umgeben von einem Kranz waldiger Hügel, gekrönt von dem neuen mächtigen und prächtigen

Regierungsgebäude. Das neue naturhistorische Museum enthält neben hübschen Tiergruppen wohl eine der großartigsten geologischen Sammlungen. Der anspruchslose Bungalow — jetzt Säuglingsheim — des alten Ohm Krüger, dessen Denkmal vor dem Bahnhof der Ankommende grüßt, erinnert an weltgeschichtliche Geschehnisse.

Eine andere Tagesfahrt führte durch fruchtbares Mais- und Tabakland zu den Magalies-Bergen, den letzten Zufluchtswinkeln der einst um Freiheit und Leben kämpfenden Buren, zum Hartebeest-Port, dem mächtigen triumphbogengeschmückten Staudamm und dem malerischen Stausee, dem Stolz eines jeden Südafrikaners.

Die Heimreise führte mich in 18stündiger Fahrt im Expreß zur Ostküste nach Laurenzo Marques an der Delagoa Bay. Wir fuhren durch wildromantisches felsiges Bergland, durch üppiges Kulturland mit Orangen- und Zitronenwäldern, mit Popeia- und Mangopflanzungen, durch eingeschnittene Täler, in deren Tiefe der Krokodilfluß dahinrauschte, durch weites Baumwolland, vorbei an verstreuten Kaffernkrals, an Gruppen urwüchsiger Eingeborener, bis uns die Mittagstunde nach Komati Port brachte, der Grenzstation der Union. Nach wenigen Minuten überschreiten wir den Komati-River und werden in Ressano Garcia vom portugiesischen Zöllner in Empfang genommen. Die Stationsgebäude und Häuser werden auf einmal „iberisch". Neben den Schienen fließt der Strom in breitem steinigem Bett; das Land wird flach und öde; auf der nahen Straße wimmelt schwarzes Volk; in der Ferne glänzt ein breiter Silberstreifen — der Indische Ozean. Wir sind in Laurenzo Marques, einer sympathischen Stadt, mit stattlichem Bahnhof und großen Hafenanlagen, mit prächtigen Straßenzügen und Plätzen, mit einem entzückenden Badestrand, überragt vom Polano Hotel, wohl einem der vornehmsten Häuser von Südafrika, dem Holiday-Platz der reichen Johannesburger. Ein deutscher Wörmann-Dampfer wartet auf uns, gibt uns aber noch zwei Tage Zeit, um auch hier noch im Umkreis von etwa 120 km Land und Leute kennenzulernen.

Dann gings heimwärts in einer märchenschönen Fahrt. Beira, Mozambique, Porto Amelia waren die ersten Stationen. Dann kamen wir in unser altes Deutsch-Ost: nach dem einzig schönen Daressalam, nach Bagamojo, der toten Stadt, nach Zansibar, der Insel der Palmen- und Nelkenwälder, nach Tanga, dem Schauplatz blutiger Kämpfe. Der Usambara-Expreß führte uns von hier in 12stündiger Mondnachtfahrt hinauf nach Moschi, das Auto weiter zum Fuße des Götterberges, des schneeschimmernden Kilimandscharo, hinein in das Tierparadies der Massai-Steppe. Die Rückfahrt schenkte uns wohl das Schönste, was das Auge sehen kann: der schneebedeckte Bergriese aus üppigster Tropenlandschaft zum tiefblauen wolkenlosen Himmel herausragend, golden verklärt im Glanze der scheidenden Sonne — ein unvergeßliches Bild. Eine nahezu 7stündige Auto-Nachtfahrt durch Steppe und Gebirge brachte uns auf das englische Kenia-Territory hinüber, wo wir in der Station Voi früh 3 Uhr den Expreß zur See erreichten; um 8 Uhr trafen wir in Mombassa unseren Dampfer wieder. Die Weiterfahrt führte nach Aden und ins Rote Meer mit der landesüblichen Hitzewelle. Sues, Kairo, Port Said waren weitere Wegpunkte. Nach 4 wöchiger Fahrt voll Sonne und Seeluft verließen wir in Genua unser gastliches Schiff.

Die Europäisierung Afrikas ist besonders nach dem Kriege in raschem Tempo fortgeschritten, nicht zuletzt begünstigt durch den Ausbau des Eisenbahnnetzes und des Dampf- und Motorbootverkehrs die großen Ströme hinauf und in den Inlandsseen und durch den Autoverkehr. An allen größeren Plätzen stehen heute Autoomnibusse, die sich übrigens seitens der Eingeborenen großer Beliebtheit erfreuen; die indischen Händler, die Pflanzer auch in den entlegensten Bezirken haben ihre Buschautos, die von Eingeborenen geführt werden.

Natürlich interessierten wir uns auch unterwegs und auf der Heimreise für ärztliche Einrichtungen, Versorgung der Bevölkerung mit Ärzten und Krankenanstalten usw. Wir konnten an verschiedenen Küstenplätzen mehrere öffentliche Krankenhäuser besichtigen; ihre Einrichtungen waren im allgemeinen recht ordentlich; selbstverständlich sind die Abteilungen für Weiß und Schwarz vollständig getrennt. Allerdings fällt es immer noch schwer, den Schwarzen, besonders den „schensi“, den Buschneger, in ein Krankenhaus zu bringen; er liebt nicht den Krankensaal, das Zusammenliegen mit anderen Kranken; auch das Bett ist ihm oft nicht erwünscht; er rollt sich lieber in eine Decke und legt sich auf den Boden unter das Bett. Eine originelle „Krankenanstalt“ sah ich an der Grenze des Swazi-Landes: hier standen 4 aus festem Stein erbaute einheimische Rundhütten (Rondabel) mit Stroh gedeckt, im übrigen aber völlig leer bis auf eine offene Feuerstelle. Der Kranke belegt für sich eine solche Hütte und wird von ortsansässigen schwarzen Heilgehilfen versorgt. Bei inneren Erkrankungen wird ärztliche Hilfe nur selten in Anspruch genommen; hier spielen auch die europäischen Medikamente eine untergeordnete Rolle. Anders dagegen bei chirurgischen Fällen, bestimmten Tropenkrankheiten und dergleichen, wo man den Heilerfolg kennt oder sehen kann; in solchen Fällen ist der Neger für die ärztliche Behandlung zugänglicher. Deutsche pharmazeutische Spezialitäten werden allenthalben in großem Umfang verwendet. Die Zahl der „Ärzte“ ist im Hinblick auf die riesigen Gebiete vollkommen unzulänglich, doch sind im Land schwarze Heilgehilfen und Krankenpflegerinnen, auch Hebammen verteilt. Nahezu ausgeschlossen ist die ärztliche Hilfeleistung bei Entbindungen. Die Frauen begnügen sich mit gegenseitiger Hilfe; eine regelwidrige Geburt endet meist tödlich. Selbst die angelernte schwarze Hebamme findet nicht überall Zutritt. Für zahntechnische Behandlung ist großer Bedarf, aber zu wenig Personal vorhanden. — Malaria und ihre verhängnisvolle Komplikation, das Schwarzwasserfieber, ist in der Küstenzone allenthalben stark verbreitet. Auch Ruhr und Wurmkrankheiten sind recht häufig bei Weiß und Schwarz. Die Kindersterblichkeit ist sehr hoch, obwohl die Säuglinge regelmäßig 1—2 Jahre gestillt werden.

Die europäischen Interessen an Afrika, der Handel, die Anlegung

von Pflanzungen, die Schaffung von Kohlendepots und Flottenstütz-
punkten waren früher nur auf Küstenpolitik eingestellt, die Berüh-
rungen erstreckten sich im wesentlichen auf die eingeborene Bevölkerung der Küstenzonen. Erst etwa in der 2. Hälfte des 19. Jahrhunderts
setzte eine zielbewußte Kolonisation ein, durch Forschungsexpeditionen
und Eisenbahnen wurde das Inland erschlossen, die natürlichen Reichtümer des Landes wurden ausgebeutet. Ein größerer wirtschaftlicher
Aufschwung entwickelte sich erst in der Nachkriegszeit. Ich erinnere
nochmals daran, daß die Hälfte der gesamten Weltgoldproduktion aus
Transvaal kommt, daß Süd- und Südwestafrika für Diamanten sozu-
sagen das Weltmonopol besitzen, daß die afrikanische Platinerzeugung
an erste Stelle rückt, daß die Kupferproduktion des Kongogebiets direkt
hinter Amerika und Kolumbien steht. Mit Natalkohle werden die
Randgebiete des Indischen Ozeans zu einem großen Teile versorgt; die
Asbestausfuhr hat ansehnliche Mengen erreicht. Weitere große Ausfuhr-
artikel der subtropischen und tropischen Zonen sind Häute und Wolle,
Mais, Baumwolle, Sisal, Palmöl, Kakao, Kaffee, Erdnüsse, Edelhölzer,
Gewürze usw. Die bisher von anderen Ländern innegehabten Rohstoff-
monopole wurden in mehr als einer Beziehung bereits durchbrochen.
Damit ist auch für den schwarzen Erdteil das Arbeits- und Arbei-
terproblem in den Vordergrund gerückt worden.

Es wäre wohl nicht statthaft, auf Grund meiner kurzen Reise über
das afrikanische Arbeitsproblem tiefgründige Erörterungen anzustellen.
Immerhin ermöglichten verschiedene Eigenbeobachtungen, sowie Ge-
spräche mit alten Afrikanern, mit Pflanzern, Missionaren und Ärzten
verschiedener Nationalitäten, sich eine Vorstellung zu machen von den
zahlreichen und komplizierten Problemen des weißen und schwarzen
Arbeiters.

Weiße Arbeiter kommen im allgemeinen nur für Südafrika in Betracht, allerdings nur für civilised labour, d. h. für eine Beschäftigung,
die dem Weißen aus Prestigegründen zugemutet werden kann. Hier
spielt zunächst auch die Frage der poor Whites mit herein (vgl.
oben S. 150); die Regierung versucht neuerdings, diese „entwurzelten
Weißen“ zu civilised labour einzustellen und will dies dadurch begün-
stigen, daß diejenigen Provinzial- und Stadtbehörden, neuerdings auch
private Arbeitgeber, welche Weiße statt Schwarze einstellen, Staats-
zuschüsse zum Ausgleich der Lohndifferenz bekommen. Die Bahn-
und Hafenverwaltung stellt ebenfalls immer mehr weiße Arbeiter
ein. Aber es handelt sich hier nur um bestimmte Arbeiten; überdies
wurden die sonst sehr hohen Löhne der Weißen hier beträchtlich herabgesetzt, von etwa 16—20 sh auf etwa 5—6 sh im Tag. Im allgemeinen
versagt ja die „weiße“ Arbeit restlos überall da, wo sie mit der „schwarzen“ in Lohnkonkurrenz treten muß. Weiterhin sucht neuerdings
die Regierung das Problem der poor whites durch Siedelungspolitik
zu lösen. Das Arbeitsministerium von Transvaal errichtete Lehrfarmen
und Lehrsiedelungen im neuerschlossenen Bewässerungsland; 2 Dörfer
(Losperfontein und Sonop) wurden neu geschaffen. Die dort Angesiedelten erhalten freie Wohnung, Brennholz, ärztliche Versorgung,

Freischule für die Kinder und ein Taggeld von $5^1/_2$ sh. Bei Bewährung kommt der Siedler dann auf eine sogenannte Dreimorgenfarm, wo er unter den obigen Bedingungen, aber zu eigenem Nutzen arbeitet; Geräte, Saatgut und Vieh stellt ihm der Staat; der Ertragsüberschuß wird ihm gutgeschrieben. Bei weiterer Bewährung wird der Siedler in einer der drei neuen Regierungskolonien (Gelnk, Vitvalgrond, Sanddrift) angesiedelt als selbständiger Siedler. Er erhält für die ersten 15 Monate einen monatlichen Staatszuschuß bis maximal 5,7 Pfund (115 RM.); der Ertrag gehört ihm ganz. Weiterhin wurden 8 Forstsiedlungen errichtet; außer Wohnung, Holz, Schule, Arzt werden hier Akkordlöhne zwischen 8—10 sh je Tag gegeben. Gepflanzt wird meist der Eukalyptusbaum, der so rasch wächst, daß er nach 4—5 Jahren bereits schlagreif ist. — Weiters bestehen mehrere weiße Arbeitskolonien (Strafanstalten) mit ähnlichen Einrichtungen.

Die Südafrikanische Union, in welcher die Frage der arbeitslosen Weißen besonders vordringlich ist, hat ferner auch Arbeitsnachweise eingerichtet, zunächst in den 8 größeren Städten der Union Arbeitsvermittlungsämter, dann — im Hinblick auf die riesigen Entfernungen — wurden auch die Postämter (etwa 250 Stellen) herangezogen, dessen Vorstand sich mit Arbeitsnachweis und -vermittlung in weitem Umkreis zu befassen hat.

Augenblicklich besteht auch in ganz Afrika eine Wirtschaftskrise unter den weißen Arbeitern. Die verschiedenen Kolonialregierungen wehren sich dagegen zunächst dadurch, daß sie die weitere Einwanderung besitzloser bzw. verarmter Weißer sperren oder die bei der Einwanderung zu hinterlegenden Geldbeträge verdoppeln. Denn Arbeitslosigkeit und sozialer Abstieg der Weißen bedeutet gerade in Afrika, wo eine recht dünne weiße Bevölkerungsgruppe von einer riesigen schwarzen Masse überlagert wird, eine ernste Gefahr.

Für das tropische Afrika kommen allerdings schon aus klimatischen Gründen weiße Arbeiter überhaupt nicht in Frage; hier müssen wir praktisch nur mit schwarzen Arbeitern rechnen. Wenn augenblicklich auch hier eine gewisse wirtschaftliche Depression mit Einschränkung des Plantagenbaues usw. fühlbar ist, so ist doch zu erwarten, daß in absehbarer Zeit wieder ein größerer Arbeitsbedarf einsetzt. Tatsächlich bestand bis in die letzten Jahre hinein im schwarzen Erdteil ein gewaltiger Bedarf an Arbeitskräften, und zwar an schwarzen Arbeitern, der bisher bei weitem nicht gedeckt werden konnte. Wenn wir nochmals die Arbeitsverhältnisse in der Südafrikanischen Union rückblickend verfolgen, so kann dort nicht einmal der Bedarf an Arbeitern für die Gold-, Kohlen-, Platin-, Diamant- usw.-Minen gedeckt werden; es fehlen dort zur Zeit etwa 10—12000 eingeborene Arbeiter. Es besteht sogar die Gefahr, daß ein Teil der Minen wegen Arbeitermangel stillgelegt werden muß. Aber auch die Landwirtschaft soll dort an Arbeitermangel leiden. Einen weiteren Bedarfsposten für schwarze Arbeitskräfte bilden die Hausangestellten, zunächst die Hausboys, von denen z. B. in den europäischen Haushaltungen von Johannesburg etwa 30000 beschäftigt sind als Hausburschen, Gärtner, Köche, Anrichter, Zimmer- und Kinder-

mädchen usw. Diese Hausboys wohnen außerhalb in ihren Lokationen;
sie kommen früh und nachmittags ins Haus zum Dienst. Außer den Boys
gibt es in Johannesburg noch etwa 50000 schwarze Frauen und Mädchen, die als Haus- und Kindermädchen, Köchinnen, Wäscherinnen
usw. tätig sind. Ähnlich wie in Johannesburg liegen die Arbeitsverhältnisse natürlich auch in allen größeren Plätzen besonders der afrikanischen Union, in Kimberley, Pretoria, Kapstadt, Durban, East-London,
Pietermaritzburg,. im benachbarten Laurenzo-Marques, aber auch in
allen größeren Plätzen der Küste und des Inlands.

Ähnlich ist die Sachlage auch in anderen Teilen Afrikas; beispielsweise wird der Bedarf im Kongostaat nur für die dortigen Industrien
und Plantagen auf nahezu 600000 angegeben, während kaum die Hälfte
zur Verfügung steht; im englischen Kenia fehlen etwa 60000 Plantagenarbeiter.

Woher kommt nun dieser Mangel an schwarzen Arbeitskräften? — Hierfür kommen zunächst zwei große Gesichtspunkte in Frage: einmal die
relative Menschenarmut dieses großen Erdteils — dann die spezifische
Arbeitseinstellung des „Schwarzen Mannes". Afrika ist ein ausgesprochen
menschenarmes Land. In Deutsch-Ostafrika (Tanganjika) kommen
auf 1 qkm 4,6, im benachbarten englischen Kenia 5, in Kamerun 8 Köpfe;
im Innern in der Umgebung des Viktoriasees und im Westen treffen
auf 1 qkm etwa 15—20 Köpfe. Die Ursachen dieser Menschenarmut sind
die Rückwirkungen des bis in die 70er Jahre noch bestehenden Sklaven-
handels und der Stammesfehden, dann die Seuchen: Schlafkrankheit,
Pocken, Malaria, Syphilis, Frambösie usw., endlich fehlende Hygiene
bzw. krasser Aberglaube in gesundheitlichen Fragen. Erst die letzten
Jahrzehnte haben hier einige Abhilfe gebracht.

Der Bedarf an schwarzen Arbeitskräften wird gedeckt einmal durch
den freien Arbeitsmarkt, d. h. durch ortsansässige, außerhalb ihres
Stammes wohnende (domestizierte) Schwarze, welche die Lokations
in der Umgebung der Städte usw. besiedeln oder im Lande zerstreut
wohnen, aber auch durch auf eigenes Risiko aus dem Busch zugewanderte Natives, die einmal ihr Glück als Hausboy oder Tagelöhner oder
Industriearbeiter usw. versuchen wollen. Die meisten dieser letzteren
finden allerdings nicht mehr die Wege in den Busch zurück, bleiben
ortsansässig und vermehren so das schwarze Arbeitsproletariat. — Neuerdings wird auch der handwerksmäßigen Ausbildung der Schwarzen
mehr Beachtung geschenkt. Hier haben bereits die verschiedenen
Missionen zum Teil Hervorragendes geleistet; aber auch die Regierungen
bemühen sich, das früher Versäumte nachzuholen (ich sah z. B. eine gut
eingerichtete Handwerkerschule in Mozambique). Bemerkenswerterweise haben die jungen Schwarzen viel technisches Geschick, meist
auch gute Lerngabe und Begabung.

Für den Massenbedarf der Minen und der Industrie sowie der
großen Pflanzungen genügt aber dieser Modus des freien Arbeitsmarktes nicht mehr; hier kommt die Anwerbung bzw. Rekrutierung
der Natives aus den entlegenen Inlandsgebieten in Frage, die wir bereits bei den Goldminen kennengelernt haben. Damit wird aber der

Schwarze meist viele Hunderte von Kilometern von seinem Wohnort und aus seinem Stamm entfernt — eine bedauerliche Tatsache, die allerdings durch den starken angeborenen Wandertrieb der Schwarzen etwas abgemildert wird. Während früher die Anwerber weiter kein Interesse hatten als möglichst viele Leute zu überreden und dafür die Provision — der Werber erhält pro Mann meist 2 Pfund Sterling Gebühr, wovon er seine Ausgaben zu bestreiten hat — einzustecken, sind heute Anwerbung und Transport fast durchweg von den Regierungen geregelt und überwacht. Weiters bestehen fast durchweg genaue Vorschriften über Unterbringung und Verpflegung dieser Wanderarbeiter, über Dauer des Arbeitsverhältnisses, ärztliche Überwachung, Lohnzahlung usw. Im Kongostaat ist eine Mindestgröße, in Rhodesien ein Mindestalter vorgeschrieben (letzteres allerdings nur theoretisch, da die Leute selbst nicht wissen wie alt sie sind, und da Geburtsregister fehlen). Die Arbeitsverträge werden schriftlich abgeschlossen, die Arbeitsperiode wird meist nach Schichten berechnet. Die Rechte der schwarzen Arbeiter werden durch eigens hierfür aufgestellte Beamte gewahrt. In manchen Gebieten bestehen besondere Schlichtungsausschüsse; über ihre Wirksamkeit kann man allerdings im Hinblick auf die grundsätzliche Rasseneinstellung gewisse Bedenken haben.

Im übrigen lebt der Schwarze meist von der Hand in den Mund; eine zielbewußte Vorratswirtschaft oder ein „Sparen" kennt er nicht; die bisherigen Versuche mit „Sparsystemen" waren nicht sehr versprechend; insbesondere ist der Schwarze geneigt, eine wenn auch nur vorübergehende Einbehaltung des Lohnes als Beeinträchtigung seines Eigentumsrechtes aufzufassen.

Diese Gründe haben manche Kolonialstaaten zur Einführung einer „Arbeitspflicht" für öffentliche Zwecke, besonders Straßenbau usw. veranlaßt. Die Art dieser Maßnahmen und deren Erfolge sind recht verschieden.

Abgesehen von den Schwierigkeiten der Arbeiterbeschaffung muß aber auch die Einstellung des Schwarzen zum Arbeitserlebnis ausgewertet werden. Der „Schwarze Mann" hat kein Arbeitsbedürfnis. Auch heute noch gilt besonders außerhalb der wenigen Küstenstädte die unbestrittene Tatsache, daß sich für den Schwarzen die notwendigsten Lebensbedürfnisse ohne Geld und mit einem Minimum von Arbeit beschaffen lassen: Wohnung, Nahrung, Feuerung, selbst Kleidung; die spärliche Haus- und Feldarbeit wird überdies meist den Frauen überlassen. Wäre nicht das Verlangen, sich europäischen Schund, eine Petroleumlampe, Blechgeschirr, Handwerkszeug, ein Fahrrad usw. zu kaufen, oder gar einige Ochsen zu erwerben, um damit eine Frau zu kaufen, so würde wohl kaum etwas den Mann zur Arbeit zwingen — abgesehen von der Kopf- oder Hüttensteuer, welche die Häuptlinge oder die Kolonialstaaten erheben, die aber in etwa 14tägiger Arbeit eines Familienmitgliedes hergebracht werden kann.

Ein weiterer Gesichtspunkt ist die fehlende Zuverlässigkeit der meisten Natives beim Fehlen einer Aufsicht; sie tun ihre Arbeit ganz ordentlich, solange sie eine Aufsicht sehen oder vermuten; sie führen eine einmal angelernte Arbeit richtig aus, haben aber keinerlei Verständnis für selbständige Reaktion auf plötzlich veränderte Arbeits- oder Umweltsbedingungen. Von den Hausboys oder Handwerkern tut jeder ausschließlich nur das, wofür er engagiert ist; es wäre eine Sünde, wenn der Zimmerboy einmal in der Küche mithelfen oder der Schlosser einmal ein Brett sägen müßte! Sodann fehlt dem Durchschnittsnative der praktische Zahlen-, Maß- und Zeitbegriff; Zählen über 10, Zeitbestimmungen über gestern oder morgen hinaus, genaue Messungen usw. machen meist erhebliche Schwierigkeiten[1].

Dann noch ein Wort zur **Arbeitsintensität**! Wohl sah ich erstaunliche Leistungen bei den schwarzen Ladearbeitern, die zum Teil in glühender Tropensonne den ganzen Tag, ja noch die halbe Nacht unverdrossen und mit bewunderungswürdigem Fleiß ihre schweren Ladearbeiten verrichteten, und dazu nichts anderes als einige Schüsseln aufgequollenen Reis und einige Brocken Schiffszwieback zu sich nahmen. Ich hörte auch von Pflanzern viel Rühmenswertes über die Leistungen der Plantagenarbeiter. Aber in allen diesen Fällen steht der Weiße als „Antreiber" dahinter, lockt auch ein Akkordlohn oder gar eine Zusatzprämie. Das Arbeitsergebnis ändert sich sofort, wenn der „Antreiber" fehlt; dann ergeben sich ganz andere Bilder. Ich sah z. B. eine schwarze Transportkolonne von 12 Mann, die sich bemühte, auf einem Handwagen etwa 20 Sack Mais wegzufahren; der Anführer dirigierte, rückwärts gehend, die Deichsel, die übrigen 11 schoben an 3 Seiten des Wagens im Schneckentempo nach einem monotonen Wechselgesang, mit Vorspruch des Führers und Nachgesang der übrigen. Ein noch hübscheres Bild bot sich mir beim Verladen von mittelschweren Eisenbahnschienen: der Vorarbeiter, d. h. Vorsänger, gab, ohne selbst zuzugreifen, den Rhythmus an; 11 Mann standen verteilt längs des Schienenlagers und hoben in militärischer Exaktheit eine Schiene auf, stemmten sie bis über Kopfhöhe, schwenkten sie dann in Schulterhöhe mit gestreckten Armen horizontal hinaus und legten sie schließlich auf die Schultern von zwei anderen Schwarzen, welche sie in langsamem Schritt wegtrugen — alles genau nach einem bestimmten Gesangsrhythmus, der sich ständig wiederholte, ununterbrochen von früh bis abends. Wir sehen hier die mit der menschlichen Natur aufs innigste verknüpfte rhythmische Gestaltung des Arbeitsablaufes, den Arbeitsgesang als arbeitsförderndes und ermüdungswidriges Prinzip — aber hier war der Rhythmus so langsam und grotesk, daß von einer Leistungssteigerung gewiß nicht mehr gesprochen werden konnte.

Schließlich dürfen wir auch nicht an den soziologischen und seelischen Umwälzungen blind vorbeigehen, welche die Ausbeutung des schwarzen Erdteils, die Ausnützung der Eingeborenen, die Verpflanzung außerhalb ihres Stammes, die Einführung der sogenannten europäischen Kultur mit sich gebracht haben. Die Eingeborenen hatten einst ihre eigene Kultur, ihre besondere ausgeprägte Lebenseinstel-

---

[1] Vier Hausboys arbeiten soviel als in Europa ein Mann leistet! Ein Schwarzer ist für Arbeiten, die ein exaktes Messen erfordern, wie Zimmermann-, Schreiner-, Mechanikerarbeit, mit seltenen Ausnahmen völlig unbrauchbar.

lung, ihre bodenständigen Lebensgemeinschaften — sie wurden von ihrem eigenen „Genius" geleitet, in engster Abhängigkeit von den geographischen und klimatischen Verhältnissen — kurz sie lebten eine Welt für sich, die mit der europäischen Welt aber auch gar keine Gemeinschaft hatte. Da kam die sogenannte wirtschaftliche und kulturelle Erschließung, mit welcher gleichzeitig auch der Europäismus mit seinen übelsten Begleiterscheinungen Eingang in das Inland fand und eine gründliche Umgestaltung von Lebensstellung und Sitte, von Überlieferung und Erziehung, von Vergnügen und Genuß bewirkte. Die Einstellung zu Arbeit und Lohn, die Kleidung und die häuslichen Gebrauchsgegenstände wurden zuerst gründlichst revolutioniert; Beispiele für letzteres sind in den Dunkas, in den Stores der indischen Händler massenhaft zu finden, wo aller möglicher und unmöglicher europäischer Schund, kitschige bunte Bilder abgedankter oder verstorbener europäischer Fürstenfamilien, oder Schlachtszenen mit Zeppelin und Fliegerbomben, Gipsfiguren von Rotkäppchen usw. zum Kaufen angeboten werden.

In den Städten drängten sich die domestizierten Schwarzen zusammen, teilweise in unglaublichen Wohnhöhlen, in denen Laster und Verbrechen keine Seltenheiten sind.

Die Hausboys, die übrigens sehr häufig wechseln, haben Gelegenheit, im Hause des Weißen manche Intimitäten zu beobachten; mancher Schwarze hat den Respekt vor der weißen Frau gründlich verloren! Abends am offenen Feuer, wenn die Schwarzen in ihren Lokationen beisammensitzen, wird dann darüber geplaudert und kritisiert. Manche der Schwarzen gehen wieder in ihren Busch zurück und verbreiten dort ihre Erfahrungen, die sie mit den Weißen gemacht haben. Der angeborene Nachahmungstrieb und die gute Beobachtungsgabe bewirken, daß diese Erfahrungen nicht ungenutzt bleiben. Aber noch m e h r sehen die Schwarzen, nämlich die absolute Ungleichheit der Behandlung und Entlohnung und Fürsorge gegenüber dem Weißen.

Dazu kommen die Wanderarbeiter, Hunderttausende von Eingeborenen der jüngeren und mittleren Altersgruppen, welche auf $^{1}/_{2}$ bis 1 Jahr aus ihren Familien- und Sippenverbänden, aus den primitiven Lebensbedingungen herausgenommen und in die Lebensbedingungen des Compounds, in die Arbeitsbedingungen des Bergbaues mit allen Hilfsmitteln der modernen Technik, in die Reize der Großstadt mit allen ihren kulturellen, aber auch entsittlichenden Einflüssen übergeführt werden. Nachdem — wie wir bereits ausgeführt haben — auf diese Wanderarbeiter nicht verzichtet werden kann, bleibt nur die Frage übrig: Wie muß oder kann die Wanderarbeit gestaltet werden, um die angezeigten schlimmsten Schäden zu verhüten, um die völkische Entwurzlung, die sittliche Verwahrlosung, die gesundheitliche Schädigung hintanzuhalten? Für das Randminengebiet möchte ich aus eigener Kenntnisnahme sagen, daß getan wird, was billig gefordert werden kann. Wie es in anderen Gebieten steht, weiß ich nicht; vermutlich wohl ähnlich. Trotz aller dieser Maßnahmen wird man aber nie verhüten können, daß die Natives in der Großstadt und im Compound leider Allzuvieles zu sehen und zu hören bekommen, was ihnen besser versagt bliebe. Dies gilt nicht nur für Südafrika, sondern für alle europäischen Handelsplätze des schwarzen Erdteils.

Begreiflicherweise haben sich diese Schwierigkeiten auch den Behörden und Wirtschaftsführern der Südafrikanischen Union aufgedrängt; so wurde ein Ausschuß eingesetzt zum Studium verschiedener Fragen: Die Wirkung der derzeitigen Lohn- und Arbeitsgesetzgebung auf die Eingebornen — die Auswirkung der Anwesenheit von Eingebornen in den Städten auf die wirtschaftlichen und sozialen Bedingungen der weißen Bevölkerung dieser Zentren — der Anteil der Natives an den Ausgaben und Einnahmen der öffentlichen Hand usw. Insbesondere verursachte das Lohnproblem manches Kopfzerbrechen. Während die Schwarzen auf eine Verminderung der Spannung zwischen den „weißen und schwarzen" Löhnen hinzielten, dabei aber infolge Lohnsteigerung zahlreiche Entlassungen erleben mußten, beschwerten sich die weißen Arbeiter über die zu große Konkurrenz der Schwarzen, die eingeborenen Weißen über die Konkurrenz der europäischen Weißen usw. Der südafrikanische Landesausschuß zur Festsetzung der Löhne stellte in seinem Gutachten für das Arbeitsministerium nachstehende Grundsätze auf (März 1929): Ein Lohnunterschied nach Rasse soll nicht vorkommen, vielmehr bei gleicher Leistung gleicher Lohn gegeben werden. Der Lohn muß eine den Anforderungen der Zivilisation entsprechende Lebenshaltung ermöglichen; immerhin müssen die verschiedenen Zivilisationsgrade berücksichtigt werden.

Beispielsweise beträgt in Bloemfontein das Existenzminimum für einen weißen verheirateten Arbeiter (2 Erwachsene, 3 Kinder) je Tag 4,8 sh, dagegen wurden für einen Schwarzen unter gleichen Bedingungen 3,6 sh als ausreichend anerkannt. — In Kapstadt betrugen die Löhne der Schwarzen für ungelernte Arbeit im Durchschnitt 40—50 sh je Monat (bis 120—150). — In Johannesburg (Leben teuer!) bezogen Fuhrleute, Lagerarbeiter, Taglöhner je Monat 60—100 sh und freie Wohnung (im Mittel 80 sh), Miner ungelernt 45—140 sh je Monat. Ein Hausboy bekommt etwa 30 sh und freie Station je Monat oder bis 100 sh ohne Station. — In Bloemfontein betrugen die Löhne der Schwarzen im Durchschnitt zwischen 70—90 sh je Monat — Ein Küstenneger in Plantagen erhält 20—30 sh je Monat, ein Inlandsneger in Plantagen 8—10 sh je Monat. — Dagegen betragen die Monatslöhne der weißen Arbeiter: z. B. in der Maschinen- oder Metallindustrie, Baugewerbe 80—100 sh, für Buchdrucker bis 560 sh, für Verkäufer 400—600 sh, für Büroangestellte 490—630 sh.

Eine besonders üble soziologische Erscheinung der Wanderarbeit liegt in der Zersetzung und Auflösung der natürlichen Lebensgemeinschaften, der Sippen. „Die Eingeborenen sind von Haus aus Gemeinschaftswesen". Darin besteht ein grundlegender Unterschied zwischen dem Native und dem Europäer. Die Gemeinschaft wird durch Ahnenkult, durch den Totemismus und andere kultische Einflüsse gebunden. Der Europäer aber nimmt darauf keine Rücksichten; für ihn ist der Schwarze nur der Arbeiter (der Schensi, d. h. der Mann aus dem Busch, der Wilde). Wenn dadurch auch die alten Lebensformen des schwarzen Mannes zertrümmert werden, dies ist ihm gleichgültig.

Dazu kommt noch als ein für die Zukunft besonders wichtiges Problem, die Landfrage. Tatsächlich haben die sogenannten Kolonialmächte und ihre Angehörigen dem Eingeborenen das meiste und beste Land weggenommen. In der Südafrikanischen Union z. B. gehört den Eingeborenen mit $^3/_4$ der Bevölkerung nur mehr 11% des Landes, dagegen den Weißen mit $^1/_4$ der Bevölkerung 89% des Bodens. In Kenia haben 2000 Weiße 12000 engl. Quadratmeilen Land — dagegen 2 Millionen Eingeborene nur 6000 Quadratmeilen. In anderen Kolonien ist es ähnlich. In Ostafrika haben die Eingeborenen Kassen gegründet, um jedes frei werdende Landstück für sich anzukaufen. Weitere von den Eingeborenen als ungerecht empfundene Belastungen sind die Kopf- und Hüttensteuer bzw. die Art der Verwendung deren Erträgnisse — die Unterschiede in der persönlichen und rechtlichen Behandlung, und anderes mehr.

Unter den geschilderten Umständen ist es sehr naheliegend, daß sich allmählich eine schwarze Reaktion herausbilden muß. „Afrika den Afrikanern" ist heute ein Schlagwort, das wohl nicht mehr verschwinden wird! Zunächst brennen diese Kämpfe wohl am schärfsten in der Südafrikanischen Union, wo ja 1,77 Millionen Weiße einer Masse von 6,13 Millionen Schwarzen gegenüberstehen, wo die Politik der zur Zeit führenden Afrikaner-Partei eine zielbewußte Verdrängung und Entrechtung der Schwarzen anstrebt[1], während umgekehrt die Engländer hier und in den anderen Kolonien nach Meinung alter Afrikaner den Schwarzen viel zu entgegenkommend behandeln und dadurch das Prestige des Weißen beeinträchtigen.

Gegen diese Zurückdrängung arbeiten nun neuerdings die Schwarzen mit den den Europäern abgeschauten Methoden: bereits sind verschiedene tüchtige Eingeborenenführer an der Arbeit; unterstützt von amerikanischen Negern und den europäischen (russischen) Kommunisten fordern sie das Recht der Selbstbestimmung und rufen zur Einheitsfront gegen die weißen Landräuber und Unterdrücker auf. In den Großstädten und Küstenplätzen bestehen verschiedene Eingeborenenverbände und in ihren Versammlungen werden ihre Lebensprobleme diskutiert; diese Verbände sind zum Teil zusammengeschlossen in der

---

[1] In der Südafrikanischen Union stehen sich zur Zeit die englisch eingestellte South-African-Party unter Führung von Smuth und die nationalistische Afrikaans-Partei unter Hertzog gegenüber. Die erstere Partei, welche sich besonders auf die Kapitalisten und Minenbesitzer bzw. auf die Englisch-Stämmigen stützt, will den Natives ein Stimmrecht zubilligen, wenn sie 75 Pfund besitzen, sowie lesen und schreiben können. Demgegenüber lehnt die Afrikaans-Partei, die besonders aus Landwirten (Buren) und einem Teil der Industriearbeiter gebildet wird, das Stimmrecht für die Schwarzen ab, will letzteren aber eine besondere Vertretung zur Regelung ihrer minder belangreichen eigenen Interessen zuerkennen. — Die Stimmung wird gekennzeichnet u. a. durch die Coloured Bar Bill (Gesetz seit 1926): In den Reservaten und Lokationen kann der Schwarze arbeiten, auch als gelernter Arbeiter, Händler usw. In den „weißen" Distrikten darf ein Schwarzer als gelernter Arbeiter oder Handwerker nicht verwendet werden. Der Weiße hat zunächst das erste Recht auf Arbeit jeder Art. — Diese Stimmung der Rassenfeindschaft in der Südafrikanischen Union hat auch in dem Gesetz Ausdruck gefunden, daß Weiße, die mit schwarzen Frauen geschlechtlich verkehren, mit Gefängnis bestraft werden. Ob und inwieweit allerdings diese Verordnung praktisch durchgeführt wird, ist nirgends genau festzustellen gewesen. Jedenfalls besteht für die Kapprovinz eine Ausnahme.

Natives Vigilance Association und in der African Political Organisation (deren Verhandlungen bezeichnenderweise in Englisch geführt werden als Folge der verkehrten englischen Sprachenpolitik!). Dazu kommen die kommunistischen schwarzen Arbeiterverbände, die sich nicht nur auf die Minenarbeiter, sondern auch auf die Plantagenarbeiter erstrecken. Die große Arbeiterorganisation Industral commercial Union (J. C. U.) huldigt rein bolschewistischen Gedankengängen und hat den Panafrikanismus zur Parole gemacht. Diese Ideen finden beim rechtlosen, an sich schon kollektivistisch-eingestellten Schwarzen weitesten Nachhall. In Südafrika fand schon im Jahre 1912 ein südafrikanischer Eingeborenenkongreß statt. Es sind bereits auch Streiks der schwarzen Arbeiter mit Stillegung und Sabotage der Wasser- und Elektrizitätswerke vorgekommen. Dabei wurden nicht nur gleiche Löhne für Schwarze und Weiße gefordert, sondern auch gleiche Rechte, insbesondere das Wahlrecht. Von Mund zu Mund geht der „unterirdische Funkspruch" „Der Tag der Neger bricht an; laßt uns schweigen und arbeiten." Eine grenzenlose Erbitterung hat stellenweise Platz gegriffen gegen den weißen Mann, der das alte Afrika zerstört hat und dem schwarzen Mann seine Heimat geraubt hat.

Die ursprünglichen Landschaftsbilder, das Tierleben, die freien, selbstherrlichen Stämme mit ihrer ursprünglichen Kultur, Sittlichkeit und Religion verschwinden immer mehr und sind kaum noch im tiefsten Inland zu finden; dafür finden wir jetzt Pflanzungen und Minen, Industriearbeiter in Lumpen, mit aufgepfropften kommunistischen Ideengängen und einem Pseudochristentum.

Die Berichte der amerikanischen Phelps-Stokes-Commission, die ganz Afrika bereist hatte, ferner die Ergebnisse der Konferenz von Le Zoute (Belgien) vom September 1926 über die Eingeborenenfrage in Afrika geben nach diesen Richtungen manche Belege. Jedenfalls ist mit der bezeichnenden Äußerung eines potugiesischen Großpflanzers nicht mehr durchzukommen, der sagte: „Man kann ja Alkohol einführen, dann gehen sie alle kaput!" Mit solchen Mitteln ist heute nicht mehr zu rechnen, nachdem Tausende von Schwarzen gelernt haben, mit Maschinengewehren und Handgranaten umzugehen. Die verblendete Kriegspolitik, welche den Schwarzen auf den Europäer hetzte, rächt sich auch hier!

Dazu kommt das „Indische Problem", die Konkurrenz der an der ganzen Ostküste bis tief hinein ins Inland zu vielen Hunderttausenden angesiedelten Inder, welche dort grundsätzlich eine indische Kolonie erstreben und mit allen Mitteln Land und Besitzungen erwerben bzw. in indischen Händen halten wollen. Die Verschleuderung des deutschen Besitztums hat sich dort gerächt. Als völkische Stützpunkte finden sich an allen großen Plätzen neu erbaute indische Volkshäuser, die teilweise einen riesigen Umfang haben, mit Versammlungsräumen und Tempeln, Bibliotheken, ärztlichen Ambulatorien, Kinderschulen, Rechtsbüros usw.

Es wird vorerst wohl noch nicht gelingen, den Weißen so rasch aus Afrika hinauszujagen. Der Freiheitsgesang der Zulus: „Kehre wieder

Koelsch, Arbeitsmed. Studien.   14

Afrika“ (Mayibuye i Africa), der Schrei nach dem Land und Leben ihrer Väter wird wohl noch einige Zeit ungehört verhallen. Die Europäisierung, die sogenannte Zivilisierung und Missionierung wird wohl immer weiter fortschreiten. Aber eines müssen sich die europäischen Kolonialstaaten gesagt sein lassen: Die Kolonialpolitik aller Völker ist letzten Endes doch immer egoistisch eingestellt; auch das afrikanische Land war bisher nur ein Nutzobjekt für das sogenannte Mutterland und für deren Angehörige. Der Weiße hat sich schon schwer versündigt und hat daher große Schulden an Afrika und seine Eingeborenen zurückzuzahlen; dessen muß er sich möglichst rasch noch bewußt werden, wenn er nicht eines Tages von der schwarzen Masse überrannt werden will. „Wir stehen in Afrika in einer Zeiten- und Schicksalswende.“ — — —